Vivir solidariamente

Ignasi Carreras y Marita Osés

vivir

solidariamente

Es posible día a día

Planeta

Diagonal, 662-664, 08034 Barcelona (España)
Diseño de la cubierta: Departamento de Diseño
de Editorial Planeta
Ilustración de la cubierta: Lisi Lluch
Primera edición: noviembre de 2002
Depósito Legal: B. 45.636-2002
ISBN 84-08-04555-5
Composición: Víctor Igual, S. L.
Impresión: Hurope, S. L.
Encuadernación: Lorac Port, S. L.
Printed in Spain - Impreso en España

Índice

A nuestros hijos, Tom y Román,
y a aquellas personas que viven
conscientes de todas las demás

Agradecimientos

Este libro no está hecho de palabras ni de ideas. Está hecho de vidas que hacen que la solidaridad signifique algo concreto y emocionante. Está hecho de corazones que han descubierto un latido universal y se han acompasado a él con la convicción de que yendo todos a una tendrán la fuerza necesaria para restituir al mundo el equilibrio perdido. Agradecemos a todas las personas que han abierto su corazón, que nos han facilitado información, nos han aportado ideas, nos han dedicado su tiempo precioso para que este libro fuera una realidad. Sin sus vidas, no hubiésemos tenido de qué hablar. Gracias especialmente a Cristina, por su paciencia infinita a la hora de recopilar, guardar y corregir el manuscrito y por su ilusión en el proyecto.

Prólogo

Por fin, la mano tendida y no la mano alzada.

«Todos los seres humanos nacen libres e iguales en dignidad y derechos y, dotados como están de razón y conciencia, deben comportarse fraternalmente los unos con los otros»: así reza el Artículo I de la Declaración Universal de los Derechos Humanos. Bastaría con que lo tuviéramos presente en nuestra mente cada día, bastaría con adecuar nuestro comportamiento al contenido de este primer artículo, que constituye el marco conceptual del conjunto de la Declaración y sintetiza los tres pilares de los ideales democráticos: igualdad, libertad, fraternidad. De este modo, los ciudadanos de la aldea global, los ciudadanos del mundo, vivirían apaciblemente al renovar cotidianamente su compromiso con estos ideales esenciales y tendrían de forma permanente una actitud de apertura a *todos* los habitantes de la Tierra, caracterizados por una diversidad sin fin, únicos, pero iguales en dignidad. Y observarían el principio de la fraternidad, ayudándose mutuamente. Con la brillantez que lo caracteriza, al revisar las distintas categorías de los derechos humanos, Karel Vasak ha establecido cinco derechos de solidaridad: el derecho al desarrollo; el derecho a la paz; el derecho al medio ambiente; el derecho de propiedad sobre el patrimonio común de la humanidad, y el derecho a la asistencia humanitaria.[1]

1. *Les dimensions universelles des droits de l'homme*, Bruilant, Bruselas, 1990.

Los derechos humanos son inherentes e indivisibles, pero hay uno que es condición y premisa para el ejercicio y disfrute de todos los demás: el derecho a la vida. Por eso, cuando fomentamos el respeto a los derechos humanos como el gran horizonte moral de la humanidad, como puente y lazo entre las distintas personas, culturas y pueblos, debemos proclamar la prioridad absoluta del derecho a la vida. Derecho a la vida significa, desde luego, derecho a la alimentación, a los medicamentos, a la salud; significa derecho a no morirse «a chorros», vergüenza de olvido colectivo, en medio de la miseria y de la exclusión más inhumanas. Significa no aceptar que, gota a gota, poco a poco, nos acostumbremos en lugar de indignarnos. Significa reaccionar, y llamar a las puertas y a todas las conciencias a nuestro alcance, que no es permisible que cada día mueran de hambre 24 000 personas. Es un imperativo moral recordar sin descanso este genocidio silencioso y alzar la voz para que la atención de todos se aguce y los espíritus se conmuevan para que nadie más se muera en la anomia, solo y en silencio. Para que valgan por igual todos los muertos, todos los vivos.

Cuando hablamos de solidaridad, pensamos con frecuencia más en el socorro que en la ayuda. El socorro será más excepcional cuanto más habitual sea la atención a los más menesterosos, cuanto más habitual sea el ejercicio de la fraternidad, de la solidaridad. Se trata de ir reduciendo, internacionalmente, intranacionalmente, las asimetrías y disparidades para tejer un nuevo tejido social de hebras de distinto color y tersura, de tal forma que, todos distintos, pero todos unidos, podamos evitar los desgarros, tan frecuentes como irreparables, que hoy proliferan en todo el planeta. Sólo así podrán restañarse las heridas, sólo así podrán mitigarse y evitarse tantas desventuras y sufrimientos por desamparo. Hebras distintas, pero todas ellas fuertes, resistentes, acostumbradas a soportar inclemencias. Hebras «fraguadas» en las escuelas, en las familias, en los medios de comunicación, en el trabajo, en la escucha.

Contamos para ello con un tesoro extraordinario que hay que saber descubrir en todos los seres humanos: la experiencia. La experiencia como balance de aciertos y de errores, de avances y retrocesos, riqueza —a veces tan inexplotada— de quienes han acumulado durante años y años saberes y destrezas. Juntos, podemos. Aislados, no. Todo se halla interrelacionado por sutilísimos e invisibles hilos y nadie puede arrogarse al monopolio de capacidades que implican, precisamente, la conjunción de muchos esfuerzos, de muchos trabajos orientados por unos grandes principios, más necesarios cuanto más adversas son las circunstancias, cuanto más profundas son las crisis.

Hay un aspecto que quiero subrayar: no se puede transformar la realidad si no se la conoce. Tenemos que realizar, en consecuencia, un gran acopio de conocimientos ante la realidad y las tendencias presentes en escenarios de futuro para que, ante este panorama riguroso, puedan establecerse las mejores opciones, los caminos más apropiados para un devenir menos sombrío.

Son necesarios grandes sacrificios y dedicación para lograr el entendimiento y la concordia. Cuando son muy superiores los ejemplos de armónica convivencia entre culturas y religiones diferentes, los cataclismos anunciados por Huntington y Fukuyama sitúan grandes interrogantes —y, sobre todo, grandes posibles respuestas— fuera de contexto, porque favorecen el terror, la sospecha, la amenaza, el síntoma sobre la demostración de la realidad subyacente, y ocultan o marginan fórmulas imaginativas para eventuales reformas correctoras. Durante mucho tiempo creí que se trataba de una provocación para la reflexión, para la toma de decisiones. Pero confieso que ahora, en algunas ocasiones, tengo la impresión, por la necesidad de conflictos y enfrentamientos que conlleva una economía de guerra, que aquellas previsiones se están convirtiendo en proyectos.

Como ha escrito Luis Bedés,[2] «los males que nos afligen, los problemas que acusamos, el hambre y la pobreza, el terrorismo y la violencia, la desigualdad y la injusticia, denotan la insuficiencia del orden establecido. Las deficiencias del orden internacional sacan a flote las internas de las naciones y éstas, a su vez, afloran las del ser humano». No podemos reposar hasta conseguir que la sanidad llegue a todos los rincones, que todos los seres humanos, sea cual sea su lengua, creencia o color de piel, puedan vivir juntos. Hay que trabajar incansablemente sin pedir nada a cambio. «El voluntariado sigue siendo vocación universal.»

La mano tendida... y la voz. La voz amiga para recordar a los que, anónimamente, viven y mueren. Para reivindicar que todos deben contar. Que, a la postre, todos cuentan. Como Miquel Martí i Pol escribió en 1972 en *La fàbrica*:[3]

¿Què els pot salvar del no-res en què viuen
si no és la veu d'algú dels seus que en parli?...
... D'ells vull parlar. Sense ells jo no existeixo.

Sin ellos, no existo. Si ellos no cuentan, porque yo guardo silencio, porque yo no participo, porque yo no levanto la voz como debiera, no existo como ciudadano del mundo, no existo como ser humano solidario.

Solidaridad es dar y darse. Es vivir y sentir la alegría de la entrega. Como ha escrito Gibran Kalil Gibran en *El Profeta*,[4] fuente permanente de inspiración «sólo dais realmente cuando dais algo

2. Luis Bedés, comentario en la parroquia Santa María, Majadahonda, 16 de junio de 2002.

3. Miquel Martí i Pol, «Amb els ulls oberts», *Antologia poètica*, Proa (Els llibres de l'Óssa menor), Barcelona, 1999.

4. Gibran Kalil Gibran, *El Profeta*, Biblioteca Edaf de Bolsillo, 1985.

de vosotros mismos... Bueno es dar cuando os piden, pero mejor es dar antes... Todo cuanto tenéis será dado algún día... Dad pues ahora, para que la estación de las dádivas sea vuestra y no de vuestros herederos. A menudo decís: "Yo daría, pero sólo a quien lo merezca." Los árboles de vuestro huerto no hablan así... Dan para poder vivir, porque guardar es morir... ¿Hay merecimiento mayor que el de quien da el valor y la confianza —no la caridad— de recibir?... Mirad primero si merecéis ser donadores».

Perseverancia en la acción y permanente imaginación para hacer frente a la inercia, al sin-remedismo, que tantas veces nos atenaza. Como toda conversación de conciliación, los puentes de solidaridad deben iniciarse pensando en el futuro y en lo que nos une. Entonces se puede progresar. Si se empieza evocando lo que separa, el pasado, entonces es imposible avanzar en un camino siempre difícil y lleno de prejuicios.

No se puede trabajar *para* (la juventud, por ejemplo) sin trabajar *con*. Por muy buenas intenciones que tengamos, siempre terminaremos con un saldo incompleto, con una eficacia parcial. Por tanto, visión global, mecanismos eficientes y actitud de escucha, para que la ayuda y la compañía estén a la altura de lo que se merece la dedicación voluntaria. Discretamente, sin llamar la atención, los sectores más vulnerables de la sociedad deben recibir el inmenso beneficio de la voluntad de *con-partir*, de *con-vivir*, de *con-padecer*, de no rendirse, de volver a plantar con amor semillas de esperanza en mentes ya cansadas de aguardar.

Podemos actuar directa o indirectamente, con nuestro trabajo o con nuestras aportaciones de toda índole. Una acción fundamental hoy en día, ante el gigantismo que alcanzan los protagonistas de los sectores públicos y privados a escala nacional e internacional, consiste en establecer una fuerte alianza con los medios de comunicación, de tal manera que, a través de centenares de televisiones, de millares de radios, millares de periódicos, a través de redes vastísimas en Internet, logremos que todos sepan. Si todos saben, y no actúan, son cómplices. Saber obliga. Sobre todo ante fenómenos y procesos, tanto naturales como sociológicos, que puedan alcanzar puntos de no-retorno. He dicho muchas veces que, en mi opinión, la irreversibilidad potencial constituye una nueva exigencia ética: la ética del tiempo. La necesidad de *actuar antes* de que se produzca una deriva que puede tener efectos muy perjudiciales para la humanidad.

Cuando hablo del medio ambiente y de la erosión de la calidad de nuestro ecosistema, pienso inmediatamente en otra erosión que me preocupa igualmente: la de la diversidad cultural, la de la unicidad de cada ser humano. La uniformización es el principio del declive, de la indiferencia, de la gregarización. Progresivamente, empezamos a actuar en virtud del dictado de instancias mediáticas de un poder extraordinario, omnipresentes, que nos distraen de las cuestiones relevantes. Hay sólo una fuerza indomable: la del espíritu. Por tanto, debemos, todos juntos, impedir que nos la arrebaten. Impedir que capten nuestra atención, impedir adicciones que mutilan las alas de nuestra libertad y vuelo alto.

«Humanizarnos» cuando tanto nos induce a la monotonía y al comportamiento rutinario. Aliviarnos aliviando: cumpliendo las promesas que hemos hecho a los más pobres: promoviendo el desarrollo endógeno de tantos países empobrecidos, que viven insoportables dependencias financieras y tecnológicas y contemplan inermes cómo los países más avanzados explotan sus recursos. Se trata de actuar con justicia y, para ello, es imprescindible un contexto democrático. Hoy, por desgracia, se está desvirtuando y relegando a las Naciones Unidas, la única institución que podría establecer y vigilar las pautas ético-jurídicas refrendadas por todos los países, que evitaría la actual impunidad a escala supranacional. Justicia es la palabra clave para aprender a ser solidarios cada día, para evitar situaciones crónicas y acciones heroicas, para crear con perseverancia una sociedad solidaria.

A veces, ante la magnitud de las necesidades y la precariedad de los medios, nos sentimos abrumados y nos invade la tentación de desistir. Tenemos entonces que recordar la voz serena de la madre Teresa de Calcuta, que posee toda la fuerza de su portentoso ejemplo: «Sí: sois como una gota en el océano. Pero si esta gota no existiera, si esta gota se retirara, el océano la echaría de menos.»

Al leer este libro de solidaridad sin límites, de manos tendidas para aupar, para compartir, todos los lectores pensarán, como yo, que deben aplaudir y animar a los autores y pedirles, como aquel joven italiano al término de una conferencia sobre el derecho a la alimentación en Roma: *«Non si renda mai!»* No ceséis nunca. No hay tiempo para el descanso. Como decía mi madre: *«Ja descansarem quan ens morirem.»* Y así, un día, como escribí en Puerto Príncipe (Haití) en 1991, «Lograremos / cortar / estas largas / cadenas. / Un día / cambiaremos / el desamor / por cobijo, / y las cañas por ladrillos.»

FEDERICO MAYOR ZARAGOZA
Ex director general de la Unesco
Noviembre de 2002

Introducción. Solidaridad: de la reflexión a la acción

Entro en la guardería y espero en el vestíbulo. Detrás de la mampara de cristal se ven dos salas separadas por un panel. A la derecha están las cunas de los bebés, uno de los cuales llora desconsoladamente. Al otro lado, un grupo de niños de unos dos años hacen construcciones en el suelo. Uno de ellos se levanta y con paso torpe pero decidido se dirige a la cuna de la sala contigua. Busca el chupete y, después de apuntar, acierta a ponérselo al bebé, que se calma de inmediato. El crío sonríe feliz y regresa a sus juegos. La niña que estaba sentada a su lado ha hecho una torre preciosa. Nuestro protagonista se agacha, se la arrebata y sale corriendo hacia la otra esquina, satisfecho esta vez con su botín y ajeno a los lloriqueos de su compañera. Me quedo pensando: así somos, con impulsos altruistas e impulsos egoístas. Es tan humano ser egoísta como ser solidario. Y como el hombre, así es el mundo en el que vive.

Sin duda hay millones de personas que viven pensando no sólo en sus propios intereses y actúan en consecuencia. Pero hay muchísimas personas más que viven la vida al margen del resto del mundo. Los números cantan: la desigualdad es cada vez mayor.

¿Ha desparecido nuestro genuino impulso solidario? No, el sentimiento de fondo está, pero llevamos demasiado tiempo ingiriendo cultura individualista mañana, tarde y noche. Nuestro sentimiento de solidaridad está anestesiado por horas y horas de publicidad consumista que promete mayor felicidad a mayor adquisición de bienes, pero que no nos explica que nuestro consumo excesivo lesiona los derechos fundamentales de otras personas. Nos olvidamos de que este planeta es como una tarta, con unas porciones limitadas. Si yo me excedo en la mía, otra persona tiene menos de lo que le corresponde, o directamente se queda sin probar bocado. Aún más, un ritmo de consumo desaforado hace que nuestro planeta no tenga tiempo de regenerarse y se agote. Ya no podemos argumentar que no sabemos, estamos en la era de la información y de las comunicaciones.

Pero la solidaridad ha sido necesaria en todas las épocas históricas, en todas las sociedades, porque remite a la naturaleza intrínsecamente social y diversa del ser humano. Nos necesitamos unos a otros y ser sensibles a esta necesidad y responder a ella es la forma más básica de la solidaridad. No hace falta ser rico para ser solidario. En primer lugar, porque solidaridad no es dar de lo que me sobra, sino aportar aquella parte de mí y de mis bienes que es imprescindible para que la sociedad en la que me inserto funcione. Y, en segundo lugar, porque por pobres que seamos, unos tienen lo que a otros les falta y viceversa, y en esa complementariedad se basa la construcción de cualquier sociedad. «Tal vez no tenga nada para saciar tu hambre, en ocasiones, ni un poco de agua para saciar tu sed, pero siempre tendrás una estera donde puedas sentarte y descansar a mi lado», dicen los adivasi, habitantes de una de las zonas más pobres y olvidadas de la India. En El Salvador, se nos atragantaba la comida en un pueblo adonde habíamos ido a visitar unos proyectos, y la familia que nos acogió se sentó aparte y miraba sonriente cómo nos comíamos su almuerzo, orgullosa de haber podido ofrecerlo... a costa de quedarse en ayunas por aquel día. En países azotados por la guerra, familias numerosas, sin apenas recursos para llegar con certeza al día siguiente, se han hecho cargo de uno, dos o más niños que habían quedado sin ningún familiar al que acudir. Y aun careciendo de lo más básico, les ofrecen algo que sí tienen: calor de hogar y esperanza en un futuro. Hay innumerables ejemplos en el Norte y el Sur, en el Este y el Oeste, que confirman una y otra vez lo profundamente arraigado que está el impulso solidario en la naturaleza humana.

Hace unos años no se hablaba de solidaridad, sino de caridad en el sentido de «dar de comer al hambriento, vestir al pobre, proteger a la viuda...», concepto muy condicionado por la moral judeocristiana. Ahora venimos hablando de solidaridad, en el sentido de estar al lado del que sufre y actuar para paliar ese sufrimiento, no sólo aliviándolo de momento, sino yendo a las causas que lo provocan. Es decir, la solidaridad nos está llevando a la justicia. Y lo mejor que podemos hacer con la caridad es devolverle su sentido inicial derivado del latín: *charitas* es el amor, la benevolencia, la ternura, la virtud que hace al hombre justo. Y la progresión caridad-solidaridad-justicia se concreta en la práctica pasando de «dale un pescado al hambriento» a «enséñale a pescar» y, por último, buscando las causas por las que tiene hambre e incidiendo sobre ellas para que no sólo él, sino tampoco sus hijos vuelvan a pasar hambre.

La solidaridad puede hacerse realidad de muchas y muy variadas maneras. A menudo entendemos por solidaridad la respuesta concreta a una situación determinada: una cantidad de dinero que entregamos a una organización para paliar una situación de emergencia o para apoyar económicamente la labor solidaria que realizan en nuestro país o en otro. Lo que ocurre es que las situaciones de emergencia y las organizaciones son tantas que nos puede parecer que «siempre estamos dando» o, peor aún, que «siempre están pidiendo». Sin embargo, nuestras colaboraciones no dejan de ser actos esporádicos que no nos implican de por vida. Tal como está el mundo, es ésta una forma imprescindible de solidaridad.

Pero también puede entenderse la solidaridad como una actitud de vida que comporta ser consciente de que cualquiera de mis actos repercute para bien o para mal en montones de personas, tanto si quiero como si no, tanto si me doy cuenta como si lo ignoro. En su origen es puro sentido cívico. Vivir solidariamente implica creer en unos valores que me suscitan unas actitudes y que éstas me lleven a unas actuaciones determinadas. Si creo en la igualdad de todas las personas y, por lo tanto, en el derecho de todo ser humano a llevar una vida digna, mi actitud frente a la injusticia que supone la desigualdad tiene que ser de lucha a favor de los que no tienen sus mínimos garantizados. Mi pasividad es cómplice y es una muestra de la incoherencia flagrante entre lo que pienso y lo que vivo. Se trata, en primer lugar, de tomar conciencia de que mi vida, mis decisiones, están interconectadas con las de miles de personas y entender cuáles son esos mecanismos de conexión. En segundo lugar, hay que despertar el impulso solidario, la capacidad de ponerse en el lugar de la otra persona que está en situación de desventaja y de pasar a la acción para modificar dicha situación. Por último, hay que renovar una y otra vez la motivación, es decir, alimentarla mediante la presentación de los logros conseguidos para que la desconfianza, el miedo o la pura comodidad no sean más determinantes que la solidaridad en nuestra vida. Miedo a que me engañen, a que me tomen el pelo. Desconfianza frente al otro, el que es distinto, el que de alguna manera con su presencia me denuncia y puede atentar contra mi estatus. Y desconfianza también respecto de la actuación de las organizaciones no gubernamentales.

Pues bien, la desconfianza se vence con conocimiento. Tememos a aquello que no conocemos, lo diferente. Es el temor que inspira el inmigrante, el sin techo, el marginado. Y reconozcamos también un rechazo al «imperfecto», al que no se adecua al patrón de belleza y salud imperante. En esta sociedad mucho más preocupada por la estética que por la ética, la primera reacción ante el enfermo, el minusválido, el anciano, ante cualquiera que tenga mermadas sus facultades, no es acercarnos sino alejarnos tanto como nos permitan nuestras piernas y nuestra conciencia. Por el contrario, el primer paso es interesarse, dejarse tocar por estas realidades que reclaman nuestra solidaridad. Una vez conocidas, se trata de asumir honestamente qué es lo que cada uno puede hacer desde sus posibilidades y limitaciones. O, por qué no, desde su opción de vida. Si supiéramos en qué gran medida actos insignificantes como comprar un café en lugar de otro o estampar nuestra firma en una campaña inciden positivamente en la vida de otras personas, nos avergonzaríamos de no hacerlo. La prohibición de utilización de las minas antipersona que compartió el Premio Nobel de la Paz en 2000 se consiguió gracias a la participación de miles de ciudadanos anónimos, algunos de los cuales lo único que hicieron fue escribir su nombre en una lista que circuló por Internet. La mejora de las condiciones infrahumanas de los trabajadores asiáticos de una empresa de artículos deportivos se consiguió cuando miles de personas dejaron de comprar aquellos productos para mostrar su rechazo a dichas condiciones. Los ejemplos son muchos. Ha sido tan grande el poder que hemos ido otorgando a la sociedad y al mercado que nos hemos olvidado de nuestra propia fuerza. Nosotros somos la sociedad y el mercado, ciudadanos y consumidores capaces de hacer un mundo mucho mejor y, muchas veces, sin grandes esfuerzos.

Ahora bien, es muy diferente saber que el 20 por ciento de la humanidad consume el 80 por ciento de los recursos del planeta porque lo he leído, que ser una de las personas que integran el 80 por ciento que se reparte el 20 por ciento restante. Una organización no gubernamental británica montó en Londres una cena benéfica cuyo importe se destinaría a un proyecto de desarrollo de un país del Sur. Los asistentes pagaban por la cena unas 10 libras esterlinas y cogían un papelito en el que se les asignaba un país del mundo. El camarero recogía el papelito y el plato de comida era directamente proporcional a la renta per cápita de aquel país. Así pues, en la misma mesa el comensal de Etiopía tenía un triste plato con tres garbanzos y un vaso de agua (vacío) y a su lado el comensal de EE. UU. hacía acrobacias para que la comida no se le saliese del plato, al que siguieron diversas opciones de postre. Y así con muchos países. Una de las personas que había asistido a este acto comentaba que por primera vez las cifras le tocaron el corazón, y eso que él, después de comerse el puñadito de arroz con fríjoles que le había tocado, pudo hacerse un bocadillo al llegar a casa. Necesitamos acercarnos más a la realidad de este mundo, a la realidad de carne y hueso, no de papel de periódico, no de pantalla televisiva, para tomar conciencia de que cualquiera de estas personas que no sólo necesita de nuestra solidaridad, sino cuya vida muchas veces depende de ella, podíamos ser nosotros o nuestros seres queridos. Y convencernos de una vez por todas de que viajamos todos en el mismo barco.

Una postura muy extendida, pero completamente estéril, es la de desconfianza o desánimo o ambos mezclados. No hay nada que hacer, los problemas son demasiado grandes y complejos como para que podamos resolverlos. Y hay una segunda postura que defiende que si no cambia todo de raíz, no vale la pena luchar por nada. Es la coartada perfecta para cruzarse de brazos. Afortunadamente, hay una tercera vía, que es la filosofía de la transformación, lenta pero constante. Podemos ir añadiendo piezas a un puzzle que tal vez no nos guste, pero a medida que las añadimos se va consolidando una nueva realidad. Piezas forjadas en la justicia y en la igualdad y en la no violencia. Leemos los periódicos y decimos, ¿cómo puede seguir en pie esta humanidad?, ¿cómo no ha estallado ya el planeta Tierra? Pues porque hay muchísimas personas, la mayoría anónimas, que no salen en los periódicos, que desde su nivel personal o profesional hacen lo posible por transformar lo que perjudica al ser humano, miles de iniciativas que desafían la afirmación de que «nada puede cambiar» o el dicho de «a grandes males grandes remedios». A grandes males, muchos pequeños remedios, muchas personas trabajando su pieza del puzzle basada en valores de solidaridad. Hay mujeres y hombres, parejas, familias, comunidades, organizaciones que creen en la justicia, no porque alguien los haya convencido, sino porque han comprobado con sus propios ojos (y antes han trabajado con sus propias manos) que ésta se hace realidad y alimenta la esperanza en un mundo mejor.

Iniciativas como la de Recollim, un centro de reinserción social en la periferia de Barcelona que surgió en 1987 al constatar los servicios sociales de Cáritas la cantidad de mujeres de entre 20 y 45 años sin formación personal ni profesional, con niños en edad escolar y con la responsabilidad de ser cabezas de familia. A partir de un diálogo entre los profesionales de Cáritas y un grupo de voluntarios se formuló un proyecto de recogida, revisión, clasificación y venta de ropa de segunda mano en mercados ambulantes. Las mujeres reciben acogida, formación, seguimiento y remuneración. La angustia y la desesperación, los problemas psicológicos, van superándose a medida que aumenta su autoestima y su seguridad económica, y en el seno de la organización ya no están solas. Actualmente han mecanizado el trabajo y, si bien se ha perdido un poco el ambiente familiar, ha aumentado la capacidad de acogida. Que les pregunten a ellas si las cosas pueden cambiar o no. Y bastó que unas cuantas personas creyesen en esa posibilidad de cambio y dedicasen tiempo y esfuerzos a materializarlo contra viento y marea.

La pasividad en la que acaba cayendo el ciudadano es uno de los inconvenientes del Estado del bienestar. Solidaridad no significa ser subsidiarios del Estado, sino precisamente ser capaces de exigirle que desempeñe sus tareas en lugar de abandonarnos a una dependencia que nos anula. El Estado debe cumplir su papel, pero a su vez una sociedad civil fuerte ha de asumir el que le corresponde. Es decir, que cada ciudadano se haga cargo de una realidad más amplia, no sólo de los asuntos propios. ¿Quién va a hacer respetar los derechos humanos sino los titulares de tales derechos?

En la España de los años setenta, el gran impulso que recibió nuestra ciudadanía civil brotó de la necesidad de construcción de una sociedad nueva que espoleó a todos los movimientos sociales: sindicatos, asociaciones de vecinos y de todo tipo y los movimientos religiosos asumieron su responsabilidad y su protagonismo. En los años noventa, el motor que ha primado ha sido el del crecimiento económico y nos ha ido invadiendo una tendencia al individualismo, al consumismo, al beneficio a corto plazo a costa del deterioro inmediato de las relaciones personales, del medio ambiente, de la sociedad, en definitiva. Hemos ido delegando protagonismo y perdiendo fe en nuestra fuerza. Y sin embargo, sigue siendo válido que la unión hace la fuerza.

La solidaridad puede ser más o menos connatural al carácter de una persona, pero nunca se improvisa. Es un aspecto del ser humano, quien, a medida que lo ejercita, descubre la satisfacción que le produce y, por lo tanto, *lo esencial que le resulta.* Por eso es tan importante cultivarla desde niños. La sensibilización de nuestros jóvenes depende principalmente de su entorno y posteriormente se da una opción personal, alimentada por el ejemplo de otras personas más o menos cercanas. Una persona que desde su niñez toma conciencia de las necesidades de su alrededor, cuando llega a su juventud, su madurez o su vejez ya sabe que puede ser útil y busca dónde.

La solidaridad es ayudar y dejarse ayudar, porque, en realidad, es simplemente abrirse a la realidad del otro. Y el otro siempre puede aportarte algo. Los que escriben este libro, en su juventud temprana, recién salidos de la escuela, concretaron su inquietud social trabajando el tiempo libre con niños marginados. La ilusión era aportarles la tarde del sábado y quince días en verano un espacio de convivencia que les enseñase una realidad distinta a la que vivían a diario, les convenciese de que tenían derecho a ella y les diera ilusión para luchar por conseguirla para sí mismos y para sus hijos. Todas las horas dedicadas a preparar las actividades, a arrancar subvenciones públicas y privadas para llevarlas a cabo, a convivir con ellos intentando que se sintiesen queridos tal como eran... Todo el cansancio del trabajo, de los contratiempos y de las decepciones no son nada comparado con lo que nos aportaron aquellos chavales en los años que estuvimos con ellos. Nuestra forma de pensar y de vivir ahora, pasados los cuarenta, tiene que ver con el contacto íntimo y enriquecedor con aquella realidad a la que nosotros pretendíamos entregar nuestro idealismo y nuestras jóvenes energías. Esa experiencia nos constituye por dentro como personas, tanto o más que la educación que hemos recibido de nuestros padres.

Los adultos tenemos en nuestras manos la opción de alimentar el impulso solidario en nosotros mismos y en nuestros niños y jóvenes. Nuestra realización personal y la de nuestros hijos no pasa exclusivamente por la satisfacción de las propias necesidades. La felicidad de toda persona equilibrada pasa por el bienestar de aquellas que la rodean. Y hoy en día el mundo entero está en casa, a través de los medios de comunicación. Luis Rojas Marcos, responsable de Salud Pública de Nueva York, comentaba poco después del desastre del 11 de setiembre en aquella ciudad: «Se ha demostrado que la generosidad y la predisposición de ayudar a los demás son una fuente esencial de la felicidad humana. La satisfacción que nos producen nuestras acciones solidarias es el trofeo que recibimos por obedecer a nuestros impulsos naturales. Incluso los niños de dos años ya se turban ante el sufrimiento de las personas cercanas y hacen intentos de consolarlas.»

Dejar que esta predisposición se adormezca es una mala inversión no sólo para nuestras vidas, sino para las de millones de personas que constituyen nuestros compañeros de piso en este planeta.

Este libro es una invitación a todas las personas que reconocen dentro de ellas un impulso a actuar o a vivir de otra manera y no saben por dónde empezar. Quiere responder a este sentimiento de fondo que muchos compartimos y que nos dice que tiene que haber alguna forma de mejorar la situación de nuestro mundo. Son muchas las formas de colaborar. Que cada uno encuentre la suya y descubra, en sí mismo y en los demás, las posibilidades ilimitadas del ser humano cuando se compromete de verdad en una causa.

1. La solidaridad en la familia

La caridad empieza en casa

En mi familia ¿hay alguien que necesita de mi solidaridad?

El mundo es muy grande, demasiado para abarcarlo de entrada. Uno se siente impotente a la hora de actuar. Pero este mundo está hecho de otros mundos más pequeños. Toda persona vive en un núcleo familiar cuya estructura y características dependerán de la cultura en que se mueva, pero que siempre es el primer círculo concéntrico de los muchos en los que nos movemos. Y lo que ocurre en nuestro círculo familiar no es más que lo que ocurre a gran escala en el mundo con mayúsculas. Aunque no seamos conscientes, en el seno de nuestras familias se establecen unas relaciones de poder, unas costumbres o normas que perjudican a unos injustamente, unas situaciones de desventaja, muchas veces socialmente bendecidas, que reclaman una actitud solidaria por parte de los que las contemplan. Los que sufren los abusos o la situación de desventaja suelen ser los más débiles, es decir, los niños, las mujeres y los ancianos y el personal de servicio. Puede sonar muy rara la pregunta ¿hay alguien en mi familia que necesita de mi solidaridad?, porque siempre nos parece que las situaciones de desigualdad están lejos, en países donde las cosas no funcionan como deberían funcionar. Nos parece que en casa las necesidades están cubiertas. Y sin embargo, si nos sinceramos con nosotros mismos, podemos detectar situaciones en las que valdría la pena echar una mano o renunciar a privilegios propios en favor de otro miembro de la familia.

Lucía es diseñadora gráfica. Trabaja en casa, en las afueras de una gran ciudad, compaginando las horas delante del ordenador con la lavadora, la cocina y la casa. Tiene dos hijos, Nicolás y Sara, de nueve y cinco años respectivamente. Todas las mañanas los acompaña al colegio. Hay colas de entrada a la ciudad y colas para regresar a casa. Entre que llega, hace las camas y recoge los platos del desayuno, los días que no viene la asistenta no empieza a trabajar hasta las diez de la mañana. Y a las cuatro y cuarto de la tarde ya tiene que volver a recoger a los niños, la mayoría de veces habiendo hecho la cena para poder estar con ellos a la vuelta de la escuela, con lo que su jornada laboral es realmente limitada. Su marido, director comercial de una empresa, por la mañana se ducha, se viste, desayuna y se va directamente al trabajo, que está en la ciudad. Le parece normal que sea ella quien lleve al colegio a los niños, pues no tiene que dar cuentas a nadie de sus horarios y además el sueldo importante es el de él. Le parece normal que sea ella quien cocine, quien lleve a los niños al médico, quien haga la compra, quien se ocupe de la relación con sus respectivas familias y concierte cenas con ellas y con los amigos de vez en cuando. Después de muchos intentos, un día ella logra hacerle entender lo desbordada que se siente en su esforzado intento de compaginar las tareas familiares con su actividad profesional. Él se da cuenta de que aunque su mujer no tenga un jefe, tiene que cumplir unos plazos y responder ante unos clientes. Y poco a poco, llega a reconocer que ha delegado en ella la salud de los niños, la alimentación, la relación social y todo lo relacionado con el ámbito doméstico. Un día decide que él puede llevar a los niños a la escuela. Más adelante, empieza a ir comprar los sábados (antes los sábados había que descansar de todo y a ser posible salir de la ciudad, razón por la cual la compra también la hacía ella en su escasa jornada laboral) y acaba haciendo una lista de los menús de toda la semana para que Lucía tenga una cosa menos en que pensar. Al ser capaz de ponerse en su lugar y actuar en consecuencia, se restaura el equilibrio exageradamente inclinado, en cuanto a cargas se refiere, del lado de la mujer.

Ésta es una actuación solidaria en el campo estrictamente personal. «Pues no faltaría más», dirán muchas mujeres y algún que otro hombre. De acuerdo, pero por evidente que sea no deja de ser mucho más difícil que hacer una donación en metálico a un país en situación de emergencia, porque implica una importante modificación de conducta con un coste personal en tiempo y en autonomía. En cualquier caso, en la familia de Lucía había una situación de emergencia, y la víctima era la mujer y de rebote los hijos, que convivían con una madre agotada y resentida por lo injusto de dicha situación.

Valdría la pena, pues, preguntarme si mi pareja tiene las mismas oportunidades en cuanto a formación, tiempo libre, diversiones, trabajo y relaciones que yo y, en caso negativo, analizar si mis posibilidades en todos estos campos repercuten negativamente en ella. Y, tras la reflexión estrictamente personal, no estaría de más preguntarle qué piensa ella del asunto, cómo lo vive y qué salidas propondría a esas situaciones desiguales. Con mucha frecuencia, un miembro de la pareja asume muchas más responsabilidades familiares que el otro, ya sea por educación, por carácter o por una mezcla de ambas cosas. Y se va instaurando con el paso del tiempo un reparto tan desigual de los roles que la situación puede llegar a hacerse insostenible. Antes de llevarnos las manos a la cabeza por las injusticias del mundo, echemos un vistazo a nuestro núcleo familiar. Y ¿qué pasa con el abuelo? ¿No cambiaría esa cara de pocos amigos si le echase una partidita de dominó o de ajedrez? ¿O si le llevase a arreglar el transistor que tiene averiado desde hace más de un mes y nadie se acuerda? ¿ O si le leyese en alto alguna noticia del periódico, aunque sólo sean los titulares? ¿O si le explicase cómo me ha ido el partido o lo que he pienso hacer el fin se semana, o en verano o en algún momento de mi vida? A veces tiene una sensación de vida absurda que puede con él, y compartir unas pinceladas de mis vivencias ilumina su propia experiencia de la vida. Y a la abuela, ¿no le gustaría que le hiciese la manicura? ¿O que la acompañase a la peluquería o a buscar sus recetas? ¿Me he dado cuenta de que no puede seguir haciendo la labor de punto de cruz porque se le ha acabado el hilo? ¿Por qué no me tomo de vez en cuando un café con ella en lugar de salir corriendo siempre como si se me fuera la vida? Es a ella a quien se le está yendo la vida, y por eso los quince o veinte minutos que le dedicas le cunden mucho: los saboreará toda la tarde, tal vez mañana los siga saboreando. Por no hablar ya de cómo te sentirás tú...

Educar en valores

Nuestros hijos harán lo que hacemos, no lo que les decimos

Es cierto el dicho de «Vale más una imagen que mil palabras». El niño retiene lo que ve, no lo que oye. Es inútil repetirle una y otra vez una norma si nosotros no predicamos con el ejemplo. El niño aprende imitando. Lo que hagamos, eso hará. Si mi actitud en casa es solidaria, es decir, pone por delante el bienestar del otro al mío propio, él aprenderá a serlo. Si la actitud imperante en casa es la de «ése no es mi problema», él aprenderá a ocuparse exclusivamente de sus cosas como si viviese aislado del mundo. Si somos injustos con él, aprenderá a ser injusto, o peor todavía, no distinguirá lo justo de lo injusto, tendrá un concepto de justicia distorsionado. Si nosotros tenemos unas normas estrictas de limpieza en la casa o en el coche, pero fuera de lo estrictamente «nuestro» somos descuidados e incluso sucios, tampoco él considerará como suya la calle, el bosque, la playa, el resto del planeta, y no entenderá por qué, por ejemplo, hay que tirar los papeles a la papelera también en la calle o por qué hay que molestarse en reciclar.

Por mucho que nos esforcemos en transmitirle unas normas que nos parecen educativas, lo que le transmitimos es nuestra actitud frente a la vida y frente al mundo. Si nuestra actitud es cerrada, mirará al inmigrante como un extraño, y no como una persona exactamente igual que nosotros pero con circunstancias de vida especialmente adversas. Si nuestra actitud es abierta, mirará a aquel niño que rasca la tierra con un palito en un campo de refugiados y pensará que es exactamente igual que él, que incluso podrían jugar juntos con el palo y tal vez se pregunte qué ha hecho él para tener el armario lleno de juguetes. Los ejemplos son innumerables. La clave es la siguiente: en lugar de estar tan preocupados por lo difícil que es educar hoy en día a nuestros hijos, y apuntarnos a cursillos de padres, ¿por qué no miramos cuáles son los valores que cada uno tenemos, qué es lo que nos mueve? Porque, por mucho que nos empeñemos en aplicar fórmulas educativas, lo que llegará a nuestros hijos es aquello que nosotros vivamos profundamente (o superficialmente). Menudos son ellos como para que los engañemos. Si hay algo que no perdonan, es nuestra incoherencia.

El año pasado íbamos con nuestros dos hijos y un amigo del mayor en el coche. El mayor tenía 9 años. En un semáforo rojo se acercó el inevitable vendedor de *La Farola* (una revista que venden personas sin trabajo y con cuya venta se pueden costear sus gastos personales mínimos de subsistencia) y le compré la revista que en aquel momento valía 200 pesetas (1,3 euros). El amigo de mi hijo mayor se extrañó de que la comprase y me dijo que su padre le había explicado que todos esos que venden revistas por la calle son unos vagos que no quieren trabajar y que, si de verdad quisieran, sobraba trabajo para todos. En una sociedad con un índice de paro como el nuestro y en la que el problema de la inmigración es tan flagrante, la explicación del padre es, cuando menos, simplista y francamente insultante. ¿Tan difícil era explicarle que la mayoría son extranjeros y no tienen los papeles que se les exigen para trabajar o que carecen de la formación necesaria para ocupar ciertos puestos? Una vez explicadas las cosas uno puede comprar o no la revista, y es tan legítimo comprarla como no hacerlo, pero seamos honestos con nuestros hijos y ofrezcámosles los motivos reales de nuestro actuar, no explicaciones fáciles que ellos se tragan porque no tienen más elementos de juicio que los que les damos nosotros. Cuando los tengan por sí mismos, se nos verá irremediablemente el plumero. O quizá no adquieran nunca nuevos elementos, porque hemos potenciado en ellos una actitud cerrada y no hay peor ciego que el que no quiere ver. Nuestros hijos tienen derecho a recibir explicaciones que les lleven a entender, no a desentenderse. De este modo, si al entender se quieren implicar, podrán optar por hacerlo. De otro modo, los dejamos al margen de la realidad, o, al menos, de una parte de ella.

Una buena oportunidad de educar en valores y, concretamente, educar para la solidaridad, nos la brinda la televisión. Si escuchamos con ellos las noticias, podemos quedarnos con la reacción primaria: «qué mal está el mundo, esto no hay quien lo cambie». O reflexionar con ellos: ¿por qué pasan las cosas?, ¿cuáles pueden solucionarse?, ¿con cuáles lo único que puede hacerse es evitar que empeoren? (y hacerles entender que eso ya es muchísimo), ¿qué cosas pasan en nuestro día a día comparables a las que ocurren «a lo grande» en el mundo? Cualquier programa visto con ellos y comentado después nos puede brindar la oportunidad de fomentar su sentido crítico no sólo frente a la programación sino también, y muy importante, frente a la publicidad y ayudarles así a defenderse de la manipulación mediática a la que todos acabamos sometidos o, por lo menos, a ser conscientes de ella. Durante las horas que se pasan solos delante del televisor se están empapando precisamente de muchos de los valores con los que nosotros no comulgamos, y ellos no tienen todavía la capacidad de discernir si están ingiriendo valores o contravalores.

Lo mismo sucede con los libros que leen y con los juguetes. Es tarea nuestra velar por que transmitan valores y actitudes que les sirvan de referente positivo en su vida y no fomenten actitudes que tarde o temprano se volverán contra ellos.

Bien es cierto que, como decíamos al principio, el impulso egoísta es tan fuerte como el altruista. En este sentido, de nada sirve ridiculizar sus actuaciones egoístas o acomplejarlos cada vez que se dejan llevar por la comodidad y no hacen algo que se espera de ellos. Basta con aceptar sinceramente que a nosotros también nos cuesta, pero que hemos descubierto que vale la pena. No seamos crueles con sus egoísmos. Posiblemente muchos de ellos no han tenido todavía tiempo de comprobar que ceder siempre al impulso egoísta no les hará felices, y nosotros sí. ¿O no?

Al plantearnos la educación de nuestros hijos, con frecuencia nos concentramos en exceso en la adquisición de conocimientos y habilidades, y olvidamos o dejamos en segundo término la potenciación de valores y actitudes. Nos preocupa que aprendan idiomas a la perfección, que dominen las matemáticas o la informática y las nuevas tecnologías para que puedan moverse con holgura en el mercado laboral y en el mundo competitivo y globalizado que les espera. Y dedicamos una cantidad de tiempo, y esfuerzo, de horas extraescolares a veces exagerados. ¿Elegimos alguna actividad extraescolar para que nuestro hijo o hija aumente su autoestima o aprenda qué es la capacidad de entrega? Sin darnos cuenta, o tal vez conscientemente, nos preocupamos más de que «triunfen» que de que sean personas completas y felices a pesar de no cosechar los triunfos que se consideran tales en la sociedad actual. Hoy en día, parece que la felicidad consista en la conquista permanente de retos cada vez más elevados hasta llegar a una altura en la que para gratificarse hay que tener experiencias cada vez más sofisticadas. Y los padres hacemos a veces de entrenadores, pisando los talones a los hijos con el cronómetro en la mano: «vamos, tú puedes más, y más y más». Tal vez pueda..., pero ¿quiere? ¿Es eso realmente lo que va a hacerle feliz? ¿No es prioritaria la conquista de sí mismo, de su carácter, de su persona, de su yo, de su capacidad de amar? ¿No es importantísimo enseñarle a conocerse no sólo a partir de sus logros, sino de sus limitaciones? ¿No es imprescindible para ser feliz aceptar con dignidad las limitaciones de cada uno? ¿Nos ocupamos de eso? ¿Cuántas horas le dedicamos? ¿De qué le va a servir desenvolverse perfectamente en inglés en el mundo laboral si es incapaz de relacionarse profundamente con su pareja o con sus compañeros de trabajo porque no ha resuelto cuestiones básicas de inteligencia emocional en su época escolar? ¿O si es tan inseguro que necesita emborracharse o tomar droga para sentirse alguien?

Para que un chaval, una persona, sea solidaria, es decir, pueda asumir como propias las realidades del mundo, tiene que haberse asumido antes a sí mismo.

Si, obsesionados por la competitividad imperante en la sociedad, educamos a nuestro hijo para ser mejor que los demás, estamos abonando el camino de la rivalidad y haciendo que su satisfacción dependa siempre de los otros y pueda derivar en insolidaridad (ganar a cualquier precio). Si, por el contrario, lo educamos para dar lo mejor de sí mismo, independientemente de los resultados de los otros, la referencia es uno mismo y no fomentamos ni la envidia ni la rivalidad. En el primer caso, el o la joven mirarán siempre hacia fuera. En el segundo, mirarán hacia dentro y recorrerán un camino de madurez personal.

En el tema de la droga, por ejemplo, les explicamos que es un peligro, una amenaza para su integridad física y psíquica, les damos información para que sepan «defenderse» cuando van por la calle, por bares, por discotecas, o por cualquier lado puesto que la droga va a donde van ellos. Todo esto está en el ámbito de los conocimientos y habilidades. Pero de nada sirven todas estas explicaciones si el adolescente en cuestión está insatisfecho, se siente vacío, no se siente importante para su familia, o tiene la autoestima a la altura de la suela de los zapatos. Para decir no a una pastilla de éxtasis o a una raya de coca que le está ofreciendo una chica estupenda, pongamos por caso, le hace falta algo más que ir aleccionado por la vida. Le hace falta estar seguro de que su valía personal no depende de que haga lo que hagan los demás, le hace falta quererse lo suficiente para tener claro que aquel ofrecimiento de diversión es, en realidad, una agresión, le hace falta, sobre todo, no avergonzarse de ser diferente y para ello tiene que haber aprendido a estar contento de ser como es y a valorar lo que tiene. Es decir, se acepta a sí mismo. Y para que un joven se acepte a sí mismo, es imprescindible que sus padres lo acepten como es. Llegados a este punto, puede que seamos los padres los que tenemos los deberes por hacer.

Vale la pena detenerse en lo que significa educar en la diferencia. En primer lugar, implica enseñar a nuestros hijos que se puede ser feliz siendo diferente y haciendo cosas diferentes de las que hacen los de su alrededor. En segundo lugar, significa que cualquier opción distinta a la mía es tan válida como la mía siempre que no atente contra los derechos fundamentales de las personas. Que el niño o la niña experimenten que es compatible estar contento de lo que uno es y hace, y valorar y respetar lo que otros son y hacen es condición de convivencia indispensable en una sociedad cada vez más plural.

En el tema de la educación en valores, es importante que la escuela contemple la formación social y, dentro de ella, la educación para la solidaridad, o la educación de la responsabilidad social o del sentido cívico a través de la cual los niños y jóvenes se sienten más comprometidos en la transformación de la sociedad para hacerla más humana y más justa. El mundo no necesita niños o jóvenes inmunes a la realidad que los rodea, impermeables a los estímulos, sino personas capaces de dejarse tocar por la realidad de los otros y de reaccionar de manera responsable y solidaria. Si la escuela a la que van nuestros hijos no contempla este aspecto educativo o no lo hace de modo suficientemente concreto, valdría la pena impulsar desde la Asociación de Padres la integración de la inquietud social dentro del programa educativo. En primaria y secundaria, la escuela ayuda al niño a hacerse una representación organizada del mundo que le rodea. Y el mundo no es sólo su pequeño mundo lleno de oportunidades y privilegios. Vale la pena darle a conocer una realidad más amplia en la medida en que él pueda asumirla y enseñarle formas de afrontarla de manera positiva y esperanzadora. En el bachillerato, el alumno necesita ya un contacto directo con esta realidad diferente a la suya y un proceso de reflexión que le permita analizar a fondo las causas de la desigualdad, la marginación y la injusticia, sin caer en conclusiones simplistas o paternalistas, para descubrir luego cuál es su papel en todo ello.

El extracto de la carta que transcribimos a continuación es un ejemplo práctico de lo que pretendemos transmitir en este apartado de educación en valores en la escuela:

Es ya el tercer año que alumnos de nuestra escuela visitan la fundación Arrels. La actividad se halla en el marco de un crédito variable interdisciplinario (sociales-religión) denominado «Marginación, pobreza y Cuarto Mundo». Este crédito se ofrece en 4.º de ESO, por lo tanto, los alumnos tienen entre 15 y 16 años. Nuestras visitas duran entre una hora y media y dos horas. Previamente, un representante de la entidad nos explica lo que es Arrels y su trabajo con los «sin hogar». Después damos una vuelta comentada por las dependencias del centro. Cada visita es única en virtud de la participación de los alumnos. Tanto éstos como los profesores valoran la actividad muy positivamente.

Entendemos que visitando Arrels salimos del marco habitual del proceso de enseñanza-aprendizaje con todo lo que eso implica. Por un lado, el alumno se encuentra en un espacio nuevo, fuera de la escuela donde aprenderá; y es que no sólo aprendemos en las aulas, a través de los profesores, sino que cada lugar donde nos hallamos, cada persona o situación con la que coincidimos, es una ocasión para aprender. En este sentido, esta visita es una oportunidad privilegiada en la que el alumno aprende de forma directa, es decir, rodeado del objeto de su aprendizaje, y no mediatizado por un tercero. El profesor es un mero acompañante que facilita el encuentro estimulante entre el grupo de alumnos y la entidad y su tarea. Esto brinda al alumno un nuevo papel, más activo, y la toma de conciencia sobre la realidad del Cuarto Mundo se realiza de forma mucho más fácil.

Este encuentro directo también permite a los alumnos palpar y visualizar experiencias concretas de valores como la solidaridad, el compromiso, el obrar desinteresadamente. Éstos dejan de ser palabras abstractas y se muestran al alumno de forma cercana en los proyectos y personas de la entidad. Ello constituye una arma importante ante el conformismo social de los ciudadanos que empiezan a ser nuestros alumnos: tal vez la pasividad y el inmovilismo, la falta de compromiso en la mejora de la sociedad son, en parte, fruto de la falta de contacto cercano con proyectos entusiastas, con entidades y personas convencidas de que es posible otro mundo y entregadas a esta lucha. Puesto que los valores se aprenden sobre todo «por contagio», entendemos que es muy valioso colocar a los alumnos en situación de alto riesgo de contagio.

Y es que la escuela no puede ser únicamente transmisora de conocimientos empaquetados en lecciones con el único objetivo de que los alumnos se los aprendan. En esta línea, la visita a Arrels quiere ayudar al alumno a descubrir el mundo de la marginación y de los «sin hogar», no como una lección a aprender, sino como una realidad social cercana que puede y debe ser transformada. No se trata simplemente de explicar qué es el Cuarto Mundo, sino de acompañar a los alumnos hasta este mundo y despertar en ellos un deseo de reducir la miseria, la injusticia y la desigualdad. Si el alumno toma conciencia de los problemas y de los retos de nuestra sociedad, podrá tener una visión crítica de la misma y la respuesta que dan las entidades como Arrels es una invitación a su propia responsabilidad.

Esta visita abre, pues, los ojos de los alumnos a una nueva realidad y moviliza todos aquellos conceptos necesarios para entenderla; comporta para el alumno una especial manera de trabajar y de aprender (el diálogo, la observación...) y lo empuja a ver la realidad de forma diferente: sin prejuicios ni estereotipos. Al mismo tiempo, el hecho de que sea una labor a largo plazo constituye un ejemplo para los alumnos de perseverancia y esfuerzo. Ante la pereza fatalista, la búsqueda de resultados inmediatos y el individualismo, los programas de las entidades sociales como Arrels son un modelo para el alumno de un proyecto colectivo e ilusionado que nunca deja indiferente. El «no hay nada que hacer», el «todo el mundo va a la suya» manifestados por nuestros alumnos, ocultan tal vez un deseo solidario que no podemos dejar morir.

Marcel·lí Mora, Escuela Anna Ravell.

Ni que decir tiene que si los padres han hecho o están haciendo una experiencia de voluntariado o de labor social o tienen una actitud abierta y de interés por este tipo de iniciativas, los hijos lo incorporan a su archivo de una forma natural y tienen una motivación más fuerte para adentrarse en ese ámbito. El contagio está prácticamente asegurado.

Daniel

Daniel tiene 18 años y acaba de terminar el bachillerato. Hace un año y medio que es voluntario de Cruz Roja como socorrista (ambulancia, acuático y grandes espectáculos) y en el servicio de teleasistencia domiciliaria. Esto último consiste en ir una vez al mes a visitar a dos personas mayores, solas y con problemas de salud y comprobar el funcionamiento de un aparatito a través del cual avisan en caso de emergencia. Ambas personas tienen la movilidad muy reducida, una de ellas porque ha sufrido dos embolias y la otra porque tiene un problema de columna. «No se trata sólo de comprobar el aparato, sino de estar un rato con ellas, establecer una relación personal. Lo preceptivo es ir una vez al mes, pero yo voy a verlos otras veces, porque no lo hago por obligación, lo hago porque me gusta. Me gusta auxiliar a las personas, sea cual sea su grado de sufrimiento sin discriminación alguna y de tú a tú, no de arriba abajo. Si vas con la ambulancia a buscar a una abuela que ha llamado y ves que se lo ha hecho todo encima, lo más importante es que no se sienta humillada y demostrarle que no tiene nada que agradecerte, que la recompensa es poder hacer lo que me gusta y que hago simplemente lo que me gustaría que hiciesen conmigo en esa situación. Muchas veces cuando llaman al servicio de teleasistencia ya están agonizando. No me importa verlos morir, me alegra que no mueran solos, que tengan delante un rostro que les sonríe y les dice que no están solos y que vean que lo más importante para mí en aquel momento es poder acompañarlos en ese trance. Otras veces llaman y cuando vas te das cuenta de que no es ninguna emergencia, que es pura soledad. Estos abuelos me han enseñado a escuchar, a entender, a empatizar. Resulta que no pensamos tan distinto sobre las cosas, llega un día en que descubres que hay un punto de complicidad entre tú y la otra persona. El único problema es que están apartados de la sociedad forzosamente, pero todavía podrían aportar mucho. Tengo claro que si la gente tiene unas necesidades y yo tengo unas capacidades tengo que ponerlas a su servicio y creo que no tienen por qué pagarme. Cuando yo me comporto desinteresadamente con las personas me siento mucho mejor como persona, porque en realidad estoy haciendo lo que me sale del alma. Con el voluntariado das testimonio de que no todo tiene un precio, como nos quiere hacer creer la sociedad, que hay cosas que no se pagan con dinero.»

Daniel reconoce que los valores de humanidad, de servicio, de desinterés se los transmitieron los monitores del centro recreativo (esplai) *al que asistió durante su infancia. Pero luego añade: «En realidad son mis padres los que creen en estos valores y los he mamado de ellos. Mi madre, de joven, fue monitora de campamentos para disminuidos físicos y mi padre me metió en lo del socorrismo. Cuando yo era pequeño, vimos un accidente de carretera y mi padre se paró para ver si podía ayudar en algo. Se dio cuenta de que era muy poco lo que podía hacer y aquella sensación de impotencia ante el sufrimiento de las personas le hizo apuntarse a un curso de socorrismo. Mientras lo hacía me lo explicaba y luego ya me metí yo. Están las técnicas para ayudar materialmente al bienestar y la seguridad del accidentado hasta que llegue el médico, pero también el saber estar a su lado y darle el apoyo psicológico que necesita.»*

Celebraciones familiares

Celebrar pensando en alguien más

Nuestra vida está llena de fechas señaladas. Desde siempre hemos revestido de especial significado a determinados días, y celebramos acontecimientos de todo tipo que nos rescatan de la rutina y nos hacen sentir especialmente contentos. Pues bien, si la alegría es expansiva, ¿por qué no hacer que vaya más allá de las cuatro paredes donde estamos festejando nuestra celebración y llegue a otras personas? Hace un par de años, unos amigos nuestros nos invitaron a la primera comunión de su hijo. Nos rogaron que no comprásemos ningún regalo. El chaval había hecho una hucha con una caja de cartón y había pegado fuera el cartel de un proyecto de construcción de escuelas en Mozambique. Pidió a todos los invitados que pusiésemos allí lo que pensábamos gastarnos en el regalo. Nos conmovió profundamente y nos llenó de esperanza, pero sin duda alguna el que más satisfacción experimentó fue el niño al saber que su gesto de generosidad contribuiría a llevar adelante aquel proyecto. Lo mismo nos ocurrió en el 25 aniversario de boda de unos amigos. No querían regalos, su regalo fue poder ayudar a una asociación de personas con minusvalías gracias a las aportaciones de todos los invitados. En la tarjeta de invitación pusieron un número de cuenta y pidieron a la gente que hiciese anónimamente sus ingresos. Luego, nos enviaron una tarjeta de agradecimiento, explicándonos lo que se había podido hacer con aquel dinero. Así de sencillo. Cumpleaños, santos, bodas, hasta un despido bien indemnizado pueden ser ocasión de compartir nuestra alegría o nuestros regalos con personas que lo necesitan para vivir.

En el capítulo de celebraciones, la Navidad tiene un papel destacado en la cultura occidental. No todos celebramos lo mismo en Navidad. Para algunas personas son unos días de vacaciones al final del primer trimestre del curso, con la tradición de hacerse regalos, y para otros es una fiesta eminentemente religiosa en la que se celebra la venida de Dios al mundo. Entre ambos, hay toda una gama de matices y de costumbres distintas en las celebraciones típicas de esos días de diciembre, pero en todo el mundo la Navidad, al menos a nivel conceptual se relaciona con el deseo de amor y de paz no sólo para mí y para los míos, sino para todos los hombres. Es decir, es un momento de desear también para otros lo que siempre deseo para mí y los míos, un momento de solidaridad. En todos los países siguen imprimiéndose felicitaciones de Navidad cuyo único motivo es la palabra paz o la palabra amor, o ambas, traducidas a infinidad de idiomas, lo que manifiesta un sentir común en esta celebración, por lo demás tan diversa. Y es una celebración esencialmente familiar, en la que se busca la compañía de los seres queridos. Pues bien, sólo abriendo un poco nuestras mentes y nuestros corazones, podemos considerar que nuestro planeta es una gran familia y podemos celebrar la Navidad pensando en todos los que lo habitan. A poco críticos que seamos, percibimos el contrasentido que supone vivir la Navidad en una especie de frenesí consumista con la excusa que hay que comprar regalos y agasajar a la familia. El agobio llega a ser tal que, en lugar de disfrutar de esos días, estamos deseando que se acaben para volver a la normalidad.

Este año, podríamos celebrar pensando en alguien más, añadir a nuestra lista de familiares a personas anónimas en las que nadie piensa, o cuyos familiares no tienen qué regalarles ni con qué agasajarles. Al hacer la lista de la compra, en lugar de comprar langostinos, rape, o filete (cada uno sabrá lo que compra y lo que se gasta), compremos algo más sencillo y el dinero que no gastemos démoslo por ejemplo a un comedor popular, a una institución benéfica del tipo que sea, la que más confianza nos inspire o aquella cuyos fines más nos conmuevan. ¿Realmente es tan importante el menú o lo importante es poder celebrar juntos la Navidad alrededor de una mesa? Y con los regalos, igual. Reducir la cantidad o la calidad de los regalos y entregar el ahorro resultante a alguien que lo necesite. A nosotros, poco nos cambiaría la vida, a ellos puede que completamente.

En cuanto a los niños, podríamos explicarles nuestra estrategia personal de solidaridad y proponerles que se apunten también ellos dando parte del dinero que reciban por estas fechas, o cediendo alguno de sus juguetes a alguna institución infantil, o incluso moderándose a la hora de escribir la carta a los Reyes Magos y pidiendo algún juguete para otros niños. Aparte del bien que puedan hacer sus gestos concretos, conocerán desde pequeños la satisfacción que produce el contribuir a la felicidad de otro. No tenemos derecho a robarles esta experiencia, sobre todo porque es posible que la vida no les brinde muchas ocasiones más de hacerlo, o si lo hace, no sabrán reconocerlas y aprovecharlas.

¿Donde cabe uno caben más?

Ofrecer sitio en casa y en el corazón

Acogimiento temporal de menores

Los que hemos nacido en una familia, por muchas carencias que tengan todas ellas, no podemos imaginar ni remotamente qué siente un niño o una niña que están en la calle o en una institución porque no hay nadie que los reclame, nadie a quien le interesen o nadie de su familia que, por las razones que sean, pueda hacerse cargo de ellos. Sin duda experimentan una sensación de desamparo por no sentirse queridos y de rabia («si no me quería nadie, ¿por qué demonios me han traído al mundo?»), y probablemente tengan la autoestima por los suelos («nadie me quiere porque no valgo un pito, soy un estorbo»). Se leía en una revista, a raíz del encuentro del voluntariado de una fundación catalana para los sin techo: «Tenemos que abrir una grieta en este sistema que va dejando en la cuneta a muchas mujeres y hombres de nuestro entorno.» En esta sección del libro, podríamos decir: cuando los que caen a la cuneta son niños, la indefensión es todavía más flagrante y la injusticia clama al cielo con especial crudeza, y es mucho mayor la urgencia de hacerse cargo de ellos y recuperarlos para el amor.

Es cierto que en los países donde el bienestar social está mínimamente organizado el Estado se hace cargo de estos niños en centros e instituciones para menores, pero en esas instituciones públicas los niños crecen con muchas carencias emocionales. Son centros en los que el niño o niña es uno más entre muchos, están en contacto permanente con otros niños problemáticos y se hallan a cargo de varios turnos de profesionales al día. En una familia tendrían una o dos personas de referencia invariables (el padre, la madre o ambos), están en contacto con otros niños sin los problemas que han vivido ellos y se sienten especiales en aquella familia en el sentido más positivo. Tienen la oportunidad de conocer qué es la relación de pareja, qué es ser padre y madre, y de experimentar lo que es sentirse querido desinteresadamente por lo que son y tal como son. Nos decía la presidenta de una asociación catalana de acogimiento temporal de niños: «Es tan impresionante el efecto positivo que tiene en estos niños y niñas el vivir en una familia "normal" que al cabo de un mes hasta están más guapos físicamente.» Son estas asociaciones las que determinan qué tipo de acogimiento necesita el niño o niña según las circunstancias. Hay tres tipos fundamentalmente:

— De urgencia: que suele durar entre 6 y 8 meses y que sería la solución temporal a un problema concreto. Es el caso de Jaime, cuyo único pariente vivo es su abuelo que tiene que ser ingresado en un centro hospitalario para una operación, y hasta que se recupere.

— Temporal: uno o dos años. El caso de Fátima, hija de padres drogadictos que padece un abandono permanente a pesar de vivir con ellos. Mientras se intenta la rehabilitación de los padres o la localización de algún familiar cercano que se pueda hacer cargo de ella, es preferible que viva en una familia a que lo haga en un centro.

— De larga duración, es decir, hasta que el niño cumpla 18 años y a su mayoría de edad pueda independizarse si lo desea. Éste es el mayor número de los casos en la práctica. Es posible que el acogimiento de urgencia se convierta en temporal y, a su vez, que un acogimiento inicialmente temporal acabe siendo de larga duración porque la situación no se ha reconstruido lo necesario como para poder albergar de nuevo a los niños. Por ejemplo, puede ser que a pesar de recuperarse de su dolencia, el abuelo de Jaime pierda autonomía y no pueda vivir solo y sea trasladado a una residencia de ancianos en donde Jaime no tiene lugar. Si no hay una familia dispuesta a acoger a Jaime, ingresará en un centro de menores tutelados hasta su mayoría de edad.

La entidad que gestiona el acogimiento familiar se ocupa de conocer a la familia acogedora y estudiar su motivación para asegurarse de que se trata de un entorno fiable. Los niños ya han sufrido bastante emocional y físicamente y se trata de garantizarles una estabilidad y que encajen con las personas que van a acogerlos. Un equipo de seguimiento apoya en todo momento a las familias y las asesora cuando tienen dudas sobre la mejor forma de actuar tanto en el día a día como en situaciones particularmente delicadas.

En los niños tutelados, la patria potestad la ostenta el Estado con la salvedad de que los padres conservan el derecho a verlos con una periodicidad que depende de las circunstancias. Se dan casos en que la familia acogedora, por las razones que sean, no llega a conocer a la verdadera familia porque el niño va a verla acompañado de la asistente o de la psicóloga del centro de acogimiento, y otros en los que la familia natural y la acogedora acaban siendo buenas amigas.

Son niños con infancias complicadas a veces desde el embarazo y el parto, que con harta frecuencia han estado en contacto con realidades de delincuencia, alcoholismo, drogadicción, malos tratos y abusos, pero son todavía niños. Es decir, tienen todavía una capacidad de recuperación, de regeneración, que depende completamente de lo que reciban desde el momento en que son rescatados de dichas realidades y entran a conocer que la vida puede ser distinta. Un núcleo familiar cálido y acogedor y un corazón dispuesto a quererlos es todo lo que necesitan para empezar a ser lo que de verdad son. Una familia afectuosa es la tierra mejor abonada para ser persona.

La decisión de acoger temporalmente a un niño ha de ser compartida por toda la familia. Los padres son los responsables, pero todos van a convivir con él y habrá que ver cómo lo integran en su vida, en su espacio y en su tiempo. Es importante estar de acuerdo y que el menor no se sienta fuente de conflicto sino todo lo contrario. En una primera fase en que el menor va a pasar el día o el fin de semana, unos y otros se van conociendo y se van acoplando hasta la incorporación definitiva de este nuevo miembro. Para esta incorporación es imprescindible la colaboración de todos los integrantes de la familia.

María y Pepo son un matrimonio joven. Ambos trabajan y viven en Madrid. Tenían un hijo de tres años y otro de un año cuando se plantearon la posibilidad de abrir su familia a otro niño. Durante su juventud ambos habían sido voluntarios de organizaciones y después de unos años de casados sintieron la necesidad de seguir dando respuesta a sus inquietudes sociales dentro del limitadísimo tiempo que les dejaban sus obligaciones familiares y laborales. «Hagamos algo, nos decíamos, pero no nos daba el día para más.» En un periódico leyeron la modalidad de acogimiento temporal de niños con problemas familiares y vieron que tal vez era aquélla la forma de satisfacer su necesidad de hacer algo. Cuando lo comentaron, la única condición que se les ocurrió exigir fue que el niño no fuese mayor que su primogénito y que, si padecía alguna deficiencia, ésta no impidiese una vida familiar normal. Así es como llegó Jorge a su vida. Jorge tenía dos años cuando ellos hicieron la solicitud de acogimiento. Hijo de madre colombiana que cumplía condena por narcotráfico, había nacido en la cárcel. Legalmente las reclusas pueden convivir con sus hijos hasta que éstos cumplen tres años, momento en el que el niño o niña es trasladado a un centro de menores a no ser que haya una familia que los acoja. A partir de mayo de 1999, fecha en que se formalizó el acogimiento, los fines de semana la familia Sánchez tenía un hijo más, Jorge, al que devolvían a la cárcel durante el resto de la semana. Las vacaciones de aquel primer verano en el que Jorge se instaló en su casa fueron movidillas. María y Pepo tenían dos hijos propios de tres y un año respectivamente, y a Jorge, de dos. Siendo los niños tan pequeños, no fueron necesarias muchas explicaciones y Jorge se integró en su vida como un amigo que vivía en su casa porque su mamá no podía cuidarlo de momento. En enero de 2000, Jorge cumplió la edad de tres años que lo obligaba a vivir fuera de la cárcel con lo cual se invirtió su régimen de vida: empezó a vivir en la familia de María y Pepo, quienes los viernes por la tarde debían llevarlo a la prisión a ver a su madre. María nos comenta que quizá fuese éste el período más duro. Para la gente de la calle, entrar en un recinto penitenciario, con todas las medidas de seguridad que ello conlleva, el registro, la identificación, el cierre con llave de todas y cada una de las puertas, remueve las entrañas, sobre todo si vas de la mano de un crío de tres años. Merendaban con su madre, encerrados en una sala, y luego se marchaban. Afortunadamente, la madre empezó a tener permisos al cabo de poco tiempo, alrededor de una semana cada tres meses. Jorge, entonces, se iba a vivir con su madre esos días y regresaba a casa de María y Pepo cuando su madre tenía que reingresar en prisión. El año pasado salió de prisión. Únicamente tiene que cumplir 8 horas diarias en un centro de reinserción. Las cumple de noche, porque así, durante el día puede trabajar, pero por ese mismo motivo no puede hacerse cargo del pequeño todavía. Jorge vive en casa de María y Pepo durante la semana. En su escuela saben que el viernes por la tarde ya lo irá a buscar su madre, con la que pasará el fin de semana, y que volverá acompañarlo a la escuela el lunes por la mañana. Por la tarde lo recogerá María y Pepo estará en su casa hasta que llegue de nuevo el fin de semana. Para sus «hermanos» (que han tenido una hermanita hace unos meses) Jorge es un amigo que vive en casa. Van a distintos colegios, para respetar la intimidad de unos y de otros, pero regresan juntos a casa y viven como hermanos. Jorge es un niño violento en relación con los otros niños cuando no está con su familia acogedora. María y Pepo han conseguido con cariño pero con mano dura y mucho control sobre él, que no pegue a los niños y que respete las normas de convivencia de la familia. Por otro lado, es cariñosísimo con los abuelos «postizos», se le nota mucha carencia de afecto..., y a los abuelos eso los conmueve. Los lunes, cuando los críos se cuentan lo que han hecho durante el fin de semana, María se da cuenta de que Jorge ha pasado muchas horas delante de la tele y siente que tal vez le habría gustado compartir algunos de los planes que han hecho sus hijos. Pero ya le ha desaparecido la inquietud inicial de que el niño no quisiera ir con la madre, por sentirse más unido a ellos; en realidad, madre e hijo se quieren y Jorge nunca se ha negado a ir con ella a pasar el fin de semana. Pepo y María no se sienten agobiados, ni siquiera ahora que han tenido un tercer bebé. Tienen claro que Jorge no es un hijo suyo, que hay muchas cosas de él que se les escapan, pero siguen ofreciéndole su hogar, en donde Jorge encontrará muchas más posibilidades de integrarse como persona que en un centro de menores.

Otra modalidad de acogimiento es la de ofrecer la propia familia para que un niño pase sus vacaciones. Niños saharauis, rusos, rumanos o de otros países que no tienen la posibilidad de romper la rutina de sus vidas.Vienen a España a gozar de un clima más benigno y de una infraestructura vacacional que en sus países no existe. O bien a hacerse un tratamiento médico que, en ocasiones, ya resulta muy costoso como para además tener que pagar los gastos de estancia propios o de sus acompañantes. Tanto ellos como las familias que los acogen conocen un país, una cultura, un modo de vivir y una gente completamente nuevos.

Camins Solidaris es una pequeña ONG con sede en Sant Joan Despí, un pueblo de la periferia de Barcelona. Desde 1997 promueve el acogimiento de niños saharauis durante las vacaciones de verano en familias de este municipio en colaboración con la ACAPS (Asociación Catalana de Amigos del Pueblo Saharaui), dentro del programa «Vacaciones en paz», que permite que más de 6 000 niños pasen el verano en España. Las organizaciones se ponen en contacto con las familias de los niños sobre el terreno y por otro lado con las familias acogedoras que acuden a ellos en respuesta a la campaña de información y sensibilización. Conocen a estas últimas, elaboran un informe y las convocan a reuniones informativas cuyo fin es ayudar a que la integración del niño en la familia y en la sociedad sea lo más fluida posible. Son chiquillos que nunca han visto un ascensor, ni un avión, ni siquiera un grifo (¡se lo quieren llevar a casa para no tener que ir a buscar agua a la cisterna o al pozo!). A las familias acogedoras se les entrega un dossier con un diccionario básico, la historia del pueblo saharaui y su forma de vida para entender sus reacciones en nuestra sociedad y tratar de hacerles la estancia lo más agradable posible. A los niños se les hace una revisión médica en el CAP, que suele desvelar muchos casos de anemia por la deficiente nutrición que reciben en los campos de refugiados, y la ONG les costea, además del viaje, una revisión odontológica y los extras médicos que puedan surgir. Um-Eljer, una niña de 9 años que vino a pasar un verano, tenía algo extraño en los ojos. Las pestañas le crecían hacia adentro y, cuando la exploraron, además descubrieron un glaucoma en estado avanzadísimo. La operaron. El cirujano dijo que, de no haberlo detectado a tiempo, se habría quedado ciega. Es cierto que hay grupos de médicos voluntarios que visitan Tinduf entre setiembre y mayo, los meses menos calurosos. Pero durante sus breves estancias se imponen ritmos inhumanos, llegando a operar hasta 17 casos diarios de cataratas en quirófanos que apenas cuentan con el instrumental imprescindible. Um-Eljer se quedó un año viviendo en Sant Joan Despí con su familia de acogida y sigue viniendo a hacerse revisiones. De 9 de la mañana a 3 de la tarde están previstas una serie de actividades llevadas por monitores. El 90 por ciento de las familias que acogen en verano a un niño o niña saharaui tienen hijos, que son los que con frecuencia reciben en la escuela el folleto informativo de la Campaña de Acogimiento y convencen a los padres para que se arriesguen a vivir un verano diferente. En muchos casos, las familias desean repetir. Les encantaría volver a acoger el mismo niño del año anterior, pero no siempre es posible, porque hay que dar posibilidades a otros niños que deseen venir. Aunque todos tienen ganas de volver a ver a sus padres, hermanos y amigos y contarles su experiencias, el regreso puede ser duro. Aun así, los niños han tenido la oportunidad de ver que la vida no es el desierto, que existe el verde y el azul mar. Han experimentado que se puede vivir mejor y que vale la pena luchar por conseguirlo.

Encontramos a Rubén en el local de Camins Solidaris ordenando cajas llenas de material escolar y medicinas. «Es que estamos en plena campaña para Guinea», me aclara. Rubén tenía 15 años cuando cayó en sus manos una octavilla en la que el ayuntamiento de su pueblo invitaba a las familias a que se ofrecieran a acoger un niño saharaui durante el verano. Se llevó la octavilla a casa y se lo propuso a sus padres. «¿Qué vamos a hacer ahora con un niño pequeño?», argumentaban ante su insistencia. El hermano mayor de Rubén tenía 18 años y hacía ya tiempo que ambos habían dejado atrás la infancia. Pero su perseverancia venció las resistencias familiares y los padres accedieron. Al año siguiente fueron las propias familias acogedoras las que se hicieron cargo del proyecto impulsado en un principio desde el ayuntamiento. En 1997 constituyeron la ONG Camins Solidaris. Ahora Rubén es su presidente y sigue acogiendo a un niño o niña saharaui en verano y viajando al desierto al menos una vez al año.

Esther, una amiga de Rubén, también se animó el año pasado y acogió a Galiyedha, una cría de 7 años. Esther trabaja como traduc-

tora, tiene 25 años, y un hermano de 24 que estaba tan ilusionado como ella con la idea. El primer problema fue el idioma. Galiyedha sólo hablaba hassania, un dialecto árabe, puesto que por su temprana edad no había empezado a aprender el español en la escuela, pero con el paso de los días entre los gestos y su rápido aprendizaje, la comunicación dejó de ser una barrera. En seguida quedó claro que Galiyedha había sido criada por mujeres y entre mujeres y tenía un respeto por el padre y el hermano de Esther que rayaba en el temor. Al pobre hombre le hubiese encantado ir a recogerla o acompañarla a las actividades matinales, pero Galiyedha miraba suplicante a Esther o a su madre, como diciendo «No me dejéis sola con éste», y en todo el tiempo que estuvo no quiso darle la mano. Cuando los hombres están delante, las niñas y mujeres son tímidas, incluso retraídas, ni siquiera se atreven a cantar. A la que desaparecen éstos, empiezan a comportarse con naturalidad y de forma espontánea. Esther nos explica que tener una cría tan pequeña en una civilización tan distinta es una gran responsabilidad. El primer susto que se llevó fue en la escalera de su casa. Fue como si, de pronto, Galiyedha se hubiese vuelto inválida. Se agarraba a la barandilla y parecía que le flojeaban las piernas. La escalera le daba pánico, porque nunca en su vida había visto una cosa igual. En el desierto no hay ni una sola construcción de dos plantas; viven en haimas, *unas tiendas de campaña grandes que montan sus padres y abuelos en la misma arena. Por motivo parecido acabaron poniéndole el colchón en el suelo, después de que se cayese un par de veces de la cama. También aprendió Esther a tener mucho cuidado por la calle. Ya el primer día decidió que no le soltaría la mano. Son niños que no están acostumbrados a cruzar calles vigilando los coches, puesto que donde ellos viven no los hay: ni coches, ni calles. Ni perros. No hay perros en el Sahara. Galiyedha salió disparada hacia la otra acera cuando vio a aquel animal que se acercaba paseando con su amo. Y Esther detrás, con el corazón en un puño. Donde la niña era pura felicidad era en la piscina. Más inclu-*

so que en la playa, porque las olas le producían inseguridad. Se quedaba horas y horas en la parte baja donde el agua le llegaba por la barbilla y chapoteaba con los manguitos puestos hasta que la sacaban de allí. Se paraba a mojarse en todas las fuentes públicas y daba a entender que estaba sucia para ducharse una vez más. La bicicleta también la entusiasmó y desaparecía con ella en dirección al parque acompañada de una vecina de su edad. Cuando, en diciembre, Esther viajó al desierto, entendió la fascinación que ejercían en Galiyedha cosas tan habituales como un baño o un yogur fresco. Se hospedó en la casa de la que había sido su invitada y también ella a la vuelta disfrutó como nunca del agua o las cosas frescas. En el desierto, durante el verano llegan a los 50°, los alimentos no se conservan, muchos niños enferman por el mal estado de la comida que ingieren. A los padres les resulta duro separarse de sus hijos durante los dos meses de julio y agosto, pero saben que se ahorran todo el calor y que dispondrán de unos servicios inexistentes en su entorno. Por otro lado, es un orgullo para los padres porque los niños seleccionados para irse a España (algunos a Italia o Francia) son los que mejores notas sacan, a menos que tengan algún problema médico que aconseje de todos modos trasladarlos. Galiyedha regresó a su casa con gafas y con varias muelas empastadas y la mochila llena de experiencias y de ropa nueva. Es la cuarta de seis hermanos, pero en Sant Joan Despí fue la reina de la casa durante dos meses. En cuanto a Esther y su familia, la experiencia ha sido tan enriquecedora que la repetirán el próximo verano. Sólo por haber abierto esta puerta de su casa, el mundo es ahora un sitio mucho más grande y más bello donde vivir.

Hemos tenido dudas a la hora de incluir un apartado de adopción en este capítulo. La mayoría de las personas con las que hemos hablado han decidido adoptar porque no pueden tener hijos propios y la adopción no se ha basado tanto en motivos de solidaridad hacia ese niño sino en el deseo de formar una familia que no pueden formar de otro modo. Y nos reconocían que habiendo un beneficio personal tan inmediato no podían hablar de su adopción como algo solidario propiamente dicho, si bien con ello ofrecían a esos niños unas condiciones de vida mucho mejores que las que habrían tenido si no se hubiesen hecho cargo de ellos.

Sin embargo, también hay personas que teniendo hijos propios adoptan otro u otros para ofrecer una familia a alguien que de otro modo carecería de ella. Y, en este sentido, vale la pena mencionar a aquellos que adoptan niños con minusvalías o enfermedades crónicas, precisamente por ese motivo. Es el caso de una madre de seis hijos, uno de ellos con parálisis cerebral, que se enteró del abandono de un bebé con esta enfermedad y solicitó su adopción. Su argumentación fue clara y valiente, además de generosa: «Yo ya sé lo que necesita y puedo ofrecérselo.» Y fue a buscarlo. O del matrimonio con tres hijos que, cuando ya estaban criados, adoptaron un bebé con síndrome de Down simplemente porque se veían capaces de darle los cuidados que merecía.

En todo caso, ofrecer el calor de nuestra familia ya sea temporal o definitivamente a un menor que pueda necesitarlo es algo que está al alcance de muchos de nosotros.

Acogimiento familiar de ancianos

Salió en la prensa (*El País*, 29-4-2002). En 1968, Visitación, recién casada, decidió acoger en su hogar a Clemente y Petra, un matrimonio ya mayor que habían sido vecinos suyos en el pueblo de Aranzueque (Guadalajara). Lo hizo por puro cariño, porque los conocía de toda la vida y ya se estaban haciendo mayores. Al principio, los ancianos vivían con ellos en Madrid en invierno, y durante el verano se iban al pueblo. Cuando Petra falleció en 1979, Clemente se quedó como un miembro más de la familia. Llevan con él 34 años (está a punto de cumplir 102) durante los cuales le han ofrecido el cariño, el apoyo y la compañía que él —y su mujer mientras vivió— necesitaba.

Este gesto que salió de ellos de forma espontánea constituye la esencia del programa de acogimiento familiar de mayores que institucionalizó el gobierno autónomo de la Comunidad de Madrid en 1991 y que gestiona la Cruz Roja. Para acogerse a esta iniciativa, los mayores deben tener al menos 65 años, o 60 si precisan ayuda para la vida diaria, y sus ingresos mensuales no deben superar los 583,39 euros. Entre el anciano y la familia de acogida no puede existir parentesco de primer grado. El anciano cede a la familia el 70 por ciento de su pensión y la comunidad autónoma pone el resto hasta los 583,39 euros. La media de edad de los mayores acogidos es de 85 años y el 6 por ciento tienen más de 95. El caso de Clemente es excepcional. En nueve de cada diez casos, los ancianos no viven más de dos años con la familia de acogida. El 56 por ciento de las bajas se producen por fallecimiento y el resto porque el deterioro de su salud exige su ingreso en una residencia. Sólo el 7 por ciento de los acogimientos de mayores cesa por problemas de convivencia.

En nuestra sociedad de la eficacia, en la que todo tiene que tener una utilidad para ganarse el derecho a existir, acoger en casa a un mayor, cuya «vida útil» está oficialmente acabada, comporta regirse por criterios de humanidad y no de eficacia. Es una opción al alcance de unos cuantos. Es una ocasión para ayudarles a ganar la batalla contra la soledad y la desesperanza.

Donación de órganos

Una parte de mi cuerpo puede significar la vida para otra persona

Podría dar la sensación de que ser solidario significa siempre complicarse la vida, multiplicar las obligaciones ya de por sí numerosas que conlleva nuestra vida familiar y profesional. Y, sin embargo, hay una alternativa de solidaridad en el ámbito de la salud que no conlleva ningún esfuerzo. Se trata de donar en vida alguna parte de nuestro cuerpo para que, a nuestra muerte, alguien pueda seguir viviendo gracias a ella. El trasplante de órganos no es sólo la solución ideal, sino muchas veces la única para el tratamiento de un gran número de enfermedades. Es el caso de muchos trasplantes de riñón, que es el que mayor volumen ha alcanzado desde que se hizo el primero hace más de 35 años. Sólo existe un motivo por el cual no se realizan más operaciones de este tipo: la falta de órganos para trasplantar. El año pasado, un 20 por ciento de las familias a las que se les solicitó se negaron a donar los órganos de un familiar fallecido, con lo que se perdieron más de 400 posibles donantes y se dejaron de realizar 1 000 operaciones de trasplante. Y ésta es, lamentablemente, la causa de que mueran entre un 5 y un 10 por ciento de pacientes en espera de un donante de corazón, hígado o riñón.

Por eso, el primer acto de solidaridad en este tema es suscitar el diálogo en torno al tema de la donación con la familia y con los amigos. Pero hablar de ello un día de cada día, para que la decisión esté tomada mucho antes de que nos veamos en la situación de tener que responder a alguien que nos plantea la cuestión ante la inminencia de la muerte de un familiar. No podemos tomar una decisión así, en medio del dolor por la pérdida de un ser querido. Por el contrario, si es un tema que ya se ha hablado, y sobre todo, si el difunto ya había expresado su voluntad de ser donante, no habrá más dolor que asumir, sino todo lo contrario: la alegría, dentro de la pena, de poder contribuir a una vida. Las familias que no conocen la voluntad del fallecido sobre donación no desean asumir la responsabilidad sobre algo que desconocen. Así pues, propiciar el diálogo y la información sobre este tema, superando el tabú de nuestra cultura que impide o dificulta las conversaciones sobre la muerte, es la mejor manera de ayudar a aquellos que dependen de una donación para sobrevivir.

La decisión de hacerse donante es completamente altruista y anónima. Ni siquiera es obligatorio poseer el carnet de donante, si bien éste es, al menos, una prueba fehaciente de la voluntad del donante. El anonimato pretende evitar sentimientos de dependencia o de arrepentimiento entre donante (y su familia) y receptor (y su familia), si bien la gratitud es siempre inmensa. Una vez tomada la decisión, es de vital importancia comunicarlo a la familia, para que en el momento del fallecimiento esté preparada en el caso de que, efectivamente, algún órgano del familiar pudiese ser aprovechado para un trasplante. Puesto que el porcentaje de donantes reales es muy pequeño, lo ideal sería que no se perdiera ninguno por negativa de la familia. Los médicos que tratan con las familias son especialistas en donación de órganos y les ofrecerán todas las explicaciones que éstas necesiten para su información y su tranquilidad.

Sólo podrán ser donantes efectivos los pacientes que fallezcan en un entorno hospitalario dotado de unidad de cuidados intensivos. La razón es puramente técnica: hay que constatar (con una diferencia de seis horas entre la primera y la segunda vez) la muerte cerebral del paciente, al tiempo que se mantiene el riego sanguíneo y la respiración artificialmente, para que los tejidos de los órganos no se deterioren por falta de oxígeno. Cuando en un hospital hay un paciente de estas características, es decir, que haya llegado con vida al hospital y al que se le haya certificado la muerte cerebral, el equipo médico se lo comunica a la familia y le pide su consentimiento para realizar la extracción del órgano u órganos. Ésta se realiza a través de una intervención quirúrgica del cadáver, que se lleva a cabo con toda delicadeza, no sólo por un principio básico de respeto, sino porque de esta delicadeza dependerá también que el órgano extraído esté en las mejores condiciones.

En el Estado español el órgano competente en materia de trasplantes es la Organización Nacional de Trasplantes, dependiente del Ministerio de Sanidad, y en las autonomías con las competencias sanitarias transferidas, el órgano correspondiente se ocupa de la coordinación. Los médicos especialistas se denominan «coordinadores» y suelen ser, además, anestesistas e internistas y han hecho cursos especializados. En Cataluña hay asociaciones de enfermos muy activas a las que podríamos acercarnos para informarnos: conocer a un trasplantado o a una persona que espera un trasplante ayuda a tomar la decisión de hacerse donante.

Carina siente que no le cabe el corazón en el pecho: acaba de tener un bebé. Tiene 36 años y en su adolescencia se le diagnosticó una diabetes, es decir, su páncreas dejó de producir insulina. Como ocurre con muchos enfermos diabéticos, al principio de su enfermedad le funcionaban perfectamente los órganos, pero con el tiempo fueron apareciendo una serie de trastornos. La complicación más habitual (a los 12 años del inicio de la enfermedad) es que el riñón empieza a funcionar mal y al cabo de los años puede dejar de funcionar por completo. Son pacientes que necesitan diálisis y, si tienen suerte, trasplante de riñón. A Carina se le hizo un doble trasplante de riñón y páncreas y su vida cambió. Gracias al páncreas dejó de ser diabética, es decir, pudo elegir su dieta, hacer ejercicio, empezó a llevar una vida completamente normal. Es decir, empezó a vivir. Y evitó el deterioro progresivo que le habría provocado la hiperglucemia. Silvia, una amiga que conoció en la asociación de enfermos renales no tuvo la misma suerte: murió a los 27 años esperando que un donante le cediera su riñón.

Si bien es cierto que España ostenta hace 10 años la mayor tasa de trasplantes del mundo, también lo es que una de cada cinco familias se niega a donar órganos para trasplantes. La consecuencia es que el 8 por ciento de los pacientes en lista de espera fallecen por falta de órganos. Tomar conciencia de esta realidad tan dura debería bastar para hacernos donantes y para convencer a nuestras familias de que respeten nuestra decisión. Significa mucho para personas que, de otro modo, están desahuciadas.

De todos modos, también en vida podemos compartir alguna parte de nuestro cuerpo. La donación en vida va desde la sencillísima donación de sangre que no conlleva más que un pinchazo hasta la más sofisticada donación de médula ósea, que implica para el donante la entrada en el quirófano y la anestesia. O está también la donación de parte del hígado o de uno de nuestros riñones. O la donación de óvulos o de esperma a personas que de otro modo no podrían tener hijos. En el número 84 de *El País Dominical* conmueve el gesto de una donante de médula de 31 años. Entró en el Registro Español de Donantes de Médula Ósea cuando un amigo pidió a la pandilla que se hicieran las pruebas de compatibilidad para ayudar a un sobrino enfermo de leucemia. Quedó inscrita y al cabo de bastantes años la llamaron porque había un receptor compatible. «Me sentí feliz», dice la donante. Como la extracción se realiza a través de punciones en el hueso de la cadera, luego esta zona molesta y además tuvo problemas con la anestesia. Aun así, y aunque le habían dicho que podía pedir quince días de baja, a los tres días campaba por sus fueros. Se metió en un quirófano sin saber para qué ni para quién y afirma que «repetiría mañana mismo» porque «el quirófano no es nada si salvas a alguien».

Vaya, pues no hace falta irse muy lejos para ser solidario, ni tener mucho dinero. Basta tener algo que otro no tiene, o tener más que otro; en este caso, salud.

Si en alguna de estas líneas te has sentido aludido, no esperes que se te pase la sensación de que tú también puedes hacer algo. Muévete para concretar este sentimiento y no pierdas esta oportunidad.

2. Ciudadanos solidarios - Ciudadanos del mundo

¿Una sociedad inmadura?

Una de las quejas de casi todos los padres es que los adolescentes —y algunos jóvenes— viven como si las cosas funcionasen por sí solas, como si no fuese necesaria su colaboración para la buena marcha de la vida familiar. Entran y salen, se sirven de los objetos y de las personas, desaparecen sin más. Encuentran la ropa y la casa limpias, la comida preparada, la luz se enciende cuando le dan al interruptor, el teléfono tiene línea y hay aspirinas en el botiquín cuando tienen un dolor de cabeza o un resfriado. Todo como por arte de magia. No son conscientes de que hay alguien que lava y limpia, que prepara la comida, paga el recibo de la luz y del teléfono y repone las medicinas básicas. Decimos de ellos que son inmaduros porque no se responsabilizan de algo que les concierne tanto como a nosotros porque constituye la base para que puedan desarrollar su vida. En efecto, ellos y ellas van a su aire, aprovechándose de todo lo que les hace la vida más fácil, o posible, y les ayuda a conseguir sus objetivos de bienestar, diversión, éxito. Los adultos nos quejamos de su «pasotismo», pero muchos de nosotros somos un claro ejemplo de pasotismo a otro nivel: ¿En qué medida nos implicamos nosotros en nuestra realidad cultural, social y política? Lo cierto es que la mayoría delegamos el funcionamiento de nuestra sociedad en el Estado, en los políticos y en las instituciones, y cada uno «va a la suya» como cualquier adolescente. En el mejor de los casos, nos limitamos a votar y a pagar los impuestos y parece que ello nos da derecho a exigir que todo vaya bien. Así pues, renegamos cuando el gobierno no responde a nuestras expectativas, pero no actuamos como ciudadanos más allá del voto, como si los únicos responsables del funcionamiento de nuestra sociedad fueran los poderes públicos. Olvidamos que nuestra pasividad permite que éstos tomen decisiones que nos afectan negativamente y encima nos sirven de coartada para abstenernos de la política y sumergirnos de nuevo en un individualismo sin tregua: me ocupo de mi trabajo, de mi familia y de llenar mi ocio de la manera más satisfactoria posible para poder ocuparme de nuevo de mi trabajo durante la semana o durante las horas siguientes. Muchos arrugamos la nariz cuando nos dicen que tenemos que implicarnos más en la marcha de la sociedad, porque identificamos política con lucha por el poder, y no nos atrae meternos en ese «berenjenal». Pero hay un sentido de la política que valdría la pena recuperar, porque restauraría la actitud de servicio inherente a todo buen político, y, por supuesto, a todo buen ciudadano: la búsqueda, defensa y apoyo del «bien común». Ocurre, por una parte, que estamos asqueados de ver las luchas por el poder que empañan una y otra vez la labor de los políticos, pero por otra, cada uno en su ámbito defiende su parcela de poder, en la oficina, en el coche o en la cocina —el lugar es lo de menos— y repetimos inconscientemente ese vicio que tanto criticamos. Con esta actitud, queda relegada una actitud fundamental de servicio que revertiría positivamente en nuestra persona y en nuestro entorno. Si nos planteamos ser hombres y mujeres solidarios, una buena forma de empezar sería dedicar parte de nuestro ser, de nuestro tiempo, de nuestro esfuerzo a ese «bien común» del que hace tanto tiempo que no se habla.

Recién —y prematuramente— jubilado, Jaime se mudó a un barrio nuevo de una localidad situada a las afueras de una gran ciudad.

Los vecinos se quejaban de la insuficiencia del transporte público, del ruido proveniente de la autopista cercana, de la falta de ajardinamiento de las zonas en teoría verdes, de la falta de un centro cívico que acogiera las actividades culturales y sociales del barrio, de las aceras y las zonas de juego infantil sucias de excrementos de perro... Pero se quedaban ahí, en la queja. Él promovió la creación de la asociación de vecinos animándolos a participar y a aportar una pequeña cuota, y se reunió las veces que hizo falta con otras personas sensibles del barrio hasta que la asociación tuvo cara y ojos. De todas las reuniones enviaba acta e informaba a todos los que no habían asistido (la mayoría) de lo que se había discutido y de lo que quedaba por hacer en todos los temas relativos al bienestar del barrio. Luego se pasó horas redactando las quejas y propuestas, hablando con el concejal correspondiente o buscando fondos por las entidades bancarias locales y en el ayuntamiento para organizar alguna fiesta que cohesionase más el barrio. Ahora que muchos asuntos se han ido encarrilando, sigue reuniéndose con el resto de los miembros de la junta en la asociación de vecinos todos los jueves para que ninguno de los temas pendientes caiga en el olvido e intentando siempre mejorar la calidad de vida de todos los que viven allí. Lo mismo hace en la comunidad de propietarios de su escalera. Está al tanto de todos los problemas y se ocupa de ellos como si fueran propios. Que se estropea la puerta del parking o el riego automático del jardín o se encalla la cerradura de la entrada a los trasteros, Jaime llama por teléfono, manipula o va con el aceite lubricante, busca soluciones a los problemas que son de todos. Por ello, desde nuestro punto de vista, es tan solidario como aquel voluntario que empuja la silla de un disminuido, porque está ocupándose desinteresadamente de algo que no revierte exclusivamente en beneficio propio sino en el de muchas personas, a muchas de las cuales ni siquiera conoce.

Ser ciudadano solidario empieza por dejar de lado la indiferencia y la pasividad, de las que se aprovechan precisamente aquellos políticos que nos desagradan, y empezar a implicarnos y a invertir lo que somos y sabemos en las causas mayores o menores que surgen a nuestro alrededor. Para implicarnos, primero tenemos que informarnos: conocer qué asociaciones existen en nuestro entorno y animarnos a colaborar en aquellas cuyos objetivos nos interesen o que podamos integrar de la mejor manera en el ritmo de vida que llevamos. Sería un modo de empezar a ser maduros, responsables de algo más que «nuestro propio huerto», un primer paso para dejar de ser ciudadanos «adolescentes». ¿Por qué hay que asociarse? Porque para conseguir ciertas cosas hace falta la fuerza que da la unión de muchos. A Jaime el ayuntamiento no le habría hecho caso si hubiese pedido una línea de autobús porque él la necesitaba para ir al trabajo. Le escucharon porque eran muchos los vecinos que se iban a beneficiar y el bien de muchos sí era razón suficiente para responder a la petición y actuar. Esto funciona así en todos los ámbitos. Y cuando nos quejamos de que no funciona, buena parte de la culpa la tenemos los ciudadanos que nos hemos inhibido tanto a la hora de actuar que los poderes públicos se olvidan de que existimos o no nos tienen en cuenta porque saben lo débiles que somos por estar tan disgregados y ocupados únicamente cada uno de lo suyo. Participar en asociaciones de vecinos, asociaciones de madres y padres de alumnos, organizaciones de consumidores, sindicatos, partidos políticos, asociaciones de tiempo libre, organizaciones no gubernamentales, movimientos sociales y recuperar así el protagonismo y la fuerza de la sociedad civil sería una forma de superar el individualismo y el mercantilismo que imperan actualmente en nuestras relaciones sociales. Un número importante de ciudadanos activos y responsables de lo que sucede a su alrededor no suplantan a los poderes públicos —que siguen teniendo el deber de hacer aquello que les corresponde— sino que constituyen su contrapeso y les obligan a cumplir con sus compromisos y obligaciones. Si ante el incumplimiento nos cruzamos de brazos, estamos contribuyendo en la práctica a esa sociedad de la que tantas veces nos quejamos. El ciudadano maduro participa mas allá de las elecciones exigiendo activamente que lo público desempeñe su función. Éste es el sentido de las organizaciones no gubernamentales. Como su nombre indica, éstas pretenden contribuir a un mundo mejor no desde el ámbito público y oficial pero sí colaborando e incidiendo en él.

Un ejemplo de actuación necesariamente individual, en la que nuestra pasividad tiene repercusiones sociales negativas, es la posibilidad de marcar con una cruz la casilla «otros fines de interés social» en nuestra declaración de la renta. Desde 2000, los contribuyentes podemos optar por:

- asignar el 0,52 por ciento a las ONG
- asignar el 0,52 por ciento a la Iglesia
- optar por ambas opciones, es decir, hacer dos cruces

¿Qué conseguimos con ello? Que un porcentaje de nuestros impuestos se destine a financiar proyectos sociales y de cooperación internacional a través de las ONG y/o a financiar a la Iglesia católica. Este gesto no modifica para nada el resultado de nuestra declaración, pero si no lo hacemos, ese dinero pasa a formar parte de los Presupuestos Generales del Estado en lugar de beneficiar directamente a personas necesitadas.

En 2000 se recaudaron 16 000 millones de pesetas para las ONG de acción social en España con los que se realizaron 918 proyectos sociales a favor de ancianos, discapacitados, menores, víctimas de la violencia doméstica, inmigrantes, drogodependientes. Se recaudaron también 3 200 millones de pesetas para proyectos de cooperación internacional. Es, pues, una forma sencilla de declarar nuestra solidaridad con esos proyectos.

La importancia de la opinión pública

Los políticos se mueven según la opinión pública porque dependen de ella para seguir en el poder, y los medios de comunicación, con otros parámetros, tres cuartos de lo mismo. La Marcha Mundial contra la Explotación Laboral de la Infancia a su paso por España fue un ejemplo de lo más ilustrativo. Se había anunciado pero había tenido escasa repercusión en los medios de comunicación. El primer día, en Vigo, gracias a la sensibilización de la población organizada por diversas ONG, 10 000 escolares salieron a la calle a recibir a la Marcha encabezada por niños de todo el mundo que habían sufrido en sus propias carnes la explotación laboral. De ahí, recorriendo diversas ciudades, llegó a Madrid, luego a Andalucía, a la Comunidad Valenciana y finalmente a Cataluña. Fue como una bola de nieve, creciendo a medida que cambiaba de lugar. Al ver que la opinión pública estaba con la Marcha, los políticos, que no la habían incluido en sus agendas cuando tuvieron la primera noticia de ella, se apresuraron a involucrarse y los medios de comunicación le dedicaron cada vez más espacio. Cuando posteriormente la Marcha llegó a Ginebra y presentó sus reivindicaciones frente a la oficina de la Organización Internacional del Trabajo, todos los estados miembros aprobaron el Convenio 182 sobre las peores formas de trabajo infantil que estableció un compromiso por parte de la comunidad mundial para poner fin al sufrimiento de millones de niños y niñas. Fue el reconocimiento de que acabar con la explotación laboral infantil constituye una de las prioridades de la humanidad. Desde aquel momento, muchos gobiernos, organizaciones e individuos han dado un paso adelante para luchar por esta causa. Los gobiernos han ratificado el Convenio 182 con una rapidez pasmosa para ser un tratado internacional. Las ONG, sindicatos y algunos empresarios han lanzado programas innovadores para la protección de los niños. Pero en la base han estado las personas de la calle que han mostrado que estaban con ellos y han realizado cada una lo que estaba a su alcance para demostrarlo. Éste fue un caso muy claro de que los ciudadanos podemos hacer que los gobiernos despierten, a continuación presionarlos para conseguir los cambios necesarios para una sociedad más justa y sensibilizar a todas las personas de la importancia de su participación si queremos cosechar éxitos en estos asuntos.

Apostar por otro modelo de sociedad y de ciudadano/a

Lo que hoy damos por sentado ha sido muchas veces fruto de una lucha larga y costosa en la que muchas personas han dejado la vida. Las mujeres podemos votar ahora no porque un gobernante tuvo la feliz idea y la puso en práctica, sino porque muchas mujeres, una al lado de otra y cada una tan importante como la portavoz, lucharon por conseguir un derecho que consideraron irrenunciable. La esclavitud era una práctica socialmente bendecida hasta que un cuáquero la puso en cuestión y convenció a otras personas de la perversidad de aquella realidad. Y se abolió después de que un número cada vez mayor de personas se convencieran de que no era aceptable y de que valía la pena invertir esfuerzos en aniquilarla para siempre. En la actualidad son muchos todavía los elementos injustos dentro de nuestra sociedad, tan injustos como lo era la esclavitud y la denegación de voto a las mujeres, por poner dos ejemplos superados pero relativamente recientes. No es cierto que vivamos en el mejor de los mundos porque no es posible otro mejor. Muchos logros de hoy se consideraron una utopía en su día o una herejía (el esclavo no era un ser humano), así que no nos arruguemos ante aquellos que se sonríen burlonamente al oír propuestas de un mundo más humano. También se burlaron de las sufragistas y de los que querían abolir la esclavitud. Si queremos una sociedad mejor para nuestros hijos, nietos y biznietos y para los hijos de éstos nuestra contribución personal y comunitaria es más importante que nunca. Si creemos que todas las personas tienen derecho a vivir dignamente, y por lo tanto lo deseamos, somos corresponsables de que todos disfrutemos de los derechos humanos, civiles y políticos, así como los relacionados con el medio ambiente, los derechos de género y los del ámbito social y económico.

Y con ello volvemos al concepto mencionado más arriba del «bien común». Hoy en día se suele gobernar en favor de los intereses de un supuesto «ciudadano medio». En virtud de este concepto, desaparecen de la acción del gobierno los intereses no expresados de las personas excluidas de la ciudadanía real que son siempre las más desfavorecidas. Solidario, en este caso, es el ciudadano que presta su voz a los sin voz, que hace suyas sus reivindicaciones y las formula, es el que se hace eco de los derechos de las personas excluidas para que éstas adquieran el peso político y social que se les niega. Es éste un tipo de solidaridad «militante» que proponemos a quien se sienta interpelado por ella, conscientes de que su adopción conlleva el riesgo que supone entrar en conflicto con uno mismo y con la propia vida. En una sociedad (en un mundo) con injusticias estructurales donde la pobreza no es un problema individual, sino social, defender los derechos del débil es situarse frente al fuerte y su manera de vivir. Es decir, contra nosotros mismos y nuestra manera de vivir. Este modo de ser solidario implica integrar en mi vida al débil, encontrarme con las víctimas del sistema injusto y buscar la justicia codo a codo con ellas. No se trata de salir de mi mundo y practicar una solidaridad a veces autocomplaciente, para luego volver a mi mundo exactamente igual. Cuando el pobre entra en mi vida con nombre y apellidos y llego a considerarlo de los míos, no puedo tolerar la situación de injusticia en la que ha vivido, vive y vivirán sus hijos si no hacemos nada. El acercamiento es imprescindible porque, una vez entre en mi vida, yo ya no estaré tan seguro de querer pertenecer a los privilegiados. Y seguiré perteneciendo, no hace falta renegar de nuestras raíces, rechazar nuestros orígenes. Pero, valorando todo lo positivo que nos han aportado nuestros privilegios, vale la pena aprender a ser críticos con ellos y ver cómo interrumpir el proceso —del cual en su día no fuimos conscientes— por el cual mi privilegio se convierte en injusticia para otro. Cuando entendemos ese proceso de corazón, no podemos ser sus cómplices por más tiempo. Sobre todo, cuando en este mundo hay oportunidades y recursos para que todos, sin exclusiones, podamos vivir dignamente.

Y ésta es otra de las razones por las que vale la pena asociarse: todo cambio, toda apuesta por algo diferente implica abandonar la seguridad de lo anterior. Para lograr compromisos individuales fuertes en favor de la transformación de la sociedad, necesitamos sentirnos amparados por otros tantos individuos que apuestan y cuya unión representa una seguridad alternativa. De otro modo, entramos en el terreno de lo heroico. Es la única manera de quitarnos de encima esa sensación de fracaso —a la vista de cómo está el mundo— que nos lleva a aislarnos en nuestros refugios privados y a distraernos de estas realidades que interpelan —si es que todavía lo hacen— a nuestras conciencias. Las personas que hemos tenido experiencias solidarias somos conscientes de que, si nos alejamos de las realidades de la pobreza y la injusticia, perdemos nuestra identidad, y de que tenemos que vivir los mismos valores que propagamos, es decir, ser consecuentes. Imaginar un futuro distinto del presente (y de este futuro que nos parece «irremediable») necesita de una voluntad basada en una visión esperanzada de la realidad. Y necesita también a un montón de personas que miren con realismo e ilusión en esa dirección. Toda propuesta de transformación de la sociedad constituye un proceso y éste es posible si combina la opción en pro de una realidad distinta con el conocimiento de las posibilidades que contiene la realidad actual (de la que ineludiblemente hay que partir). La manera más convincente de que un futuro «utópico» deje de serlo, es lograrlo a pequeña escala, es decir, actuando localmente. Pero en el mundo globalizado en el que vivimos, ya se nos queda pequeño el lema: «Piensa globalmente, actúa localmente.» Hay que actuar global y localmente. Más todavía, *podemos* actuar globalmente, porque la tecnología actual nos lo permite y *debemos* hacerlo porque muchos de los problemas que afectan al mundo actual son problemas de todos, las causas están en unos y las consecuencias las sufren otros, pero el problema es de alcance mundial, así que la actuación también deberá serlo. Pero ni lo local ni lo global se sostienen si no hay antes una opción *personal* sólida y convencida.

Ciudadanos del mundo

Ésta es la oportunidad para la «ciudadanía mundial», hombres y mujeres conscientes de un mundo más amplio que su círculo reducido y con un sentido de su papel no sólo como nacionales de un país concreto, sino como habitantes del planeta, que respetan los valores y la diversidad, que comprenden cómo funciona la historia desde el punto de vista económico, político, social, cultural, tecnológico y medioambiental, a quienes subleva la injusticia, que participan en su comunidad a muy diversos niveles desde el más local al global, que desean que el mundo sea un lugar más justo y sostenible y que asumen la responsabilidad de sus actos y son conscientes de sus consecuencias. ¿De qué depende que seamos auténticos ciudadanos y ciudadanas del mundo? Dependerá de cómo nos informemos acerca de otras gentes y otras culturas; de las opciones diarias que elijamos como consumidores, en nuestras vacaciones y en nuestras inversiones; de cómo acojamos a extranjeros y refugiados en nuestros países, en nuestras comunidades, en nuestras casas; de lo que pensamos de las gentes y de los países más lejanos; de cómo respondemos a los desastres ya sean naturales o derivados de la acción humana, y de las actitudes que transmitamos a nuestros hijos, colegas, amigos y vecinos. ¿Me interesa trabajar mi propia identidad y mi autoestima, trabajar la empatía, comprometerme con la justicia social, aprender a valorar y respetar al que es diferente? ¿Me preocupa el medio ambiente y que el desarrollo sea sostenible y creo que las personas pueden aportar los cambios que necesita el mundo? Entonces soy candidato/a a ciudadano/a del mundo. Manos a la obra. Las pequeñas actuaciones producen cambios. Los cambios se producen si hay personas dinamizadoras de la opinión pública. Con la globalización, unos cuantos (el grupo G-8 —constituido por Estados Unidos, Japón, Gran Bretaña, Alemania, Francia, Italia, Canadá y Rusia— y las grandes compañías transnacionales) se han fortalecido y tienen mucha más capacidad para hacer lo que quieran. Naciones Unidas, por ejemplo, tiene muy poco poder en comparación con el G-8. Pero delante de éstos está la sociedad civil que busca una globalización diferente. Hasta ahora, el Banco Mundial sólo escuchaba a los gobiernos, pero tras las movilizaciones de Seattle, de Génova, de Praga, de Barcelona en contra de la globalización actual, se ha comprometido a escuchar a la sociedad civil. Ésta, cuando se organiza, es eficaz y tiene que convencerse de que es un auténtico contrapoder, el contrapoder que se necesita para acabar con la sensación de que no se puede hacer nada, de que somos David frente a Goliat. Nos hemos olvidado de que David ganó.

Campañas

Según el Diccionario de la Real Academia Española, se denomina «campaña» al conjunto de actos de índole diversa que se aplican a conseguir un fin determinado. Las campañas que organizan las ONG son una excelente vía para que la sociedad civil se implique en la solución de los problemas locales y mundiales. Pero para ello, la propia sociedad civil ha de convencerse de la importancia de participar en ellas y de la oportunidad perdida que supone su no participación. En realidad, no participar es una forma de ser insolidario por omisión. Las más conocidas son las campañas de recaudación a raíz de alguna emergencia, como las que se impulsan cuando ha habido inundaciones (Mozambique), huracanes (el Mitch en Centroamérica), alteraciones climatológicas (El Niño en América Latina), terremotos (en la India, en Centroamérica) o hambrunas más fuertes de las «habituales» (Etiopía) en países del Sur que carecen de los recursos necesarios para salir de esa situación por sí solos o en situaciones de guerra en las que se teme por la integridad de millones de refugiados (Ruanda, Angola, Sudán, Afganistán). Este tipo de campañas son algo parecido a los «maratones» que se organizan para recaudar fondos para una causa concreta: la parálisis infantil, el Sida, el cáncer, la esclerosis múltiple y tantas otras enfermedades. Durante este tipo de campañas, se sensibiliza y se informa a la población acerca del problema en cuestión y se recaudan fondos para hacerle frente de forma inmediata.

Hay otro tipo de campañas cuyo fin no es la recaudación de fondos sino la sensibilización de los ciudadanos respecto de un problema concreto, y la influencia política y social a fin de conseguir los cambios necesarios para solucionarlo. Ejemplos de ellas serían la campaña para la prohibición de las minas antipersona, la que persigue el control de las armas ligeras, la que propone destinar el 0,7 por ciento del PIB a la ayuda al desarrollo y la que defiende la condonación de la deuda externa de los países en vías de desarrollo, así como la campaña para la escolarización de todos los niños, o la que lucha por conseguir el acceso de los más pobres a los medicamentos esenciales y, en el ámbito de medio ambiente, la campaña en defensa de las ballenas o de los bosques de la Amazonia...

Estas campañas utilizan los medios de comunicación y los métodos de marketing convencionales, es decir, que sus mensajes vienen «mezclados» con todo tipo de bombardeos publicitarios de signo diferente, cuando no contrario. A diferencia de los anuncios publicitarios, las campañas pretenden despertar la conciencia de las personas y las invitan a ser o hacer algo que no va a gratificarlas a corto plazo («Si te compras un coche de lujo, triunfarás», «Si fumas este tabaco, ligarás», «Si te pones este perfume, arrasarás»). Por el contrario, las campañas tienen que luchar contra el individualismo y la frivolidad. Muchas de las causas que promueven suelen tener un apoyo minoritario ya sea porque a la población no le interesan, o no las conoce o no sabe cómo puede contribuir. La campaña aspira pues a superar estos tres escollos motivando, informando y dando vías de participación. A través de la presión de la opinión pública, las puras declaraciones se convierten en compromisos efectivos y la indiferencia o el desconocimiento de los que toman las decisiones políticas dan paso a cambios concretos en el ámbito internacional.

La campaña ofrece al ciudadano muchos y muy variados tipos de participación: desde enviar postales a políticos de los que depende una decisión que afectará positiva o negativamente a un gran número de personas, hasta la firma de documentos o de cartas a través de Internet, pasando por acudir a las manifestaciones en los lugares y momentos oportunos, las declaraciones y protestas ante los medios de comunicación y la formulación de propuestas alternativas sobre el tema de que trata la campaña.

Un objetivo muy importante de las campañas es que consigan incidir en la actitud de las personas. Ejemplo de su eficacia son las que se realizaron en favor del reciclaje de residuos (que trataremos en el capítulo 7) y en contra del consumo de drogas o la de lucha contra el Sida. Hace unos años nos habría parecido una excentricidad ponernos a «clasificar» algo tan sórdido como la basura de nuestro hogar. Ahora ya sabemos lo que nos jugamos si no reciclamos y muchos lo hacemos prácticamente sin pensar.

Las campañas de solidaridad, que son las que nos ocupan en

este capítulo, ¿cómo funcionan? Dejando aparte las campañas de recaudación que hemos mencionado, las de sensibilización tienen como objeto un cambio de mentalidad, son campañas a largo plazo y aspiran a suscitar una actitud o a crear un hábito distinto. Para llevar a cabo el «Plan de acción» de la campaña son imprescindibles los «colaboradores de campaña», personas interesadas por el tema que se promociona y dispuestas a contagiar a otra gente. Estos voluntarios pueden lo mismo montar un tenderete en una calle, informando de la campaña, que iniciar una cadena de envío de cartas en Internet, o vender camisetas u otro material promocional alusivo a la campaña así como divulgar material gráfico referente a la misma. Son personas dispuestas a colaborar en lo que haga falta con tal de hacer llegar a la sociedad y a los políticos un mensaje que consideran importante.

Toda campaña suele contemplar la organización de charlas y conferencias. En ellas, por ejemplo, personas de los países en vías de desarrollo, que viven de cerca el problema del que nosotros sólo conocemos la teoría, nos lo explican demostrándonos además cómo se benefician de la campaña. A veces, aquella charla a la que inicialmente me daba pereza asistir siembra la semilla de un cambio de actitud gratificante para mí y beneficioso para muchos.

Para la campaña se editan también materiales de divulgación que se distribuyen a las sedes y comités de las diferentes localidades, y en actos y ferias diversos. Estos actos nos brindan una oportunidad para invitar a nuestros hijos, sobrinos, nietos, amigos y para acercarnos a realidades a las que normalmente no tenemos acceso, o a las que sólo tenemos acceso por la prensa. En los actos de campaña, nos encontramos con la realidad de carne y hueso. Son oportunidades únicas, así que el cine, la playa o la excursión, que siempre están ahí, pueden esperar. Y después de conocer las realidades, tendré un buen motivo para hablarlo con mis hijos, mis sobrinos o mis amigos y contribuir a crear el estado de opinión que es un primer paso necesario para que cambien las cosas que parece que no pueden cambiar.

También se envían notas de prensa a los medios de comunicación local y estatal y se organizan ruedas de prensa en las que se informa a los periodistas, para los que se preparan carpetas de información a fin de que ésta llegue a la población.

Otro canal de comunicación cada vez más importante es la página web de la campaña donde cualquier interesado puede acceder a toda la información sobre la causa que se promueve y en la que también encontrará diferentes vías de participación activa. Estas páginas web se ponen al día regularmente con las actuaciones en curso, los resultados conseguidos y las informaciones y estudios de última hora.

En definitiva, las campañas pretenden movilizar a ciudadanos (opinión pública), políticos (voluntad política) y recursos. Aunque en ocasiones no se logren avances espectaculares en cuanto a medidas concretas en un breve espacio de tiempo, las instituciones no pueden ignorar a miles de personas que denuncian sus políticas injustas. La eficacia de la campaña se demuestra, en primer lugar, con la presencia activa de estos ciudadanos que contrarresta la pasividad o la despreocupación de los poderes públicos o privados respecto de ese tema, exigiéndoles una actuación adecuada. Otro objetivo de la campaña es combatir la ignorancia y obligar a que se sea consecuente con los acuerdos firmados, es decir, que no se queden en papel mojado.

A continuación, y bajo el epígrafe que constituyó el lema de cada campaña en su día, explicaremos ejemplos de acción ciudadana, es decir, de actividad popular con incidencia social y política. Cualquiera de nosotros podría haberlas realizado y han servido para que se avanzase en la sensibilización de los problemas de los países en desarrollo y en consecuencia se abriesen vías para su resolución gracias a las acciones organizadas en torno a ellos. Lo primero que hay que hacer es, pues, contactar con la organización que impulsa la campaña para saber cuál de las alternativas de actuación se adecua más a mis posibilidades y a mis motivaciones personales. Simplemente comprar una camiseta de campaña y ponérmela puede ser un acto testimonial de que me adhiero a ella. Es mejor eso que hacerle publicidad gratis a una empresa que puede perfectamente pagar por ella.

«Hay secretos que matan» - «Adiós a las armas» (Campaña por la transparencia en el comercio de armas)

Las armas ligeras son las causantes de cuatro de cada cinco víctimas en los conflictos armados, el 90 por ciento de las cuales son civiles, mujeres, niñas y niños. España ha exportado, y si no se evita, seguirá exportando, armas ligeras a países militarizados, en conflicto o que no respetan los derechos humanos. Actualmente existe un arsenal de 500 millones de armas ligeras en el mundo (esto era antes del 11-S, imagínense ahora). La proliferación y falta de control de las armas ligeras es perjudicial para los derechos humanos de las poblaciones afectadas, constituye una amenaza para sus posibilidades de desarrollo y perpetúa las crisis humanitarias, razones por las cuales Amnistía Internacional, Greenpeace, Intermón Oxfam y Médicos sin Fronteras unieron esfuerzos para difundir en España la campaña internacional para el control sobre la exportación de armamento («Hay secretos que matan») que posteriormente se centró en el control de las armas ligeras («Adiós a las armas»).

El objetivo de la campaña, que se inició en 1995, era impedir que se exportasen armas o material militar a países en conflicto, con elevados niveles de militarización o con serias deficiencias en cuanto al respeto de los derechos humanos. Se pedía al gobierno español transparencia en la producción y exportación de armamento, lo que conllevaba la divulgación de los productos vendidos a cada país. Se proponía un control estricto de dichas armas tanto en España como en la Unión Europea y en el ámbito internacional, mediante la mejora del Código de Conducta ya existente en la UE y el control de los intermediarios a través de la creación de un registro público sobre los mismos. Y además, la recogida y destrucción de armas ligeras en países que, a pesar de haber finalizado un conflicto armado, padecen nuevos tipos de violencia y un aumento de la delincuencia, puesto que la falta de control sobre las armas ligeras impide el desarrollo de estos países y la seguridad de sus habitantes.

Qué hicieron los que participaron en la campaña:

Recoger firmas de apoyo al manifiesto (basta con pedir hojas de firmas y solicitarlas a tu familia, amigos, vecinos, compañeros de trabajo... y devolverlas con la mayor cantidad de firmas posibles).

Conseguir adhesiones de diferentes entidades al manifiesto.

Promover una moción de apoyo de los ayuntamientos (las organizaciones tenían un modelo redactado de moción y la persona que quisiera podía tramitarla).

Escribir cartas, fax o correos electrónicos al portavoz del partido del gobierno en el Congreso, Luis de Grandes, para que la administración española cumpliera con los objetivos de la campaña, es decir, recriminándole que el silencio de su partido reflejara falta de interés, o peor aún, complicidad con el problema. Cuenta Vicenç Fisas, el coordinador de la campaña, en su libro *El lobby feroz* que una de las iniciativas más exitosas y divertidas de la campaña fue la de enviar miles de fax al presidente de la Junta Interministerial de Material de Defensa y Doble Uso, que es la que se encarga de autorizar o denegar las solicitudes de exportación de material militar. A lo largo de 1995 y 1996, cientos de personas enviaron fax al unísono exigiéndole «que las actas de aprobación de las exportaciones fueran públicas y se publicasen trimestralmente y que él, en calidad de presidente y por tanto máximo responsable de la misma, realizase todas las gestiones pertinentes para lograrlo de forma inmediata». Fisas reconoce «el mérito de esta iniciativa a los numerosos grupos locales de Amnistía Internacional que consiguieron bloquear en varias ocasiones la centralita telefónica del Ministerio de Comercio, lo que motivó la simpática queja de una funcionaria. Ésta lo llamó por teléfono para explicarle que la estaban fastidiando mucho con lo de los fax, a lo que Fisas le respondió «es que se trata justamente de eso, señorita».

En julio de 1995, después de mucho discutir y reflexionar, las ONG decidieron presionar directamente a las empresas implicadas en el comercio de armas. Se escribió una carta a los directores y presidentes del Consejo de Administración de las 30 empresas más importantes del sector, con la petición de que hiciesen públicas sus exportaciones de los últimos años. Sólo hubo tres respuestas y todas ellas eludían el tema. Poco después, las ONG enviaron un póster de campaña con el título «Negocios secretos... hay secretos que matan», que tuvo mucha repercusión. En medio, con fondo rojo, figuraba un extenso organigrama de las empresas del sector armamentista en España con sus vinculaciones y participaciones. Se envió un ejemplar a cada empresa, a los miembros de la JIMDDU y a los parlamentarios.

En el póster se invitaba a las personas a que ayudaran a la campaña, solicitando:

— difunde el material de la campaña

— procura que tu ayuntamiento apruebe una moción sobre la transparencia

— procura que el tema se discuta en el Parlamento Autonómico

— introduce el tema en asociaciones, sindicatos, partidos

— procura que las entidades se adhieran al manifiesto de la campaña

— envía cartas o fax al Secretario de Comercio Exterior (Paseo de la Castellana, 162, 28071 Madrid; fax: 913 495 242)

— envía postales al presidente del gobierno
— escribe cartas a los periódicos
— y todo lo que se te ocurra

Muchas veces nos mueve mucho más el anuncio de apadrinar un niño que el de hacer cualquiera de las acciones de campaña que las ONG proponen para que ésta tenga éxito, pero del éxito de dicha campaña depende que miles y miles de niños-soldado dejen de serlo. A la hora de plantearnos nuestras acciones solidarias, valdría pues la pena analizar qué criterio utilizamos para elegir entre una u otra opción. O si ni siquiera tenemos un criterio y nos dejamos llevar por la opción que más nos gratifica emocionalmente. En cuestiones tan graves como la que nos ocupa, en las que está en juego la vida de millones de personas, es importante elegir con inteligencia y pensando más en ellos que en nosotros.

El 20 de febrero de 1997 se celebraron acciones públicas en Madrid y Barcelona. En esta última ciudad, se colocaron «minas» en un espacio de 400 m^2 en la plaza de Cataluña con varios carteles indicadores de «peligro» y pósters de la campaña y dos grandes pancartas. En Madrid dos representantes de las ONG llevaron una carta gigante (de varios metros) a la sede del PP, que fue recibida por el secretario de Participación Ciudadana de dicho partido. Se colocaron imitaciones de minas en la acera de la sede.

Posiblemente, muchas personas que pasasen por aquellas vías públicas en el momento en que se estaba «montando el espectáculo» pensarían que aquellos jóvenes se lo estaban pasando bien, que no tenían otra cosa mejor que hacer, que más les valdría trabajar. Nada más lejos de la realidad. Mientras preparaban los pósters, las supuestas minas, las pancartas, aquellos jóvenes no estaban jugando, estaban trabajando muy en serio por un mundo mejor. Porque, aunque no cambió nada inmediatamente después de esta iniciativa, sus efectos se acumularon a los de todas las acciones anteriores y posteriores, y en marzo 1997 las ONG consiguieron que todos los grupos parlamentarios sin excepción aprobasen la elaboración de una Proposición No de Ley que incluyera las peticiones de la campaña, entre las que se contemplaba la elaboración de un Proyecto de Ley que regulase la prohibición total de las minas antipersona, bombas de racimo y armas de efecto similar, desde su fabricación hasta su comercio, uso y exportación, así como la destrucción de las existencias de dicho armamento.

El 11 de diciembre de 2001, el pleno del Congreso aprobó una Proposición No de Ley que servirá a los grupos parlamentarios para exigir al gobierno una mayor transparencia en el comercio de armas al obligar al ejecutivo a informar sobre las ventas de armas aprobadas. Esta proposición es un avance con respecto a la de 1997, puesto que exige información detallada sobre los países de destino y el tipo de armamento y el material de defensa que se exportará a cada país. Y esto, unido al Código Europeo de Conducta que exige no exportar armas a países en conflicto o donde se violan los derechos humanos, permitirá ejercer un mayor control.

Para conseguir esta proposición, ha sido imprescindible el apoyo ciudadano. Siete parlamentos autonómicos, 12 diputaciones provinciales, 350 ayuntamientos y más de 100 000 ciudadanos a título individual se han adherido a las peticiones de la campaña.

«Eliminemos las minas» (Campaña por la prohibición de las minas antipersona)

Hace unos meses, Blanca Nubia Chamorro, de 12 años, encontró una pelota en su pueblo, al sur de Nicaragua. Quiso jugar con ella y la pelota explotó. Pasó meses en el hospital y han tenido que amputarle el brazo izquierdo y la mano derecha.

No es la única. El fotoperiodista Gervasio Sánchez, en su exposición «Vidas minadas» y en el libro del mismo título, presenta las vidas truncadas de personas de todo el mundo por culpa de la explosión de una mina antipersona. Este proyecto fotográfico de sensibilización ha visitado decenas de ciudades y se han editado más de 10 000 ejemplares del libro. Los ingresos de la venta del libro se han destinado íntegramente a un fondo de asistencia a las víctimas gestionado por las ONG organizadoras del proyecto.

Este tipo de minas está concebido para explotar por la presencia, proximidad o contacto con una persona. Su objetivo principal no es matar, sino incapacitar o herir a sus víctimas, se activan por la presión de un peso muy pequeño. El 80 por ciento de sus víctimas lo constituye la población civil, especialmente niños y mujeres. No hacen diferencias entre soldados y civiles, entre tiempo de paz y de guerra. Su fácil disposición en el terreno y el hecho de que permanezcan activas muchos años después de que finalice un conflicto bélico las convierten en una pesadilla para las poblaciones que viven en zonas que han sido o son escenario de confrontaciones armadas. En Camboya, por ejemplo, las minas han matado y mutilado a más personas en tres años *de paz* que en 15 años de guerra civil. Además hipotecan el futuro de muchos países porque se colocan principalmente en los centros de abastecimiento, de producción, en vías de comunicación, en campos de cultivo. Como la mayoría de las personas en estos países viven del trabajo del campo, las minas suponen un descalabro económico y social —por no hablar del aspecto sanitario— y un aumento de las situaciones de hambre, del número de refugiados y desplazados, quienes se enfrentan diariamente a esta amenaza contra su vida cuando lo que intentan es reconstruirla. Uno de los aspectos más problemáticos de las minas antipersona es que son relativamente baratas de producir (la mayoría se pueden comprar por algo más de 5 euros, aunque las hay desde 1,5 hasta 180 euros), pero el desminado es una tarea muy costosa tanto económicamente (neutralizar una mina puede costar entre 210 y 721 euros), como en tiempo (desminar una superficie equivalente a un campo de fútbol que se sembró de minas en 1 hora requiere 3 meses de trabajo) y en vidas humanas (por cada 5 000 minas neutralizadas, 1 persona muere y 2 sufren heridas).

Hay más de 110 millones de minas sembradas y listas para explotar en 64 países y 100 millones más que permanecen almacenadas. Asia y África son los continentes más perjudicados. En Angola y Camboya hay más minas que habitantes. En Kuwait hay 280 minas por km^2. América Central y del Sur le van a la zaga. En Europa, tras cinco años de guerra en los Balcanes, Bosnia-Herzegovina y Croacia han quedado seriamente afectadas. Y por si no era suficiente, ahora está Afganistán.

La campaña internacional para la prohibición de las minas antipersona ha corrido en paralelo a la de la transparencia en el comercio de armas. Se inició en 1992 por una coalición de organizaciones norteamericanas y europeas (ICBLM) con el objetivo de conseguir un tratado internacional que prohibiera el uso, producción, almacenamiento, venta, transferencia o exportación de minas antipersona y establecer un fondo internacional para promover el desminado. En España, Greenpeace fue la primera en hacerse eco de la misma en 1993 y en 1994 se formó un grupo estable de 8 entidades y ONG con el propósito de lograr que España se sume a la prohibición: Greenpeace, Intermón Oxfam, Médicos Sin Fronteras, Unicef, Manos Unidas, Servicio Jesuita a Refugiados, Comisión Española de Ayuda al Refugiado (CEAR) y Asociación para la Colaboración y el Desarrollo de Camboya (ACADICA). Muchas entidades las apoyaron mediante materiales y actos de divulgación de los objetivos de la campaña.

Las campañas tienen un principio, pero no un fin previamente determinado, porque tiene sentido que continúen abiertas mientras no se consigan los objetivos. Tienen momentos cumbre y otros de menor intensidad, en los que se continúa el seguimiento por parte de los impulsores pero no la labor de sensibilización. El caso de la campaña para la prohibición de las minas ilustra el de una campaña que trabajaba desde hace años y que entró en un momento histórico: En octubre de 1996, el gobierno de Canadá, impulsado por diversos gobiernos y por la movilización ciudadana, convocó la Conferencia Internacional Estratégica «Hacia una prohibición total de las Minas antipersona», fuera del marco de Naciones Unidas. Asistieron 50 Estados y múltiples ONG que integraban la Campaña Internacional para la Prohibición de las Minas. Se inició entonces el denominado «Proceso de Ottawa» que consistió en una serie de conferencias internacionales y campañas de presión política y de sensibilización pública con el objetivo de convencer al máximo número de países para negociar y firmar un tratado. El apoyo al proceso se multiplicó vertiginosamente. En setiembre de 1997, 91 Estados participaron en la conferencia convocada en Oslo para negociar el tratado. Todas las delegaciones de las ONG estaban presentes en la conferencia y presionaban a sus respectivos gobiernos. En el caso de España, esta presión fue decisiva para que nuestro país acabara firmando, pues aunque oficialmente no se había definido expresamente contra el tratado, había intentado vaciarlo de contenido. Posteriormente, en el mes de noviembre de 2000, se llevó a cabo la destrucción de todas las minas antipersona que tenía almacenadas el ejército español.

En diciembre de 1997 se concedió el Premio Nobel de la Paz a la Campaña Internacional para la Prohibición de las Minas. Nunca antes un Premio Nobel de la Paz había sido compartido por tantas personas. Fue un reconocimiento al esfuerzo constante y anónimo de miles de personas que desde hacía años trabajaban para erradicar las minas desde todos los rincones del planeta. Además, el Premio Nobel aumentó la presión internacional sobre los países que no habían firmado todavía el Tratado de Ottawa y puso en evidencia su falta de compromiso con la paz.

Kofi Annan, secretario general de Naciones Unidas, declaró: «Un valiente movimiento popular de condena ha llevado a los gobiernos a comprender que el coste de las minas terrestres supera con creces la necesidad de usarlas.»

La campaña no ha terminado, no sólo porque hay países que todavía no han firmado el tratado (entre ellos, Estados Unidos, Rusia y China), sino porque se necesita un aumento de los recursos destinados a desminar extensas zonas y a sensibilizar a la población del peligro que constituyen. Y también es necesario aumentar los recursos para los programas de asistencia y rehabilitación de las víctimas de las minas. No dejemos pasar de largo una vez más cualquier oportunidad que tengamos de aportar nuestro granito de arena.

«Patentes, ¿a qué precio?»
(Campañas para el acceso a los medicamentos esenciales)

«Queridos amigos: Dentro de poco podremos poner en tratamiento antirretroviral a 25 niños más. A partir de ahora podremos ofrecer tratamiento a un mayor número de pacientes como consecuencia de la disminución del precio de las medicinas por parte de las empresas farmacéuticas gracias a las acciones de condena mundial de su política de precios. El coste de un tratamiento completo ha pasado de 500 dólares por mes a 125.»

Angelo D'Agostino, Fundador y Director
Médico del Centro Nyumbani, Kenya.

Según informe de la OMS del año 2000, cada año las enfermedades infecciosas matan a 11 millones de personas en los países pobres, lo que equivale a 30 000 muertes diarias. Casi la mitad de las víctimas son niños y niñas menores de cinco años. Muchos mueren porque no pueden pagar el elevado coste de medicamentos esenciales. En África y en el sur de Asia dos terceras partes del gasto farmacéutico salen directamente de los bolsillos de las familias. Una enfermedad puede obligar a que los hijos dejen la escuela, se reduzca la compra de alimentos, se vendan los escasos bienes que poseen, o incluso se renuncie al tratamiento o se abandone antes de tiempo, lo cual tiene consecuencias nefastas. Ante la gravedad de esta crisis sanitaria, Médicos Sin Fronteras, Intermón Oxfam y otras ONG impulsan diferentes campañas que derivan en una colaboración internacional para defender el acceso de las poblaciones pobres a los medicamentos esenciales.

La presión social logró, en el mes de abril de 2001, la retirada de la demanda judicial que habían interpuesto 39 empresas farmacéuticas contra el gobierno sudafricano que, en virtud de su Ley de medicamentos de 1997, autorizó la utilización de medicamentos genéricos en los enfermos de Sida. La demanda de las empresas farmacéuticas había provocado un retraso de tres años en la aplicación de dicha ley, período durante el cual fallecieron en este país 400 000 personas infectadas. Casi todos los antirretrovirales que permitían un tratamiento eficaz estaban patentados y tenían un precio entre 4 y 12 veces superior a los genéricos equivalentes.

Cerca de cien voluntarios de Intermón Oxfam y de la red europea África-Fe y Justicia se concentraron el 18 de abril ante las oficinas de GlaxoSmithKline en Madrid para entregar una carta al presidente de la compañía en España. En dicha carta se solicitaba que la empresa se retirara del juicio en Sudáfrica. Esta acción se repitió en diferentes países y se vio acompañada por las postales que se enviaron y por los cientos de miles de firmas recogidas en todo el mundo por otras organizaciones como Médicos Sin Fronteras. La presión sobre las empresas aumentó debido a la gran cantidad de información que apareció en los medios de comunicación. Dado que en el primer semestre de 2002 España iba a presidir la Unión Europea, en los últimos seis meses del año 2001 se intensificaron las actividades de sensibilización y el contacto con miembros del gobierno y con los principales partidos así como con senadores y diputados a los que se les envió una carta no sólo con información, sino con un cupón de respuesta en el que MSF indagaba acerca de su interés por el tema y su disponibilidad para contribuir con acciones concretas a la solución del problema. La reacción ha sido satisfactoria: se han presentado en el Congreso diferentes proposiciones no de ley, algunas de las cuales han sido ratificadas por mayoría absoluta.

Brasil fue otra victoria de los países empobrecidos. El gobierno de EE. UU. había denunciado a Brasil ante los tribunales de la Organización Mundial del Comercio (OMC) por permitir la fabricación nacional de medicamentos baratos para los enfermos de Sida. Gracias a esta política de prevención del gobierno brasileño y a la distribución gratuita de antirretrovirales genéricos desde 1996 se ha producido un descenso del 80 por ciento de hospitalizaciones por enfermedades relacionadas con el Sida y del 50 por ciento de las tasas de mortalidad. Fruto de la presión internacional, dos meses más tarde, a finales de junio, EE. UU. retiró la demanda. La presión pública había conseguido de nuevo anteponer la salud a los beneficios empresariales. Pero para ello había habido que movilizar a la opinión pública (envío de postales a las empresas farmacéuticas GlaxoSmithKline, Novartis, Merck y Pfizer, pidiendo un cambio en su política empresarial a favor de los países pobres, envío de mensajes de correo electrónico al representante del gobierno español que participaba en la reunión del Consejo del TRIPS (—Derechos de Propiedad intelectual relacionados con el Comercio— en Bruselas) y a los medios de comunicación, y poner en evidencia a las empresas farmacéuticas. Éstas, para no deteriorar aún más su imagen, reaccionaron a favor de las peticiones de la campaña.

En noviembre de 2001, la Conferencia ministerial de la Organización Mundial del Comercio celebrada en Doha (Qatar) supuso un claro avance para los países más pobres en materia de salud pública. Decenas de miles de firmas de personas procedentes de 163 países recogidas por la campaña pidiendo a la OMC un cambio en la normativa de patentes fueron entregadas al director general de dicha organización, Mike Moore, y contribuyeron a forzar el acuerdo. A partir de ahora, estos países podrán decidir libremente llevar a cabo importaciones paralelas de medicamentos y conceder licencias para la producción de genéricos. Queda por ver cómo obtendrán medicamentos los países con escasa o nula capacidad para fabricarlos, ya que la reglamentación para autorizar exportaciones de genéricos no ha quedado resuelta. Por eso la campaña continúa.

«0,7, sí»
(Campaña para que se destine el 0,7 por ciento del PIB de un país a ayuda al desarrollo)

En 1972 España aceptó destinar el 0,7 por ciento de su Producto Interior Bruto a los países en vías de desarrollo. Sin embargo, la ayuda oficial al desarrollo en 1994 llegaba sólo al 0,28 por ciento. La campaña «0,7, sí» tenía por objetivo llamar la atención de la sociedad sobre este hecho y exigir el cumplimiento del compromiso contraído hacía años. La movilización ciudadana fue espectacular, hubo acampadas que duraron meses, redes de personas que las apoyaron material y psicológicamente, envíos de cartas, manifestaciones, votaciones paralelas el día de las elecciones (preguntando a los electores si estaban a favor del 0,7 por ciento) y la famosa recogida del millón de firmas. Si bien el gobierno español no reaccionó como habría sido de esperar, hubo muchísimas personas que se enteraron de qué era el 0,7 y por qué era necesario el compromiso de destinarlo a ayuda al desarrollo, es decir, muchas personas conocieron a fondo la realidad de la pobreza a raíz de esta campaña. Pero, además, muchas administraciones locales (ayuntamientos, diputaciones...), asociaciones e incluso alguna empresa está destinando actualmente, ocho años después del inicio de la campaña, el 0,7 de su presupuesto a proyectos de desarrollo y de sensibilización. Y más de una familia se ha hecho el mismo planteamiento y lo cumple.

«Educación ahora: rompamos el círculo de la pobreza» (Campaña a favor de la escolarización universal)

Ramdwa Saidi tiene 11 años y vive en Tanzania. Quiere ir a la escuela, pero no puede. Antes la escuela era gratuita y ella iba con su hermana. Pero el gobierno de su país se vio obligado a cobrar tasas y su madre, Mwange, no tiene dinero para pagarlas ni puede asumir el coste de los uniformes ni de todo el material necesario para ir a clase. Si el gobierno de Tanzania tuviese más dinero, la escuela volvería a ser gratuita. Pero Tanzania invierte en el pago de la deuda externa el triple del dinero que destina a educación.

Ésta era la protagonista de Intermón Oxfam para la campaña internacional en favor de la educación para todos. En la Conferencia Mundial de Educación para Todos celebrada en Jomtien en 1990, 155 países de todo el mundo fijaron el año 2000 como fecha límite para conseguir la escolarización universal. Diez años después, todavía 125 millones de niñas y niños se veían privados de este derecho fundamental. Aparte de ellos, 150 millones abandonan la escuela antes de haber aprendido a leer y a escribir y 872 millones de adultos son analfabetos. Las mujeres se llevan la peor parte: integran el 70 por ciento de las personas que no saben leer ni escribir.

La situación es muy grave, porque la educación es un medio fundamental para salir de la pobreza. Las personas con acceso a la educación tienen más posibilidades de obtener un empleo digno, conocer y reivindicar sus derechos, construir su propio futuro. Sin educación, los niños de hoy serán los analfabetos de mañana. Deberán subsistir con salarios precarios y no podrán mandar a sus hijos a la escuela. El círculo de la pobreza se perpetuará.

En octubre de 1999 se presentó la campaña en España en una sesión especial en el Senado. En el acto estuvieron presentes representantes de las diferentes instituciones políticas españolas, ONG e instituciones vinculadas a la educación. ¿Qué hicieron en este caso los ciudadanos y ciudadanas que quisieron solidarizarse con la campaña? En el primer año, enviaron más de 45 000 postales al presidente del gobierno, José María Aznar, reclamando un incremento del 8 % de la Ayuda Oficial al Desarrollo destinada a proyectos de educación básica y su compromiso en la condonación de la deuda externa para invertirla en programas de educación. Más de 900 entidades firmaron su adhesión a la campaña y 700 escuelas trabajaron los problemas de la falta de escolarización en el mundo y enviaron al gobierno más de 200 000 huellas dactilares de escolares. En el segundo año de campaña, cerca de 30 000 personas enviaron postales al ministro de Asuntos Exteriores, pidiéndole que duplicara la ayuda bilateral no reembolsable a los países del África subsahariana, haciendo especial hincapié en la educación básica, compromiso adquirido por el propio presidente Aznar en la Cumbre de El Cairo en marzo de 2000.

Entre enero y abril de 2001 se organizaron sesiones especiales en los parlamentos autonómicos de Canarias, Murcia, Andalucía, Aragón y Cataluña en las que más de 500 niños y niñas interpelaron a los representantes de los distintos grupos parlamentarios. Con el mismo objetivo, el 30 de enero se organizó en Madrid el Senado Escolar, consiguiendo el registro y publicación de la sesión en el acta oficial, lo que permitirá debatir las propuestas presentadas por el alumnado.

Acciones similares a las realizadas en España se llevaron a cabo por otros miembros de Oxfam Internacional en sus respectivos países y en colaboración con otras ONG y organizaciones del ámbito educativo. A nivel mundial, se promovió la puesta en marcha de un Plan de Acción Global por la Educación para poder lograr la plena escolarización en 2015.

El Foro Mundial sobre la Educación celebrado en abril de 2000 en Dakar supuso el compromiso de los 164 países participantes de alcanzar este objetivo. La estrategia quedó establecida en el Marco de Acción de Dakar, pero hará falta todavía mucho apoyo y presión para que este objetivo se haga realidad.

«Deuda externa, ¿deuda eterna?»
Red Ciudadana para la Abolición de la Deuda Externa (RCADE)
Jubileo 2000
(Campañas por la condonación de la deuda externa)

Cuando uno de nosotros contrae una deuda, sueña normalmente con el día en que habrá terminado de pagarla y aspira a que se vaya reduciendo el monto, mientras va realizando los pagos para su progresiva devolución. A medida que va liquidando la deuda, se puede permitir otros gastos que antes le estaban vetados. Pero si no gana lo suficiente para pagar ni siquiera los intereses que genera la deuda, ésta, en lugar de disminuir va aumentando. Esto es lo que ocurre con la deuda externa de los países en desarrollo: va creciendo de manera estable desde 1982 a razón de entre el 5 por ciento y el 6 por ciento anual, y no sólo eso, sino que los pagos en concepto de servicio de la deuda también han crecido a ese ritmo, con lo cual la situación se ha hecho insostenible. Resulta que los países ricos se enorgullecen de enviar ayuda oficial al desarrollo, pero al mismo tiempo están exigiendo pagos 6,4 veces mayores que dicha ayuda en concepto de devolución de la deuda. La mitad de los 22 países beneficiarios de la iniciativa HIPC (Highly Indebted Poor Countries - Países Pobres Altamente Endeudados) seguirán pagando más en concepto de servicio de la deuda que lo que pueden destinar conjuntamente a la salud y a la educación de su población. En consecuencia, el pago de la deuda externa es uno de los principales problemas para el desarrollo de estos países. Éste es el sentido de las campañas para la condonación de la deuda externa, que constituye la petición de mayor envergadura formulada en toda la historia de la humanidad y ha conseguido recoger 24 millones de firmas entre 1998 y 2000 de entre los movimientos más dispares esparcidos por todo el mundo.

En 1996, un grupo de personas e instituciones cristianas de Reino Unido que se reunían para la preparación de las celebraciones del año jubilar 2000, se plantearon la condonación de la deuda externa de los países más pobres. La idea surgió de la tradición hebrea según la cual cada 50 años, con la llegada del año jubilar, se perdonaban las deudas, se repartían las tierras y se liberaba a los esclavos. En la actualidad, los esclavos son las miles de personas de los países pobres que no levantan cabeza por falta de recursos. La campaña británica se extendió a más de sesenta países del mundo.

En España, la campaña «Deuda externa, ¿deuda eterna?» fue promovida en octubre de 1998 por Cáritas, Manos Unidas, Confer y Justicia y Paz y respaldada por más de 400 instituciones en todo el país que se unían así a las del resto del mundo. La campaña se planteó en dos fases antes de las cuales se realizó una investigación sobre el estado de la deuda externa en España recogida por Jaime Atienza (1998, 2000), coordinador técnico de la campaña durante sus casi tres años de duración.

En la primera fase se elaboraron materiales de difusión y sensibilización tanto de la población como de los medios de comunicación y de los políticos, pues su conocimiento de la materia era prácticamente inexistente y el interés político que despertaba era mínimo. Vale la pena subrayar el elevado nivel de participación regional y local en el que personas alejadas de los centros de poder político y económico tomaron conciencia de la importancia de su trabajo de base y de su capacidad de incidencia política, que consiguió la aprobación de numerosas mociones en ayuntamientos y parlamentos regionales de toda España.

La segunda fase fue de presión política para impulsar las propuestas de la campaña:

— condonación total de la deuda del grupo de países más pobres con deudas vigentes en España (incluyendo países que no entraban en la categoría HIPC)
— utilización de los recursos de la deuda condonada en inversiones sociales
— transparencia en el manejo de la información y en la toma de decisiones al respecto
— establecimiento de un diálogo entre los grupos políticos y la sociedad civil

Vale la pena mencionar en este capítulo que, gracias a la campaña, el conocimiento y la implicación de la mayor parte de los grupos parlamentarios en este tema aumentó considerablemente y se llegó a crear una subcomisión en el Senado en la que participaron miembros de la campaña y expertos en el tema. En los programas electorales de las elecciones de marzo de 2000 estuvo presente el tratamiento de la deuda externa en las materias relacionadas con la solidaridad y la cooperación, y concretamente PSOE, CiU e IU recogieron algunas propuestas de la campaña.

Durante el día de las elecciones del 12 de marzo de 2000, decenas de miles de voluntarios coordinados por RCADE (Red Ciudadana para la Abolición de la Deuda Externa) organizaron con rigor una votación en la que se pedía a los ciudadanos que respaldasen con su voto las propuestas de anulación de la deuda, de reinversión en desarrollo y de persecución de los que se habían beneficiado fraudulentamente del proceso. Se consiguió más de un millón de votos, y a raíz de la propuesta de ley elaborada por la campaña, los grupos parlamentarios de la oposición han elaborado propuestas de textos legales que recogen las demandas del conjunto de la sociedad.

Que la deuda externa siga siendo un problema a resolver no significa que todos estos esfuerzos hayan quedado en papel mojado. Uno de los avances conseguidos por las campañas, aparte de lograr que la cuestión ocupara las primeras páginas de los grandes medios y esté presente en las reuniones económicas y políticas mundiales, ha sido el cambio de perspectiva desde el cual se contempla el problema de la deuda: en los años ochenta, lo que preocupaba era el riesgo que corrían los bancos del Norte, y en la actualidad, pesan más las repercusiones que tiene la deuda en el desarrollo de los países pobres y en la vida de sus poblaciones. Se ha añadido, pues, una dimensión ética a un tema del que sólo se tenía en cuenta el aspecto financiero y esto ha de considerarse un gran paso. Ahora hace falta voluntad política, elemento imprescindible para superar las complicaciones técnicas que existen para la adopción de soluciones concretas. Ojalá estos y otros ejemplos nos convenzan de la gran fuerza que tenemos los ciudadanos cuando actuamos como sociedad civil organizada.

Seguro que todos nosotros hemos tenido conocimiento de alguna de estas campañas en los últimos años y tal vez no hemos sido conscientes de la importancia de las cuestiones que se estaban ventilando cuando leíamos un titular o las oíamos mencionar en los medios de comunicación o topábamos con un póster alusivo. Un primer paso de madurez ciudadana es asumir que es decisiva la participación de muchas más personas para conseguir todavía más avances, y con mayor rapidez, en la lucha por la dignidad de las personas. Porque cuanto más tardamos, más se van quedando en el camino. El segundo paso es actuar en consecuencia. Es cierto que una campaña logra sus objetivos cuando consigue movilizar opinión pública, voluntad política y recursos. Pero no es menos cierto que junto a los efectos materiales que pueda conseguir, logrará uno menos evidente, pero fundamental, para continuar adelante en la lucha por un mundo mejor: devolver al hombre y la mujer de la calle la confianza en que las cosas pueden cambiar y la convicción de que cada uno de nosotros es una pieza fundamental para ello. Pertenecer a una ONG, a un comité de solidaridad, a una asociación o plataforma nos facilita las cosas y nos ayuda a concretar el compromiso. Si entre todos tomamos las riendas, podremos variar el rumbo.

Internet, canal para la solidaridad

Acabamos de ver con ejemplos concretos cómo Internet es, cada día más, un canal de participación ciudadana y, por ende, de solidaridad. Para las ONG es muy caro insertar anuncios en los periódicos o en la televisión para darse a conocer o solicitar ayuda. Les resulta mucho más asequible crear su propia página web, desde donde lanzan las campañas, tal como hemos visto, con un bajo coste. Además, ofrecen información a sus socios y simpatizantes de forma más eficaz, facilitando también informes, vídeos y fotografías que demuestran el uso que se hace de los fondos recaudados para aumentar la confianza de los donantes y concienciar de las situaciones de pobreza. Unirnos a sus reivindicaciones desde nuestra conexión a Internet y enviar nuestra firma es una forma fácil de apoyarlos y de mantenernos al día respecto de la lucha contra la pobreza y la desigualdad. El giro que tomó la situación de Safiya, la mujer nigeriana condenada a ser lapidada por adulterio, tiene mucho que ver con la presión que ejercieron miles de ciudadanos, gran parte de ellos apoyando la campaña impulsada por Amnistía Internacional a través de la red.

El correo electrónico y las noticias de la web propia permiten también la coordinación entre los voluntarios o el intercambio rápido de información entre las distintas sedes de la organización.

Aparte de las páginas web, están los portales solidarios, más especializados. Informan sobre las principales noticias relacionadas con el Tercer Mundo, necesidades urgentes de las ONG y otros servicios.

En «Mundo Solidario» encontramos las noticias de carácter social que aparecen en la prensa y artículos relacionados con el subdesarrollo, fondos de pantalla de etnias marginadas y un directorio de ONG.

«Canal Solidario» dispone de varias secciones dedicadas a la inmigración, libros solidarios, entrevistas, foros, etcétera.

«Pangea» es un Servidor de Internet español sin ánimo de lucro que destina todos sus ingresos a financiar proyectos en América Latina. Se financia con una cuota de acceso de 6 euros. A cambio de un pequeño pago mensual añade conexión a Internet, varias cuentas de correo electrónico y hospedaje de páginas web. Con el dinero que recauda, ofrece los mismos servicios, pero de forma gratuita, a colectivos desfavorecidos y participa en proyectos de cooperación en México, Perú y Colombia.

Una acción exclusiva de Internet es la donación gratuita —en el sentido de que a la persona que pulsa la tecla no le cuesta dinero—, en virtud de la cual, para dar comida, medicinas, ropas, etcétera, tan sólo hay que pulsar un determinado botón. Por cada «clic» registrado —sólo se puede pinchar una vez al día—, diversas empresas patrocinadoras donan la cantidad convenida. «Donagratis» ofrece tres céntimos de euro por cada «clic» a diversos proyectos que van cambiando cada mes. «Clear Land Mines» limpia de minas 22 cm^2 de tierra por cada pulsación, en diversos países de Asia y África. En el ámbito ecológico, «Planta tu árbol» reforesta medio metro cuadrado de bosque en diversas zonas quemadas. Otras entidades aumentan la cuantía de su ayuda si nosotros adquirimos sus servicios: la librería Amazon ofrece 50 tazas de arroz por cada compra. Otras destinan el 10 por ciento del valor de la compra a acciones benéficas.

Son tantas las posibilidades de aportar nuestro grano de arena como ciudadanos que no tenemos más que elegir.

3. Donantes y socios de las organizaciones no gubernamentales (ONG)

Respuesta a las situaciones de emergencia

«El sábado 13 de enero de 2001, a las 11.32 (hora local) un terremoto de gran intensidad sacudió toda el área de América Central. Según fuentes oficiales norteamericanas llegó a 7,9 en la escala de Richter. Fue en El Salvador, con una población de 5,7 millones de habitantes, donde los efectos fueron más devastadores. El terremoto tuvo su epicentro a 99 kilómetros de la costa salvadoreña y a una profundidad de 300 metros. Las sacudidas derrumbaron viviendas en las aldeas más precarias del interior y también en San Salvador, la capital, y los aludes que siguieron al desplome de algunos cerros sepultaron poblados y barrios.»

Fue el terremoto más fuerte ocurrido en El Salvador desde el de octubre de 1986, que había ocasionado 1 500 muertos. En esta ocasión las cifras oficiales se saldaron con el dramático balance de más de mil muertos y 8 000 heridos. El total de damnificados ascendió a un millón de personas. Cerca de 300 000 viviendas quedaron destruidas o seriamente dañadas. El terremoto provocó unas pérdidas equivalentes al crecimiento económico de los últimos cuatro años.

Los más afectados fueron las personas que viven en la pobreza. Familias que sufren diariamente las carencias más básicas y que están en situación muy vulnerable ante una catástrofe natural de esta magnitud. Familias que quedan desgarradas por la pérdida de sus seres queridos y que pierden lo poco que tenían: una casa de adobe, sus herramientas de trabajo agrícola, la escuelita más cercana o la canalización de agua hasta su pueblo o ciudad.

Las primeras actuaciones de respuesta a la emergencia empiezan justo después de la fuerte sacudida del terremoto. Sobre el terreno, en un primer momento, hay que protegerse de las réplicas que siempre siguen al seísmo. La gente sale a la calle y a los caminos asustada y traumatizada por la destrucción que ve a su alrededor y sin saber quién ha quedado bajo los escombros. Inquieta por conocer si sus familiares y amigos están bien y a salvo, pero también activa para ayudar en las primeras labores de búsqueda y auxilio de las personas atrapadas bajo los cascotes. La primera muestra de solidaridad se produce entre los propios afectados; una solidaridad que se extenderá días y días, y a la que contribuirán los programas de respuesta de emergencia de las ONG locales e internacionales y de los organismos oficiales.

El Salvador es un país muy querido por la sociedad española en el que cooperan numerosas ONG. Más aún, cuando en 1998 ya se había visto afectado por el paso del huracán Mitch que provocó, con sus inundaciones y desplazamientos de tierra, enormes daños humanos y materiales. De nuevo tras el terremoto de enero de 2001, ONG como Cáritas, Cruz Roja, Intermón Oxfam, Médicos Sin Fronteras, Unicef y otras muchas se pusieron rápidamente en marcha para atender a los damnificados por el seísmo. Responsables sobre el terreno de estas y otras ONG movilizaron sin demora a sus efectivos humanos y materiales. También establecieron contacto y pusieron en marcha la colaboración con sus equipos de emergencia en sus sedes centrales en España, así como con las organizaciones locales salvadoreñas con las que habitualmente cooperan. En unas pocas horas se tenía un primer diagnóstico de la situación y se ponían en marcha las primeras labores de asistencia más urgente (tareas de desescombro para salvar a los atrapados, acogida de los que habían perdido su casa, asistencia sanitaria, distribución de alimentos y agua potable...). A medida que se avanzaba en el conocimiento de la situación y ubicación de los damnificados y de las infraestructuras afectadas, se intensificaron todas estas actuaciones y se estructuraron los planes de respuesta de emergencia de cada ONG.

Este extracto de una nota de prensa emitida por Intermón Oxfam tras el terremoto de El Salvador nos muestra un ejemplo de la labor realizada por las ONG:

Cuando cae la noche, las calzadas son un inmenso dormitorio.

La ayuda de Intermón Oxfam está llegando a la población damnificada de El Salvador, colaborando con organizaciones locales con fuerte implantación y capacidad de acción en las zonas donde la destrucción de viviendas ha sido mayor. Tres días después del seísmo, Intermón Oxfam tiene ya en marcha once proyectos de emergencia en distintos puntos de El Salvador, en especial en los departamentos más afectados: Usulután, La Libertad y La Paz. Estas acciones buscan poner a punto y en condiciones dignas centros de acogida que se han instalado en las zonas más afectadas para albergar a las personas que se han quedado sin vivienda o cuya permanencia en la misma supondría un serio riesgo para su seguridad.

Con la organización salvadoreña Codecosta, por ejemplo, se está distribuyendo plásticos para techos, maíz, fríjoles, azúcar, arroz, jabón, leche y compresas higiénicas en diversos municipios del Departamento de Usulután. En el conjunto de estos municipios, Codecosta ha contabilizado 7 682 casas destruidas y 6 824 seriamente dañadas.

Ana Eugenia Marín, coordinadora de Intermón Oxfam en El

Salvador, apunta que «allí donde no se ha instalado ningún centro oficial de refugio, la actuación de Intermón Oxfam y sus organizaciones hermanas consiste en suministrar techo y bienes de primera necesidad a las personas que duermen junto a lo que hace unos días era su casa». Mauricio Aguilar, de Codecosta, relata que «en los municipios de Puerto del Triunfo —40 por ciento de viviendas destruidas o dañadas— y Santa Elna —76 por ciento—, cuando cae la noche la gente saca los colchones de lo que queda de su casa y duerme en las calles. Los carros —continúa Aguilar— tienen prohibido circular en el núcleo urbano a partir de las ocho de la noche, pues las calzadas son entonces un inmenso dormitorio».

Por otra parte, Intermón Oxfam está coordinando todas sus acciones con el resto de miembros de Oxfam Internacional. Hoy, 16 de enero, a las 19.00 (hora española), un avión de Oxfam parte de Europa cargado con 40 toneladas de equipos de materiales de primera necesidad y potabilización de agua, además de un equipo de siete especialistas en agua y logística. El avión va cargado con 10 000 metros cuadrados de plástico —que proporcionará techo a unas dos mil personas—, 32 depósitos de agua, 50 puntos de distribución de agua dotados de un total de 200 grifos, 3 000 cubos, 1 000 mantas y otros materiales de primera necesidad que en total alcanzan un valor de 625 000 euros (104 millones de pesetas). La distribución de estos materiales estará coordinada con otras organizaciones a fin de que atiendan a aquellas personas que más lo necesitan, especialmente en los departamentos de La Libertad, Usulután y San Vicente.

Momentos después del terremoto, el equipo de Oxfam movilizó a tres ingenieros para rastrear la zona e identificar los lugares donde la instalación de depósitos de agua se hacía más imprescindible. La identificación de estos lugares se efectuó de manera conjunta con la Cruz Roja salvadoreña y la organización local Fundesa. Más adelante, Oxfam Internacional instaló ocho tanques de agua en los municipios más afectados por el terremoto en la parte central de El Sal-

vador, con capacidades de entre 10 y 70 metros cúbicos, que suministran agua a más de 60 000 personas.

Pocos minutos después de la sacudida sísmica en El Salvador, la noticia llega a nuestros hogares a través de los medios de comunicación. Las terribles imágenes que podemos ver a través de la televisión y los testimonios de los afectados que podemos escuchar y leer a través de la radio o el diario, motivan a miles y miles de personas a llamar a los teléfonos habilitados por las principales ONG. Ya sea por teléfono o visitando las páginas web, estas personas reciben más información sobre la situación en El Salvador y los programas de emergencia puestos en marcha. También pueden realizar donativos a cargo de su tarjeta de crédito o pedir los números de las cuentas bancarias abiertas específicamente para esta situación de emergencia. Los donativos van incrementándose día tras día y al cabo de unas cuatro semanas se cuenta con un presupuesto significativo con el que cada ONG contribuye a ayudar, desde su ámbito de experiencia, a decenas de miles de damnificados tanto en la primera fase más urgente de asistencia como en la posterior labor de rehabilitación para que la población pueda contar nuevamente con los recursos y capacidades que les permitan abordar el futuro en mejores condiciones.

Todo esto no podría realizarse sin esta colaboración económica extraordinaria de la sociedad, puesto que, de otro modo, debería detraerse de los recursos planificados por las ONG para ser invertidos en programas de desarrollo o de asistencia humanitaria en otros países.

A través de comunicados y testimonios personales que recogen los medios de comunicación y mediante sus propios boletines y páginas web, las ONG informan sobre las actuaciones que llevan a cabo. Ésta es una labor fundamental para que la solicitud de ayuda por parte de la población damnificada pueda llegar a todo el mundo y se canalice una fuerte colaboración solidaria. Y sirve también para rendir cuentas del trabajo realizado. Junto con el envío de la carta de agradecimiento por cada donativo recibido y el certificado de desgravación fiscal, cada ONG se esfuerza en su deber de informar a todas las personas que han confiado en ella sobre el destino de sus aportaciones a los afectados por una catástrofe natural como el terremoto de El Salvador. Un deber que las ONG asumen con mucha ilusión y seriedad dado que, gracias a la contribución de cada una de esas personas en esta y en otras situaciones de emergencia, muchas otras podrán encontrar el apoyo necesario para que sus denodados esfuerzos para rehacer su vida y la de sus comunidades puedan dar los resultados esperados.

Un ejemplo de este rendimiento de cuentas es el que Intermón Oxfam hizo a través de los medios de comunicación y de su página web, cuando se cumplió, en enero de 2002, el primer aniversario del terremoto de El Salvador.

Intermón Oxfam ha destinado al programa de emergencia en El Salvador 3 049 705 euros (507 millones de pesetas), un 86 por ciento procedente de las donaciones de particulares y de empresas, y el 14 por ciento restante, de cofinanciaciones públicas. De este total, hasta el 31 de diciembre de 2001 se han invertido ya 3 012 701 euros (más de 501 millones de pesetas), tanto en la atención a los damnificados en la primera fase de la emergencia como en los programas de reconstrucción posteriores. En un primer momento Intermón Oxfam distribuyó materiales de primera necesidad como alimentos, agua potable, mantas y techo en los departamentos afectados de Usulután, La Libertad, La Paz y Sonsonate. Posteriormente, dentro del programa conjunto con el resto de miembros de Oxfam Internacional, se han llevado a cabo programas de salud, de reactivación económica, y muy especialmente, de construcción y rehabilitación de viviendas.

Este programa conjunto ha permitido la construcción de 3 170 viviendas progresivas para las familias de más escasos recursos, es decir, con posibilidades nulas de reconstruir su vivienda sin ayuda externa. Además, han sido reparadas 335 casas que también resultaron dañadas por los terremotos. Con la construcción de viviendas progresivas, Intermón Oxfam ha financiado la estructura, el suelo y el techo para que las paredes las terminasen posteriormente los habitantes, pudiendo así beneficiar a un mayor número de familias. La vivienda progresiva se construye de acuerdo con técnicas y materiales que la hacen sismo-resistente, es decir, a prueba de terremotos.

Después de los terremotos, un 40,6 por ciento de la población salvadoreña se quedó sin agua potable. El programa conjunto de Oxfam Internacional ha permitido también instalar 117 tanques de agua en los municipios más afectados, al tiempo que se construían 974 letrinas.

Intermón Oxfam y el resto de miembros de Oxfam Internacional continúan el trabajo de recuperación en El Salvador mediante la reconstrucción del tejido productivo destruido por los terremotos. Los fondos destinados por el conjunto de las organizaciones que integran Oxfam Internacional fueron 7 115 812 euros (1 184 millones de pesetas). El 49,5 por ciento de estos fondos financió la construcción de viviendas progresivas.

Distribución de las inversiones de Oxfam Internacional en la emergencia de El Salvador (en euros)

1. Alimentos y artículos básicos	2 029 737
2. Vivienda progresiva	3 522 477
3. Salud en emergencias	161 956
4. Participación ciudadana	91 891
5. Reactivación económica local	317 198
6. Agua y saneamiento	886 136
7. Rehabilitación de viviendas	106 417
TOTAL	7 115 812

«Tras el desastre, que nos dejó sin hogar y sin trabajo, muchas familias gastamos nuestros reducidos ahorros en sobrevivir. La organización de Comunidades Unidas de Usulután (Comus) e Intermón Oxfam nos animaron a seguir adelante y a iniciar un proyecto de construcción de viviendas. El 27 de junio del 2001 recibí las llaves de mi nueva casa que hemos construido entre todos. Sé que todavía hay mucho trabajo por hacer puesto que sólo están construidos el suelo, el techo y las paredes maestras, pero esto ya es mejor que la casa de adobe que teníamos antes.

»Además ahora soy propietaria. Es justo que las mujeres tengamos derecho a la propiedad porque pasamos mucho tiempo en su mantenimiento.»

María Magdalena Chávez, ama de casa del municipio
de San Francisco Javier, El Salvador.

Según una encuesta realizada por el Centro de Investigaciones Sociológicas (CIS) en mayo de 2001, un 54 por ciento de los ciudadanos españoles suelen dar alguna cantidad de dinero cuando se organizan campañas de ayuda para zonas afectadas por catástrofes naturales (terremotos, inundaciones, etcétera). Éste es, teniendo en cuenta el gran número de personas e instituciones que participan, uno de los principales canales de contribución económica de nuestra sociedad para programas de solidaridad.

Donaciones de ropa, alimentos y otros productos

Otro tipo de colaboración con las ONG, que practican muchas personas, es la donación de ropa, alimentos, libros, etcétera. Según la mencionada encuesta del CIS, un 70 por ciento de los españoles colabora entregando ropa y un 50 por ciento aportando alimentos. Un 25 por ciento colabora entregando libros, material didáctico u ordenadores, y un 21 por ciento comprando productos comercializados por las ONG (café, cacao, artesanía, camisetas, material de escritura...).

En las últimas décadas han proliferado diferentes iniciativas de recogida de ropa. De casa en casa o a través de parroquias y entidades diversas se recolecta periódicamente ropa de vestir, sábanas, mantas y otras prendas textiles que una vez clasificadas, arregladas, lavadas y planchadas se venden en tiendas de segunda mano o puestos en los mercadillos. Con la venta de estas prendas se consiguen recursos económicos para la actividad de la ONG que promueve la iniciativa o, en otros casos, se fomenta la ocupación laboral de personas que, por diversas razones, tienen dificultades para acceder a un trabajo y que vivían en una situación de pobreza y de marginación social. De igual forma se han puesto en marcha iniciativas similares, pero en las que los materiales recolectados y posteriormente vendidos, una vez restaurados o reparados, son muebles, electrodomésticos y artículos del hogar o bien libros, juguetes u otro tipo de artículos.

Un ámbito diferente de donaciones es el correspondiente a los alimentos. Diversas entidades se han distinguido por sus llamamientos, generalmente a través de sus sedes, de las parroquias, órdenes religiosas o de los colegios para la recogida de alimentos y artículos de limpieza de los que se nutren muchos programas de apoyo a familias necesitadas en nuestro propio país. Entidades como el Banco de Alimentos o Cáritas realizan una muy loable labor en este ámbito. Por el contrario, el envío de alimentos a países lejanos que sufren situaciones de emergencia no es un canal generalmente utilizado por las ONG dado que tiene muchos más inconvenientes (coste del transporte, adecuación a las costumbres dietéticas locales, caducidad de los alimentos...). Son mucho más útiles las donaciones económicas para que estas ONG puedan comprar, en el propio país de la emergencia o en los países vecinos, los productos necesarios para llevar a cabo la ayuda alimenticia.

Respecto a donaciones de otros productos, el Banco de Recursos es un ejemplo de asociación que promueve el aprovechamiento de todo tipo de materiales de empresas e industrias para que puedan ser utilizados por colectivos y ONG de África, América Latina y Asia, o de nuestro propio país. Está constituido por un equipo de voluntarios, con experiencia técnica y profesional, que dedican su tiempo y capacitación técnica a hacer viable este «puente solidario». Les interesan todas las máquinas, ordenadores, impresoras, materiales, herramientas, mobiliario, productos acabados... que por razones diversas —renovación tecnológica, cambio de modelos, reestructuración de empresas— están sin utilizar en almacenes, naves industriales y oficinas. Se puede entrar en contacto con ellos en Barcelona, Madrid, Lérida y Zaragoza. Generalmente atienden las peticiones de instituciones educativas, sanitarias, de promoción integral de países del Sur para equipar las escuelas de formación profesional, dispensarios, bibliotecas, cooperativas rurales y centros de capacitación agraria.

Otra de las formas de colaboración con las ONG, generalmente poco conocida por el gran público, es a través de legados y herencias. ¿Qué es un legado? Es una donación económica o inmobiliaria dirigida a alguien, en este caso una ONG, y que queda establecida en el testamento.

Desgraciadamente las difíciles realidades sociales que intentan transformar las ONG continuarán existiendo durante muchos años. Gracias a la colaboración de muchas personas, las ONG pueden contribuir a que estas situaciones vayan mejorando. Algunas de estas personas son conscientes de que, aunque su vida se acabe, su contribución tiene que continuar y quieren hacerlo posible a través de su testamento. El derecho civil establece diferentes tipos de testamento y en España cada comunidad autónoma dispone de diversas modalidades.

Puede legarse una cantidad de dinero, propiedades inmobiliarias o bienes diversos. No es necesario comunicar previamente a la ONG la decisión de otorgarle un legado. En el momento en que se produzca la defunción, el notario que haya otorgado el testamento lo notificará a la ONG que corresponda. Éstas, ya sean una o varias, administran el legado intentando sacarle el mayor rendimiento para sus fines y actuaciones, respetando siempre las voluntades expresadas por el donante en su testamento.

Socios y colaboradores de las ONG

La colaboración esporádica de millones de ciudadanos para responder a situaciones de emergencia es muy importante. Pero es tanto o más importante la colaboración regular de los socios y colaboradores de las ONG que permite que éstas luchen año tras año contra situaciones de pobreza, que ya no se consideran de emergencia porque se han hecho crónicas a base de prolongarse en el tiempo, pero en las que están en juego las vidas de millones de personas. Paliar sus efectos o solucionar todos los problemas crónicos que afectan a la humanidad no es cosa de pocos días, es una labor de muchos años. Cuando una persona se hace socia de una ONG de cooperación para el desarrollo, de promoción de derechos humanos, de asistencia social y defensa de colectivos marginados en nuestro país o en otro, por poner un ejemplo, hace una aportación económica periódica con la que cuenta esta ONG cuando planifica sus actuaciones.

Si nos centramos en el problema de la pobreza veremos que ésta no es consecuencia de la fatalidad. Tampoco es una situación derivada de que unos países tengan menos recursos naturales o productivos o de que sufran más catástrofes naturales. La pobreza gana terreno cuando las personas no pueden ejercer sus derechos fundamentales o controlar realmente su vida y su futuro. La pobreza manifiesta la falta de acceso a los servicios básicos como la educación, la salud, la vivienda, el agua potable o a las oportunidades y medios de vida. El resultado es una población insegura y vulnerable. Todas las situaciones de pobreza están casi siempre enraizadas en la acción (o la inacción) humana. Pueden empeorarse por las catástrofes naturales, las guerras o la violencia y se mantienen por las injustas estructuras económicas y sociales dominantes. Aun teniendo en cuenta todos estos elementos y estando tan extendida, la pobreza es evitable y podría llegar a ser eliminada si existiese suficiente voluntad de actuación para combatirla por parte de los responsables políticos y de la sociedad civil.

Veamos, por ejemplo, lo que pasa en Sudán —uno de los países donde la pobreza y la guerra causan más sufrimiento— para entender qué tipo de ayuda debemos aportar si realmente queremos contribuir a cambiar su situación.

Sudán, mayo de 1998. Extracto de una carta de un cooperante español:

Pues, sí. Finalmente la guerra del Sudán existe. Quince años después de empezada, cuando ya ha causado más de un millón de muertos y decenas de miles de desplazados y refugiados, unas imágenes estremecedoras a través de este gran notario de nuestro tiempo que es la televisión han dado fe de la guerra que hay en el Sudán.

Una guerra que en principio parece bastante clara, con dos mundos que se enfrentan: uno, el árabe musulmán, a menudo también blanco, del norte, que quiere imponer su lengua, su concepción del mundo y su religión; el otro, el africano propiamente dicho, con tradiciones y valores culturales y religiosos propios, y que los quiere preservar, aunque también acepta integrar en su mundo otras tradiciones venidas de fuera.

Los africanos, como ellos mismos se denominan diferenciándose de los árabes, son mayoritariamente agricultores y ganaderos.

Los árabes, que habitan las tierras más desérticas del norte, han sido tradicionalmente comerciantes. Y el sur les ha proporcionado las riquezas que ofrecían a los otros países árabes de la zona: oro, marfil, esclavos...

Una vez los colonizadores se retiraron, estos dos mundos se vieron obligados a vivir juntos dentro de unas mismas fronteras: por un lado, los árabes, antiguos comerciantes de esclavos y, por otro, los pueblos del África negra de donde salían estos esclavos. Parece que tendría que ser bastante claro que un invento así no podía funcionar. En efecto, incluso un año antes de la retirada de la administración colonial inglesa, la gente del sur se rebeló contra los que claramente querían tomar el relevo inglés. El Sudán estuvo en guerra entre 1955 y 1972. En este año el gobierno del norte estaba suficientemente debilitado como para firmar unos acuerdos que concedían bastante autonomía a la gente del sur. Entre otras cosas, el sur conseguía la primera universidad. (En Jartum, la capital del Sudán, los estudiantes africanos solían vivir en una especie de guetos donde se sentían más protegidos de un ambiente que les era bastante hostil.)

Parece ser que los acuerdos duraron mientras el gobierno, mayoritariamente árabe, se rehacía del esfuerzo de la guerra. Nuevamente la prepotencia, el desprecio hacia estos «salvajes negros del sur, que incluso andan desnudos» fue calentando los ánimos de los africanos y, en el año 1983, un intento de traslado de algunos regimientos del ejército, formado principalmente por gente del sur, hacia las tierras desérticas de más al norte, fue el detonante de la segunda guerra, la que ahora, finalmente, han dicho que existía.

Sudán es el país más grande de África. Veintisiete millones de personas viven en esta amplia área en la que, debido a una pobre infraestructura, el acceso y transporte a las comunidades rurales remotas es muy problemático.

Desde su independencia en 1956, Sudán ha tenido sólo 11 años de paz. El conflicto actual empezó en 1983. El Ejército de Liberación del Sudán (SPLA) lucha contra el ejército del gobierno islámico, basado en Jartum. La situación se describe a menudo en términos religiosos, el sur cristiano luchando contra el norte islámico, pero es más compleja. Históricamente, los recursos del sur (petróleo, minerales, producción agrícola, ganado y madera) han sido explotados por el norte, mientras que el gobierno de Jartum ha sido acusado de no desarrollar las infraestructuras ni los sistemas sanitarios y educativos en la región del sur. Originariamente, el SPLA luchó para conseguir una mayor autonomía respecto del gobierno del norte, pero ahora pide la secesión y una autonomía completa para gobernar democráticamente sus asuntos.

En el sur del Sudán, la extrema pobreza se alía con las consecuencias de la guerra dejando a la población en una situación de permanente emergencia. Allí las agencias de Naciones Unidas y las ONG realizan una ingente labor humanitaria que sólo aparece en los medios de comunicación cuando la situación se agrava hasta unos niveles extremos. Esto ocurre cíclicamente, por ejemplo durante el primer semestre de 1998 cuando hubo una terrible sequía que afectó a varias regiones del sur del Sudán. Se debió a la escasez de lluvias durante los dos años anteriores, que provocó una reducción en la producción agrícola anual del 40-50 por ciento, si bien algunas áreas se vieron más afectadas que otras. Naciones Unidas declaró que millones de personas en el sur del Sudán estarían en riesgo de morir de hambre si no se afrontaba la situación de escasez de alimentos.

El área más afectada por la falta de alimento era la provincia Bahr el Ghazal, zona semiárida y propensa a padecer sequías cíclicas. La población rural se dedica a la agricultura y al ganado vacuno. Su actividad es migratoria; en la estación seca se desplaza hacia los ríos y las zonas de pasto, y vuelve a los pueblos cuando empiezan las lluvias, para la plantación. La gente también emigra hacia zonas más pacíficas en tiempos de inseguridad. En el África subsahariana suele haber un período antes de la cosecha en que se acaban las provisiones. Durante este tiempo, la población se alimenta de comida silvestre, pescado y leche para sobrevivir.

En enero de 1998, Wau Town, la capital regional, fue atacada por el SPLA y la población civil dejó la ciudad buscando la seguridad de las zonas rurales. Las primeras estimaciones de desplazados de Wau hablaban de 160 000 personas, pero posteriormente el Programa Mundial de Alimentos (PAM) estimó en 350 000 el número de afectados por la inseguridad y la sequía.

En el primer semestre de 1998 y durante dos meses, las ONG y agencias humanitarias que operaban en la región vieron limitado su trabajo por la restricción del gobierno sudanés que sólo permitía acceder por avión a cuatro zonas del sur del país. Finalmente se acordó abrir el acceso por aire a todas las regiones del sur, una decisión que facilitó la intervención de las organizaciones solidarias. Esta apertura permitió a los equipos humanitarios atender a las casi 380 000 personas desplazadas en Bahr el Ghazal que necesitaban urgentemente ayuda, así como a otros dos millones de personas que se veían muy seriamente afectadas por la guerra en diversas zonas del país y se encontraban en extrema necesidad. ONG como Concern, Intermón Oxfam, Lutheran World Federation, Médicos Sin Fronteras, Save the Children, Servicio Jesuita a los refugiados o Unicef se encargaron de la distribución de alimentos, pusieron en marcha centros nutricionales para niños, niñas y madres lactantes, construyeron pozos y distribuyeron agua potable, se hicieron cargo de la asistencia sanitaria y distribuyeron semillas agrícolas para posibilitar la siguiente cosecha en caso de que hubiese un nivel mínimo de lluvias. Las predicciones de que esa cosecha de otoño iba a ser nuevamente escasa implicaban que la ayuda humanitaria de urgencia debería prolongarse un año y medio.

Dos años después, en la primavera de 2000, la situación en el

Sudán no era tan extrema como durante la sequía de 1998 pero a pesar de todas las acciones llevadas a cabo, continuaba siendo sumamente grave; cuatro millones de desplazados internos y más de medio millón de refugiados en los países vecinos. Sólo en el sur de Sudán dos millones y medio de personas dependían de la ayuda internacional para sobrevivir debido a la pérdida de sus cosechas y a los estragos de la guerra. Altos niveles de malnutrición y de mortalidad infantil, un 75 por ciento de la población sin acceso a agua con suficientes garantías para la salud y un 70 por ciento de los niños y niñas sin poder asistir a las escuelas eran algunos de los indicadores del drama humano que asola a la población sudanesa. Se trata de una situación permanente y muchas veces desconocida. Y es que cuando la guerra se instala en un país donde ya de por sí la extrema pobreza afecta a la inmensa mayoría de la población, la repercusión es tremenda para su vida y su supervivencia.

Cuando parecía que las cosas no podían ir a peor, las explotaciones petrolíferas acabaron de incrementar la violencia y el sufrimiento. Estos dos extractos de los informes realizados por el enviado especial de Naciones Unidas y por la ONG británica Christian Aid, respectivamente, son claramente explícitos:

El enviado especial está convencido de que en el Alto Nilo, el tema del petróleo ocupa el centro del conflicto y considera que no es justo para la población civil que, una vez más, resulta ser la más perjudicada en este escenario. La explotación del petróleo ha exacerbado la contienda. El enviado especial cree que, por muy ideal que pueda parecer en las actuales circunstancias, cualquier solución debe basarse en un amplio consenso entre todas las partes implicadas. También opina que deben darse algunos pasos urgentemente para encauzar la situación actual. En este sentido, recomienda que se garantice acceso humanitario sin trabas a las áreas de conflicto. También recomienda que se haga el máximo esfuerzo para facilitar el retorno de los des-

plazados a sus lugares de origen y que finalice el uso de los servicios del petróleo con fines militares.

Fuente: «Situación de los derechos humanos en el Sudán», resumen del borrador del informe del enviado especial de Naciones Unidas, abril de 2000.

«Cuando empieza el bombeo, empieza la guerra... El petróleo ha traído la muerte», Jefe Malony Kalong, Alto Nilo Oeste.

En los campos de petróleo del Sudán, los civiles son asesinados y violados, sus pueblos quemados. Están atrapados en una guerra por el petróleo. En las regiones de Sudán ricas en petróleo el gobierno lleva a cabo una política de «tierra arrasada» para expulsar a la población civil de sus tierras y abrir el camino para la exploración y explotación del petróleo por parte de las compañías extranjeras.

Este informe de Christian Aid, «La tierra arrasada» muestra cómo la presencia de compañías internacionales de petróleo alimenta el conflicto. Compañías asiáticas y occidentales han ayudado a levantar la industria del petróleo de Sudán, ofreciendo conocimientos tecnológicos y financieros y suministros para crear una fuerte y creciente industria petrolífera. En nombre del petróleo, las fuerzas del gobierno y las milicias progubernamentales han expulsado a la población civil de sus tierras, matando y desplazando a cientos de miles de ellos. La infraestructura de la industria del petróleo, las mismas carreteras y pistas de aterrizaje que utilizan las empresas, las utiliza el ejército para hacer la guerra. Como represalia, las fuerzas de la oposición han atacado los pueblos y aldeas controlados por el gobierno, provocando más muertos y desplazados. Las exportaciones de Sudán, cuyas reservas se estiman en dos billones de barriles de petróleo, están pagando la puesta en marcha de una industria local de armamento así como la importación de más armas. Sin petróleo, la guerra civil entre el go-

bierno de Sudán y la principal fuerza opositora, el Ejército para la Liberación del Pueblo de Sudán (SPLA), quedaría en un punto muerto; con petróleo, sólo puede proseguir su escalada.

El gobierno en estos momentos gana aproximadamente con el petróleo un millón de dólares diarios, que equivale al millón de dólares que gasta cada día haciendo la guerra. La ecuación es simple, las consecuencias, devastadoras. Christian Aid visitó el sur de Sudán el año pasado para recopilar información sobre el impacto de la implicación de las empresas. Relatos de testigos corroboran que las fuerzas del gobierno están despejando sin contemplaciones el camino al petróleo en una área del país aún mayor. Sólo en el área del este del Alto Nilo, donde un consorcio empezó a hacer prospecciones en marzo de 2001, se han quemado 48 pueblos y en los pasados 12 meses hubo 55 000 desplazados.

Aunque el gobierno es quien explota el petróleo, la mayoría de las reservas están en el sur de Sudán, en áreas donde el SPLA y otros grupos sureños pelean con el gobierno intentando conseguir un mejor reparto del poder político y económico.

Las compañías petrolíferas requieren protección para poder operar sin trabas de ningún tipo y para la seguridad de su personal. Pero la relación entre petróleo y seguridad ha ido mucho más allá de la simple protección.

Y con todo, a pesar de la evidencia, las compañías petrolíferas permanecen en silencio. Aquellos que están directamente implicados en la producción claman que las violaciones de los derechos humanos no están relacionadas con sus actividades o con su necesidad de protección suministrada por el gobierno. Las compañías dicen que ellas traerán paz y prosperidad a Sudán. Pero no hay señales ni de prosperidad ni de paz, sólo de más guerra.

Fuente: «The scorched earth. Oil and war in Sudan» (La tierra arrasada, petróleo y guerra en Sudán), Christian Aid, Londres, marzo de 2001.

Sudán es un ejemplo claro de las múltiples dificultades que la población tiene para dejar atrás el sufrimiento y vivir dignamente. El apoyo que recibe de las ONG internacionales es posible gracias a que éstas cuentan con miles de socios y colaboradores que de forma permanente nutren con sus contribuciones económicas, de 3, 5, 10 o 20 euros al mes, los recursos necesarios para poder llevar a cabo estas actuaciones, independientemente de si la situación del país y de su población aparece como una emergencia en los medios de comunicación. Pero es que además de la urgente, necesaria y a veces permanente ayuda de emergencia, las ONG ponen en marcha, en las zonas mínimamente estables del Sudán, programas de rehabilitación para reconstruir las escuelas y hospitales destruidos, colaboran en programas de capacitación para el personal educativo o sanitario y contribuyen a la provisión de estos servicios básicos, llevan a cabo proyectos que permitan recuperar la actividad agrícola y la seguridad alimenticia y ofrecen microcréditos a mujeres que se agrupan para producir y vender hortalizas, mermeladas, jabones y todo aquello que puede suponer ingresos económicos para sus familias.

Por ejemplo, Intermón Oxfam lleva a cabo en diferentes zonas del sur de Sudán proyectos como los siguientes:

- En Mundri y Maridi: Un programa de generación de ingresos económicos, gestionado por mujeres, mediante la puesta en marcha de dos molinos de grano, la producción de jabón artesanal y la confección de uniformes para las escuelas.
- En Bahr el Ghazal, un programa relativo a la calidad de las aguas mediante acciones de mejora de los acuíferos existentes, construcción de pozos y letrinas y desarrollo de 12 programas de concienciación sobre el uso del agua. Todo ello con el objetivo de reducir el riesgo de enfermedades.
- También en esta misma zona, provisión de recursos para la

pesca. 370 familias recibieron equipos de pesca (anzuelos, carretes y sedal) para paliar el problema de la inseguridad alimenticia y mejorar su dieta. Asimismo un programa de apoyo a las actividades de pesca de dos mil familias (residentes, retornados y desplazados) a las que se capacita para que consigan subsistir por ellas mismas y aprendan a almacenar los excedentes para períodos de escasez.

- En Wau, un proyecto dirigido a 40 mujeres a las que se les proporcionan semillas y herramientas agrícolas, así como formación en nutrición.
- Y en los campos de refugiados en Uganda, al otro lado de la frontera, apoyo para la construcción de escuelas para que los niños y niñas puedan completar, por lo menos, el ciclo de enseñanza básica.

Aun así, el desarrollo de Sudán y de su población sólo será posible si se alcanza un verdadero acuerdo de paz y la guerra llega a su fin. Algo que, tal como van las cosas, y con el acicate para la violencia y la violación de los derechos humanos que están representando las explotaciones petrolíferas, queda aún lejos. En julio de 2002 hubo un acuerdo entre el gobierno de Jartum y el SPLA para establecer un proceso de paz pero, al continuar los combates, quedaron rotas las conversaciones dos meses después. Por eso las ONG acompañan sus programas humanitarios y de desarrollo con campañas y actuaciones de sensibilización y de influencia social y política. Dar a conocer la situación sudanesa y especialmente el sufrimiento que comporta para la población civil, incidir ante la comunidad internacional, las Naciones Unidas y las partes en conflicto con el fin de buscar fórmulas que faciliten su solución, impulsar una coalición europea para actuar contra los perversos efectos del petróleo en Sudán (European Coalition on Oil in Sudan —ECOS—), lanzar campañas de movilización social, a través de Internet y otros medios tradicionales para presionar a las empresas petroleras y a los gobiernos de los países donde están radicadas, reforzar la limitada sociedad civil sudanesa, en el Norte y el Sur, y propiciar iniciativas para que ésta pueda ser catalizadora de un proceso de paz son actuaciones tan importantes y necesarias como el suministro de alimentos y agua potable o la puesta en marcha de proyectos de desarrollo para las poblaciones que sufren día a día las consecuencias de la guerra y la pobreza en Sudán.

Un socio, una socia de una ONG de cooperación internacional hace posible que el trabajo de ésta no se limite a ayudas esporádicas. Permite poder luchar contra las causas de la pobreza y crear las condiciones para que las personas que la padecen puedan alcanzar su derecho a una vida digna. Esto requiere un esfuerzo prolongado por parte de las personas y comunidades a las que se presta la cooperación. Es el caso de Eknath, un líder comunitario de una zona rural en el estado de Maharashtra en la India. Eknath Awad es el responsable del Rural Development Center (RDC), una organización india con la que Intermón Oxfam lleva años colaborando. La esperanza que transmite Eknath se fundamenta en su propia vida. Hijo de trabajadores esclavos y miembro de una familia de dálits (intocables), tuvo desde muy joven la fortaleza y la firme voluntad de luchar para cambiar las cosas. Sacó fuerzas para trabajar y estudiar, liberó a sus padres, estudió derecho y, siendo ya abogado, impulsó el RDC para promover los derechos y las oportunidades de los dálits.

Hay momentos y contextos en los que la esperanza parece imposible. Esto ocurre con los adivasis (comunidades tribales) y los dálits en la India, que padecen unas críticas condiciones de pobreza, injusticia y discriminación. Aun así, la convicción y el esfuerzo de muchas personas que trabajan para cambiar estas situaciones mantienen viva y alientan la esperanza de que todo el mundo puede y debe vivir dignamente.

La determinación de Eknath y el trabajo del RDC ha hecho avanzar a los dálits en lo que se refiere a la organización y conciencia social, educación y capacitación, acceso a tierras productivas, regadío y crédito. Asimismo el RDC ha participado intensamente en una campaña nacional para que la educación sea reconocida en la Constitución india como un derecho fundamental y por tanto exigible al gobierno.

Las causas que provocan la exclusión social y económica de los dálits y de los adivasis en la India son diversas, están muy arraigadas y son difíciles de combatir. Pero cuando miras hacia atrás y ves los avances conseguidos, éstos nos dan la fuerza y convicción necesarias para seguir adelante. Como comentaba una mujer adivasi en Penn, otra zona de Maharashtra en la que Intermón Oxfam está apoyando un programa de ahorro y crédito para grupos de mujeres: «La pobreza, la violencia doméstica, las dificultades diarias siguen estando muy presentes, pero nosotras somos distintas y vemos en nuestra vida y en la de nuestras familias y comunidades los cambios positivos que estamos consiguiendo.»

En un país tan grande como la India, puede dar la sensación de que esto son gotas de agua en un océano. Quizá lo son, pero también son semillas de esperanza que, unidas a las actuaciones de otros grupos y ONG tanto en el ámbito local como internacional, permiten que muchas personas disfruten de sus derechos fundamentales y, como consecuencia, de un futuro mejor.

La colaboración estable con las ONG es fundamental, pero según la anteriormente citada encuesta del CIS, más allá de la ayuda concreta para catástrofes naturales sólo una tercera parte de la población española colabora económicamente de forma regular con las ONG. Por otra parte un 70 por ciento de los encuestados no pertenecía ni nunca había pertenecido a una organización de cooperación internacional, organización de derechos humanos, asociación ecologista, grupo feminista o asociaciones benéficas de ayuda a los demás. Un panorama asociativo limitado, que ha ido aumentando de año en año, pero que aún dista de los niveles alcanzados en otros países europeos.

Las actividades de las ONG se financian principalmente a partir de las contribuciones de sus socios y donantes y también de las subvenciones que reciben de las administraciones públicas. Son las aportaciones de los ciudadanos las que garantizan en mayor medida la consecución de sus objetivos puesto que son más estables que las subvenciones, que un año la ONG recibe, y otro, no. Por otra parte contribuyen a la independencia política y económica que debe caracterizar a las organizaciones no gubernamentales. Cuando una ONG dispone de unas fuentes de financiamiento mayoritariamente provenientes de la sociedad civil, esta ONG tiene mayor capacidad y libertad de acción para llevar a cabo actuaciones que aun siendo muy prioritarias según sus objetivos no siempre son así consideradas por las administraciones públicas que conceden las subvenciones. Por ejemplo, éste es el caso de la cooperación con muchos países del África subsahariana que no son prioritarios para las subvenciones que concede el gobierno español, dado que éste da prioridad, por diferentes razones, a América Latina, el Magreb y sólo algunos otros países del continente africano. En cambio es la población africana la que padece mayores niveles de pobreza a nivel mundial y la que requiere una más intensa cooperación internacional. Ésta es la cooperación que pueden ofrecer aquellas ONG que cuentan, entre otras cosas, con el apoyo de suficientes socios y donantes.

Asimismo una ONG independiente tiene más capacidad, legitimidad y disponibilidad para contar con la necesaria influencia social y política sobre los gobiernos, administraciones públicas y entidades que tienen responsabilidades en los ámbitos que promueve.

¿Con qué ONG colaborar? Vencer la desconfianza

Afortunadamente, muchas ONG merecen la confianza de un número creciente de personas que como socias, donantes, voluntarias, colaboradoras de campañas o compradoras de comercio justo hacen posible que la solidaridad y el servicio a la comunidad puedan ir ampliando sus horizontes.

Son ONG de diverso tipo; grandes y pequeñas, locales e internacionales, que trabajan en un ámbito u otro y con una identidad que han ido madurando desde sus valores y referentes fundacionales. Son ONG que se han ganado una buena credibilidad, por su espíritu de servicio, honestidad, eficiencia y por la consecución de buenos resultados con su actuación. Disponen de equipos humanos muy motivados, preparados técnicamente para las labores a desempeñar y con una fuerte vocación por el compromiso social. Tienen sistemas adecuados de gestión y un amplio abanico de garantías —desde la selección de sus colaboradores hasta las evaluaciones técnicas y las auditorías económicas— para asegurar el adecuado uso de los recursos que reciben para la realización de sus programas de actuación.

Por tanto el problema no está en encontrar una ONG en la que confiar. Muchas veces hemos oído comentarios como «Yo no colaboro con las ONG porque no me fío de que el dinero llegue a su destino». Son comentarios relativos principalmente a la cooperación con África, América Latina o Asia, países donde ha habido algún caso de mala gestión de la ayuda (normalmente relativas a la ayuda bilateral entre gobiernos, pero no de las ONG). Muy al contrario, afortunadamente las ONG de cooperación internacional van aumentando el número de socios y donantes. Igualmente pasa con las ONG de otros ámbitos de actuación. Y esto es así porque más personas conocen y confían en su labor, que realizan con eficiencia y sana austeridad y de la que rinden cuentas periódicamente sobre los resultados que consiguen.

Podemos tener diversas razones por las que no queramos colaborar con las ONG, pero la satisfactoria trayectoria de muchas de ellas y el apoyo creciente que tienen en la sociedad debe hacernos descartar la desconfianza. Es verdad que en los últimos 20 años ha habido algunos casos —pocos y aislados— de fraude y mala gestión. Aun así, como dice el dicho, «hace más ruido un árbol que cae que miles que crecen», y cuando ocurre uno de esos casos la confianza en las ONG se resiente, sobre todo por parte de todas aquellas personas que ya de por sí desconfían.

Organizaciones como Amnistía Internacional, Cáritas, Cruz Roja, Greenpeace, Intermón Oxfam, Médicos sin Fronteras, Unicef, o WWF-Adena, por poner algunos ejemplos, tienen millones de socios y colaboradores en todo el mundo. Se han ganado su credibilidad a lo largo de muchos años. Al tener una amplia presencia internacional son un referente para muchos ciudadanos cuando optan por colaborar con las ONG. Otras muchísimas ONG radicadas en uno o varios países, o con una destacada presencia en un ámbito local muy específico, y con actuaciones en sectores bien diversos —la inmigración, el sida, los «sin techo», la ecología, la cooperación al desarrollo o la educación en el tiempo libre para la infancia y la juventud— merecen la confianza y el apoyo de un amplísimo y creciente número de personas. Valoran de ellas su historia y su trayectoria: quién las ha fundado, sus principios y valores, a quiénes dirigen su actuación, cómo la llevan a cabo, qué resultados consiguen, cuánta gente las apoya, con qué equipo humano cuentan, qué comunican sobre lo que hacen, de qué forma administran sus recursos económicos y cómo rinden cuentas de su gestión.

Hay un colectivo muy amplio de ONG que se han ganado a pulso la confianza de los ciudadanos. Podemos conocer más de ellas consultando su página web, analizando la documentación que ponen a nuestra disposición (memoria anual, perfil de la organización, boletines...), o llamándolos y visitándolos para poder conocerlos personalmente.

Y si aún tenemos alguna duda de confianza, recientemente se

ha puesto en marcha una novedosa iniciativa, la Fundación Lealtad, para reforzar la colaboración de la sociedad con las ONG.

La Fundación Lealtad nace en el año 2001 como iniciativa de un grupo de reconocidos empresarios que, motivados por la baja participación de la sociedad civil española en organizaciones del Tercer Sector, deciden crear una fundación que analice las causas de este hecho y tome las medidas oportunas para acercar la realidad de las organizaciones no lucrativas, que llamaremos a partir de ahora Organizaciones de Interés Social (OIS), y la sociedad en general, con el objetivo de promover un mayor compromiso.

Donantes bien informados demandarán un mayor grado de cumplimiento de objetivos que llevará a mejorar el nivel de actuación de las OIS y, como contrapartida, se obtendrá una mayor fidelidad e implicación de los donantes.

Los fundadores parten de la hipótesis de que dos son las causas fundamentales de la falta de socios y voluntarios en organizaciones que desempeñan un papel fundamental en la sociedad actual:

- *La falta de confianza en el destino último de los fondos.*
- *El desconocimiento del impacto de las actividades realizadas.*

De lo anterior se deriva la misión de la fundación: Fomentar la confianza de particulares y empresas en asociaciones y fundaciones que cumplan fines de asistencia social o de cooperación al desarrollo. Todo esto se lleva a cabo principalmente mediante la creación y financiación de una herramienta de comunicación global, actualizada y de fácil acceso para los donantes actuales y potenciales.

Para la creación de dicha herramienta vamos a reunir la información sobre las distintas OIS con fines benéfico-asistenciales y de cooperación al desarrollo. Se analizará dicha información en base a unos Principios de Transparencia y Buenas Prácticas estandarizados y de fácil comprensión. Posteriormente se difundirá de forma clara y suficiente, de tal manera que los (potenciales) donantes puedan comparar objetiva y eficazmente las numerosas oportunidades de colaborar que existen en el sector.

Para evaluar a las distintas OIS que quieran participar en la iniciativa, se han establecido una serie de criterios que consideramos tienen que ser tenidos en cuenta a la hora de donar. Para ello hemos consultado a un grupo de profesionales del ámbito de las OIS, empresas colaboradoras, donantes individuales, abogados y contables. Estos principios hacen referencia a que las OIS dispongan de un órgano de gobierno activo y responsable; un objeto social claro que sea sustentado por un programa consistente; gastos razonables y controlados; publicidad, obtención de fondos y promoción veraces; unas cuentas anuales accesibles y de acuerdo a la legislación vigente y por último una buena promoción del voluntariado.

Es lógico que nos preocupe el destino de nuestro dinero y que exijamos por lo tanto un mínimo de garantías antes de decidirnos a entregarlo a una organización. Pero hay un segundo elemento, más visceral, más personal a la hora de elegir a quién queremos echar una mano.

Cada persona, según su forma de ser y su historia, tiene más sensibilidad para unos temas, mientras que otros no la motivan o no la incomodan de la misma manera. Habrá quien después de leer una noticia sobre el trabajo infantil pasará a la siguiente sección del periódico sin más, y habrá quien le siga dando vueltas al asunto y se sorprenda pensando en eso a la hora de cenar o intentando acallar los sentimientos de rabia o de impotencia que le ha provocado la noticia. Habrá quien por haber tenido un familiar o un amigo discapacitado, o por alguna razón misteriosa que desconoce, se siente más inclinado a conocer y ayudar a personas que padecen algún tipo de discapacidad y habrá también quien pase a su lado sin que se le ocurra pensar siquiera en las dificultades que se encuentran los discapacitados en su día a día por el hecho de serlo.

Es este elemento subjetivo el que nos ayudará a pasar a la acción y a dedicarnos de verdad a estas personas a medida que conozcamos más la realidad que viven. Y es este punto el que nos hará mantenernos fieles a la organización de ayuda que hayamos elegido, aun en momentos en que ésta atraviese por problemas de gestión o sufra alguna crisis. Porque las personas a las que se dirige nos motivarán más que la propia organización. Por eso, valdría la pena tomarse un momento para pensar:

De las necesidades de mis semejantes, ¿cuál me llama de manera especial?, ¿cuál me afecta más de lo que yo quisiera?, ¿cuál de ellas me provoca sentimientos de ternura, de injusticia o simplemente consigue romper la aparente indiferencia con la que me protejo para no dejarme afectar demasiado por ellas?

Siempre que escuchemos hacia dónde se decanta nuestra alma por dentro, sabremos cuál es nuestro papel afuera, y en el caso que nos ocupa, averiguaremos hacia dónde podemos canalizar de la mejor manera nuestra ayuda solidaria. Por suerte hay otras personas que se han sentido interpeladas antes que nosotros por la injusticia, por la pobreza, por el sufrimiento, y han empezado a poner su granito de arena. Pero para la continuidad de su trabajo es imprescindible que otras como tú pongan el suyo.

A continuación ofrecemos un extracto de la respuesta que dio un socio de una organización de ayuda a los «sin hogar» cuando le preguntaron por qué colaboraba económicamente con ellos:

Cuando pienso en mi colaboración con Arrels no puedo dejar de sentir y expresar mi gratitud por toda la labor de los voluntarios y profesionales a favor de las personas sin hogar y de todas aquellas personas desvalidas, excluidas, olvidadas y empobrecidas. Hasta ahora no me he planteado ser un voluntario activo del centro, pero entiendo mi elección de hacerme socio-colaborador como un compromiso hacia una sociedad más justa, como una necesidad social de implicarnos en aquellas actuaciones de solidaridad que pueden abrir puertas y dignificar situaciones humanas sin esperanza. Proporcionar ayuda a personas que llevan años viviendo en la calle con una carga negativa de rupturas familiares, problemas de salud, alcoholismo, enfermedad mental, desempleo e incomunicación implica muchas cosas, tantas, que únicamente me atrevo a destacar algunas de ellas sin decir cuáles son las más importantes.

Por mucho que queramos maquillar la realidad, descubrimos que en nuestras ciudades de la abundancia y de los grandes escaparates encontramos personas extremadamente pobres. Ellas, que no hacen declaraciones ni hablan de políticas sociales y económicas, son las que más sufren las estructuras sociales injustas. Nuestra sociedad no puede avanzar olvidando los márgenes, cada vez más anchos, de la exclusión social.

El Centro Arrels, desde su servicio y su atención, representa una presión social a las instituciones, a las administraciones y a la sociedad en general. Su acción implica una dimensión de denuncia y por ello ha de contar con amplio apoyo. Ésta denuncia parte de una acogida a las personas sin hogar, y les abre un camino que les permite recuperar parte de su rostro desfigurado. Ésta es su gran aportación: una acción humanizadora que nos humaniza a todos. He sabido de personas totalmente rotas y solas a quienes sólo se ha podido enviar a este centro. Lo que sigue después, es una relación llena de retos, un trabajo lento dedicado a recuperar la dignidad del otro. En el fondo, el sentido de mi colaboración radica en la confianza que me inspiran las personas dedicadas a ayudar a los que sufren un proceso de deterioro grave y que se hallan en una situación de precariedad absoluta. Considero que una manera de avanzar es colaborar con las entidades que hacen palanca, con la fuerza de la solidaridad, contra la injusticia social.

Son muchísimas las necesidades, muchos los ámbitos de actuación de las organizaciones cuya base es la solidaridad. Sólo tenemos que decidir al lado de quiénes preferimos estar.

Participar activamente en las ONG

Para realizar su labor las ONG necesitan la colaboración económica de los ciudadanos, pero sobre todo requieren que muchas personas compartan y participen activamente en su misión.

Este comentario define la convicción de todos aquellos que desde ONG de diverso tipo intentan conseguir el máximo apoyo social para sus programas de actuación. Las personas pueden cambiar las cosas y cuando muchas personas durante suficiente tiempo promueven un cambio, éste tiene muchas posibilidades de producirse.

La participación activa en una ONG empieza por estar informado de sus objetivos y actuaciones. Leer la información que se nos envía, conformar nuestra propia opinión sobre el ámbito temático en el que actúa, interesarnos sobre sus actividades y propuestas de participación, informar a otras personas de todo ello... son algunas de nuestras posibilidades de participación, más allá de nuestra colaboración económica.

En otros capítulos de este libro abordamos diferentes vías de participación: como voluntarios, cooperantes o personal contratado. También en campañas de influencia social y política o a través de la compra de productos de Comercio Justo. Éstas son algunas de las vías para contribuir a la labor de las ONG a las que pertenecemos.

Todas estas iniciativas están planteadas para propiciar la colaboración general de la sociedad, pero los socios y donantes de las ONG deben ser la punta de lanza y los catalizadores de dicha colaboración.

Otra forma de participación en las ONG es la que tiene lugar a través de sus propios órganos de gobierno o mecanismos de interrelación con sus socios y donantes. Las ONG tienen diferentes figuras jurídicas. Las más corrientes son asociaciones sin ánimo de lucro y fundaciones. Entre las primeras las hay que reconocen a todos sus socios una serie de potestades electivas de la junta de gobierno y de participación en las grandes orientaciones de la institución. La asistencia a las asambleas generales de la asociación es la principal vía para poder ejercitarlas.

Para un segundo grupo de asociaciones —donde estas potestades están reservadas a un número limitado de socios— y en las fundaciones —donde el órgano de gobierno es el patronato— los socios-colaboradores tienen otros canales para poder hacer llegar sus opiniones y ejercer la necesaria labor de seguimiento y control sobre la labor de las ONG en las que colaboran.

Patrocinios y colaboraciones empresariales

La colaboración de las empresas con las ONG va creciendo de año en año. A través de donaciones económicas u ofreciendo sus servicios y equipos, las empresas contribuyen a que las ONG puedan contar con más recursos para realizar su labor.

Para que estas iniciativas tengan todo su sentido deben enmarcarse en una política de responsabilidad social de la empresa que va mucho más allá de los patrocinios o colaboraciones económicas para fines sociales.

En el capítulo 8 («Transformar la globalización») se aboga por el refuerzo de la responsabilidad social de las empresas. En esencia, ésta consiste en que las empresas siempre operen cumpliendo con la legislación vigente y de conformidad con los derechos y estándares establecidos a nivel ético, laboral (salarios dignos, no al trabajo infantil, horarios legales, igualdad de oportunidades...), medioambiental y de protección del consumidor. Todo esto debe hacerse en cualquier parte del mundo donde la empresa tenga, directa o indirectamente, una actividad productiva, comercial o de otro tipo, incluso si en algún país este tipo de requerimientos no son establecidos por la jurisdicción local.

Las ONG, especialmente aquellas más destacadas, se han dotado de códigos éticos que les permiten tomar decisiones acerca de las empresas con las que quieren colaborar. Además de las condiciones mencionadas para asegurar la responsabilidad social de las empresas, estos códigos descartan donaciones económicas procedentes de empresas cuya actividad esté relacionada con la fabricación o el comercio de armas y cualquier otro producto pensado para actos violentos. También se rechaza la colaboración con empresas dedicadas a productos cuyo consumo perjudique la salud (tabaco, alcohol de alta graduación...). Otro tipo de empresas que se descartan son las que tengan como finalidad o práctica habitual una actividad especulativa y que puede comportar un perjuicio social, o empresas cuya actividad, aun cumpliendo la legislación vigente, sea agresiva para el medio ambiente. Por su parte, los códigos éticos que las ONG utilizan para decidir y orientar su colaboración con las empresas valoran positivamente que éstas compatibilicen la generación de riqueza con conductas socialmente aceptables y, en el caso de operar en países de África, América Latina o Asia, que promuevan el empleo local y la transferencia de conocimientos y tecnologías. Otros aspectos como una actuación fiscal honesta, respeto a la igualdad entre la mujer y el hombre a todos los niveles, una política de igualdad de oportunidades, sin discriminaciones en virtud del género, lugar de procedencia, religión, ideología u orientación sexual, y una forma de actuar compatible con el consumo social y ecológicamente responsable son también tenidos en cuenta.

La primera —y seguramente la mejor— colaboración que una empresa puede hacer con las causas que promueven las ONG es su propia actividad, si ésta cumple con los criterios de responsabilidad social. Pongamos el caso de una empresa que tiene centros de producción en diferentes países del mundo, tanto en los países industrializados como en otros en los que hay un colectivo importante de niños y niñas sufriendo la explotación laboral. Su mejor contribución para luchar contra la pobreza es ofrecer salarios dignos a sus trabajadores, con los que sus familias puedan subsistir sin necesitar el trabajo de los menores, que así podrán ir al colegio. También puede colaborar económicamente con una ONG en un programa para combatir la explotación infantil. Esta última es una colaboración muy necesaria, meritoria y valiosa siempre y cuando la primera, un requisito y una exigencia, se cumpla.

Afortunadamente cada día hay más empresas que cumplen los criterios de responsabilidad social y que colaboran de una u otra forma con las ONG. Un ejemplo lo tenemos en la empresa Simón, del sector de equipamiento eléctrico, cuyo consejo de administración y dirección general decidieron dedicar un 0,7 por ciento de sus beneficios anuales a colaborar en países del Sur, promoviendo la formación profesional de jóvenes. El primer proyecto financiado gracias a esta iniciativa lo ha llevado a cabo Intermón Oxfam en Etiopía y consiste en la construcción y dotación de un centro de formación para 150 jóvenes de ambos sexos, que han abandonado sus estudios primarios. Mediante su capacitación en técnicas de producción (electricidad, albañilería, carpintería, fontanería, automecánica y confección) se facilitará su inserción laboral a fin de asegurar su autosuficiencia.

Otro ejemplo lo tenemos en las empresas de distribución como Eroski o Caprabo que cuentan con numerosos hipermercados y supermercados. Estas empresas colaboran con varias ONG ya sea promoviendo el comercio justo —vendiendo estos productos e informando y sensibilizando a sus clientes— o facilitando la recaudación económica para atender a las víctimas de una emergencia. Se anima a los clientes a comprar un bono de ayuda de 1, 5 o 10 euros destinado al programa de emergencia de Cruz Roja o de Intermón Oxfam para los afectados por un terremoto o unas inundaciones. A lo recaudado entre los clientes y trabajadores, la empresa añade su propia contribución económica.

La campaña Juntos por África para la recogida de las monedas que quedaban perdidas con el cambio de la peseta al euro constituye otra experiencia de colaboración empresarial. Esta campaña, que fue impulsada por Cruz Roja, Intermón Oxfam y Médicos sin Fronteras ha conseguido una gran participación ciudadana y recaudó más de 1 000 millones de pesetas para proyectos educativos y sanitarios en África. Esto se hizo peseta a peseta, moneda a moneda, por medio de más de 200 000 huchas que se distribuyeron por toda España. El proyecto implicaba un gran operativo logístico, totalmente inviable sin la colaboración de numerosas empresas. Entre ellas cabe destacar la colaboración de Coca-Cola, que distribuyó huchas en infinidad de bares, restaurantes, supermercados, etcétera, y realizó una acción informativa sobre la campaña. También la empresa de mensajería MRW, que se encargó de la logística de seguridad y recolección de huchas, los más de 30 bancos y cajas de ahorros que colocaron las huchas en sus establecimientos e informaron a sus clientes de la iniciativa, otras empresas con multitud de puntos de venta como Alcampo, Eroski, Caprabo, Mango, Areas, Pans and Company, que pusieron huchas en sus establecimientos; Cofares, que coordinó el reparto de huchas en las farmacias, la Fundación Telefónica, que contribuyó a promover la campaña; Unipost, que envió una carta solicitando la colaboración a nueve millones de hogares, y Edebé, que colaboró en un programa educativo sobre África para las escuelas de primaria en todas las comunidades autónomas. Los derechos de los dibujos de *Las tres mellizas* fueron cedidos por la empresa Cromosoma para que actuasen como embajadoras de este programa educativo. «Juntos por África» es un ejemplo, a gran escala, de cómo las empresas pueden colaborar en especie, con sus propios productos o servicios, con las ONG.

Éstos son tres ejemplos de colaboración empresarial con ONG de cooperación internacional. Las donaciones económicas o en especie con otro tipo de ONG son muy numerosas y fructíferas. La mayoría de las veces se realizan directamente por parte de las empresas. En otros casos lo hacen a través de las fundaciones establecidas para estos fines. De una forma o de otra representan una ayuda significativa y valiosa.

Como comenta Ramón Guardia, presidente de Valores y Marketing, una entidad dedicada a fomentar la colaboración entre empresas y ONG: «El marketing social corporativo es una buena herramienta empresarial para llegar a la sociedad y, al mismo tiempo, reforzar la apreciación que se tiene de la empresa. Lo que ésta hace es ver qué inquietudes y preocupaciones puede ayudar a resolver y propiciar la colaboración con ONG para ello. El beneficio común es posible, sólo falta trabajarlo.»

4. Voluntariado

Compartir lo que soy

Teresa

Hace unos años, un grupo de jóvenes vinculados a diversas organizaciones cívicas iniciaron una campaña que tuvo gran resonancia en la sociedad española. Reclamaban al gobierno que dedicase el 0,7 por ciento de su PIB a ayudas al desarrollo de los países más pobres, tal como había recomendado Naciones Unidas en 1970. No tuvieron en el gobierno los efectos que hubiesen deseado, pero consiguieron que la opinión pública española se enterase de lo que significaba aquella cifra. Ninguno de aquellos jóvenes —y no tan jóvenes— se imagina que su campaña tuvo además repercusiones a nivel estrictamente personal. A Teresa, la campaña del 0,7, junto con otras dos circunstancias, le hicieron plantearse un cambio de vida radical. Ser madre le hizo mirar a otros niños del mundo con otros ojos. «Miro a mis hijas cuando duermen o mientras juegan y me digo: Cuánto amor tienen, qué amparadas están. Y, por el hecho de haber nacido en un mundo distinto, por mucho amor que tengan esos otros niños, tendrán un futuro muy distinto, si es que tienen salud para vivirlo.» El tercer elemento fue un artículo de El País Semanal *sobre las clases medias de todo el mundo. Salían, una al lado de la otra, fotografías de las familias con todas sus pertenencias fuera de la casa. En África: una silla, una estera, un par de calabazas... Y en las fotos de las fami-*

lias occidentales las pertenencias no cabían en la foto, sólo los juguetes de los niños y los electrodomésticos invadían medio jardín.

Teresa era socia de varias ONG, pero se daba cuenta de que ella se limitaba a pagar, mientras otros se mojaban por ella. Llevaba 8 años trabajando de maestra en una escuela cuando se planteó dejar de trabajar para poder realizar un voluntariado continuado y serio. «Si podemos vivir dignamente con el sueldo de mi marido, ¿por qué voy a ganar más? No renuncio a un trabajo, sino a la remuneración. Creo que tengo algo que aportar a la sociedad. Si necesitara este tiempo para ganarme la vida, no podría plantearme una opción así; como mucho, podría asistir a una reunión una noche o participar en una campaña, pero no podría sacrificar mi vida laboral. Aunque también hay muchas personas que no están dispuestas a renunciar a ganar más porque necesitan gastar más. Descubrí que dejar de trabajar conlleva un "castigo social": dejas de cotizar, no tienes Seguridad Social, y tu jubilación se ve afectada, claro. En estos casos, el Estado tendría que asumir esa parte, para que una persona así no perdiera sus derechos sociales.» Habló con su marido y escribió a Intermón Oxfam enviando su currículum y ofreciéndose para trabajar como voluntaria «sólo» media jornada. Su hija mayor tenía cuatro años y medio. La pequeña, 16 meses. Tres mañanas a la semana las cuidaba su madre y otras dos, una señora que ayudaba además en las tareas de la casa. «El principio no es fácil. Yo ya tenía una trayectoria profesional y allí empezaba de cero. Tenía muy claro que mi actitud era de servicio y que tenía que dejarme mandar. Primero no saben dónde ponerte, no confían, tienes que formarte. A lo mejor te pasas una mañana entera leyendo un libro y no le ves la utilidad. Tienes que saber adaptarte al equipo y a la organización y entregarte al nivel de un profesional (leer en casa, trabajar durante el fin de semana lo que habíamos hecho en el curso de formación). Hay que ser humilde, constante, abierto y dejarse formar.» Su anterior experiencia profesional como coordinadora de una cooperativa de servicios y to-

dos los años que había trabajado en los movimientos de educación en el tiempo libre, en colonias y campamentos le dieron un buen bagaje para trabajar en Intermón Oxfam. Empezó en temas de campañas y en la organización de la fiesta anual de solidaridad de la institución: Un Día para la Esperanza. «Era un trabajo de trinchera, porque en la calle has de dar la cara, dar el mensaje adecuado en pocas palabras, creértelo, vivirlo y que el equipo se sienta cohesionado y a gusto. Has de ser versátil: que no se te caigan los anillos por nada y no decidir de antemano lo que quieres hacer. Tienes que estar preparado para poner moquetas y limpiar cacerolas, y también para recibir un homenaje del alcalde.» A su equipo de voluntarios les decía: «¿Qué es lo que te ha traído aquí? Pues esto hay que mantenerlo y enriquecerlo, todos los días.» Después de cinco años, nadie la distinguía de las personas de plantilla, pero tuvo que dejarlo por problemas de salud. «Lo ideal, si estás casado, es que el voluntariado sea una opción familiar, no personal, o sea que lo compartan los que de alguna manera van a sufrir las consecuencias. Yo nunca conseguí que mis padres aceptaran lo que estaba haciendo. No lo valoraban, no sabían exactamente lo que hacía pero les parecía que estaba perdiendo el tiempo, que yo valía para más.» Y, para su marido, la presión psicológica era demasiado fuerte: la sensación de que los ingresos económicos dependiesen sólo de él, de que no podía fallar. Lo había aceptado como un momento de crecimiento personal de Teresa, pero no como una situación definitiva. Hay que encontrar el equilibrio entre «Primero son los de casa» y la necesidad de ir más allá de nuestras cuatro paredes. Ahora Teresa sigue sin trabajar por su problema de salud, pero colabora con la parroquia de su barrio y ha montado un comité de solidaridad de Intermón Oxfam en el que su marido colabora.

La persona que realiza un voluntariado dedica un espacio y un tiempo concretos en los que comparte lo que es y lo que puede aportar con una persona o grupo de personas que necesitan de ella e, indefectiblemente, se sorprende después de recibir mucho más de lo que da.

¿Qué es el voluntariado social?

Aunque existen muchas más actividades de voluntariado de las que vamos a contemplar, en este capítulo nos centraremos en el voluntariado social. No pretendemos cuestionar en absoluto la contribución de los voluntarios en el ámbito educativo, deportivo, de protección civil o de colaboración ciudadana, o en el ámbito cultural, los que colaboran en la defensa del patrimonio, en asociaciones artísticas, de investigación, etcétera, sino centrarnos en aquel voluntariado cuya acción pretende restablecer el equilibrio social luchando contra la injusticia que arrincona a las personas más marginadas. El voluntariado social es aquel cuya vocación es la atención a los colectivos más desfavorecidos de la sociedad. El voluntario o voluntaria social no es una persona extraordinaria, sino alguien que escucha en su interior la llamada de otros que viven soledad, marginación o abandono. Los motivos pueden ser muy diversos, y muy difíciles de saber incluso para uno mismo, y muchas veces se entremezclan: unos han empezado a ser voluntarios por altruismo, por compromiso político, como una manera de participación ciudadana, por motivos religiosos, porque tienen tiempo libre, como forma de huir de una crisis o de problemas personales, por conocer otras realidades, por una necesidad de búsqueda de justicia social, por sentimiento de culpa, en busca de relaciones humanas, de experiencias laborales o de límites o retos personales. No nos atreveríamos desde aquí a excluir a nadie calificando de inválida su motivación, puesto que ésta sirve para tomar la decisión, pero no te convierte automáticamente en un voluntario. Porque una motivación elevadísima puede desinflarse a los dos días y, por el contrario, una motivación poco profunda puede convertirse, en contacto con la realidad, en un compromiso de por vida, y aún más, en un cambio de actitud frente a la vida. Un voluntario social no es: se hace a medida que va derribando las fronteras que separan su mundo del de las personas a las que se dedica. Como nos decía el director de una entidad en defensa de los derechos de los «sin hogar»: «Nuestros voluntarios vienen movidos por la solidaridad, pero se quedan movidos por la justicia.» No conciben su propia felicidad, si hay muchos otros —o uno solo— que no gozan de unos mínimos para disfrutarla.

Esto es lo que el voluntario social descubre en último término: es imposible cambiar el mundo sin cambiar nuestra vida, porque éste es el conjunto de todas ellas. Y el mundo, aunque sea el de una sola persona, lo cambiamos cuando hacemos nuestras las necesidades ajenas e intentamos cubrirlas como si fueran propias. La solidaridad funciona así: empiezo a vivir pendiente no sólo de las personas que constituyen mi pequeño círculo, sino de otras hasta que éstas llegan a formar parte de «los míos».

La lucha que las asociaciones de voluntariado llevan a cabo para una igual dignidad y protección de los marginados se basa en la radical identidad común de todas las personas. Para ser voluntario hay que percibir la realidad social y creer en la idea del bien común o de que todos los hombres y mujeres tienen derecho a unos mínimos. Para ello hay que estar abierto a realidades sociales diferentes del grupo al que pertenecemos: salir del círculo reducido de nuestros familiares y amigos, de nuestro nivel social, y atravesar las fronteras sociales que nos separan del marginado. La realidad es que la inmensa mayoría de los voluntarios pertenece a sectores sociales que pueden ejercer sus derechos de ciudadanos y ciudadanas y participar en la sociedad. La experiencia cotidiana nos demuestra lo difícil que es:

— Asumir los riesgos de cruzar las fronteras sociales.

— Implicarnos en historias y relaciones cargadas de dolor y confusión.

— Aceptar los cambios que todo ello conlleva.

— Perder la seguridad de un espacio estable y protegido por los derechos que adquirimos al nacer.

Desde este libro animamos a dar este paso y a descubrir la inmensidad del horizonte que se abre frente a nosotros cuando contemplamos la vida desde otro lugar y con otros ojos.

Para todos aquellos críticos con la labor de las entidades del voluntariado, porque según ellos propician que los poderes públicos no asuman todas las responsabilidades que les corresponden («para eso pago mis impuestos») en temas sociales, vayan por delante dos reflexiones:

— Los voluntarios y voluntarias sociales no se limitan a hacer cosas, sino que denuncian las situaciones de injusticia, sensibilizan a los de su entorno para que las conozcan y tomen cartas en el asunto y recuerdan a los poderes públicos sus deberes y compromisos.

— Los voluntarios y voluntarias sociales satisfacen además unas necesidades humanas que nunca podrán reclamarse como un derecho que el Estado (ni nadie) tenga el deber de cubrir: las necesidades de esperanza, de consuelo, de ternura, de sentido... en definitiva, de amor. Esto es lo que hace que el voluntario sea una pieza insustituible de nuestra sociedad.

Características

Para estructurar las principales características de la persona que pretende realizar un voluntariado hemos tomado como base el libro de José Carlos García Fajardo *Manual del Voluntario*, en las dos versiones que figuran en la bibliografía final.

Libertad y gratuidad. El voluntario lo es por voluntad propia y se entrega a la tarea sin esperar nada a cambio más allá de lo necesario para poder realizar su labor y sentirse partícipe de la organización, sin perjuicio de la formación y el acompañamiento debidos a todo voluntario. No se concibe la aceptación de ningún tipo de contraprestación que se pueda interpretar como pago de sus servicios. Las acciones voluntarias incentivadas de manera desproporcionada, los créditos académicos, las prácticas o las becas de contenido profesional pueden ser formas de solidaridad institucionalizada, pero no son asimilables al voluntariado. En el voluntariado, el protagonista es el excluido. No se pueden anteponer los beneficios del voluntario a los de los beneficiarios de los programas. En todo caso, el voluntario siempre se beneficia más de lo que se esperaba.

Continuidad y responsabilidad personal apoyada por un equipo. La decisión de ser voluntario no puede responder a un impulso pasajero sino a una elección personal. Es necesario un compromiso tanto con la organización a la que te ofreces como con las personas. La organización cuenta contigo porque te necesita, y las personas te esperan. No tiene sentido crear falsas expectativas que luego no cumples en personas a las que ya les cuesta mantener la esperanza. El sentido de responsabilidad del voluntario (y de la organización) le tiene que llevar a conocer sus límites: su acción no tiene que contribuir a la inhibición de otros agentes sociales, ni crear dependencia por parte de las personas a las que dedica su acción voluntaria sino, por el contrario, fomentar al máximo su autonomía.

Preferencia vocacional. Todos hacemos mejor aquello que nos gusta y para lo cual tenemos más habilidad. Dada la variedad de ámbitos del voluntariado social, antes de decidirnos por una opción, vale la pena pararnos a pensar desde dentro qué es lo que más nos «tira» de acuerdo con nuestras capacidades. Hay quien se siente más a gusto con un anciano y a quien le es más fácil ponerse en el lugar de un recluso. No es cuestión de dirigirnos a cualquier lado para hacer cualquier cosa, sino de estar convencidos de lo que hacemos y disfrutar con ello.

Conocimiento, respeto y valoración de la realidad y de las personas que el voluntario se encuentra en la realización de su tarea. Se precisa sensibilidad, respeto y aceptación del otro y de su libertad individual tal como es, sin pretender cambiarlo, y la habilidad de despertar en estas personas la capacidad de ayudarse a sí mismas. Para el conocimiento es imprescindible la formación previa, no sólo acerca del medio y de las personas, sino de la actitud del voluntario.

Otros datos a tener en cuenta: el tiempo que puedas dedicar, el tipo de trabajo que quieras realizar y el tamaño de la organización en la que vayas a colaborar

En virtud del tiempo que se pueda dedicar a las tareas de voluntariado, habrá voluntarios de alta dedicación y de baja dedicación. Los de alta dedicación pueden cumplir media jornada laboral, como Teresa, cuyo ejemplo abría este capítulo, o incluso entera, como ocurre con muchos voluntarios jubilados o estudiantes que disponen de más tiempo. Los de baja dedicación tal vez sólo tengan una tarde a la semana y dediquen un par de horas, aparte del tiempo invertido en reuniones de preparación y coordinación. A veces llegan a las organizaciones estudiantes que quieren hacer voluntariado mientras están buscando trabajo. La respuesta de muchas de ellas es: primero encuentra trabajo y, cuando sepas las horas que puedes dedicar, entonces preséntate de voluntario. Ésta podría parecer una respuesta descortés a un ofrecimiento desinteresado, pero no es más que una respuesta realista que mira por el bien de la organización y de sus usuarios (que es lo que en teoría busca el voluntario) para lo cual es imprescindible el compromiso y la continuidad. Hay alguna persona que se ha tomado tan en serio su decisión de voluntariado que no ha cedido a las presiones de la familia para hacer jornada completa en la empresa familiar, porque para él su decisión de ser voluntario tiene la misma importancia que su compromiso laboral. Porque ser voluntario no puede ser una solución temporal a nuestra vida y el compromiso debe ser realista, ajustado a la vida de cada persona y a la de la institución, entre otras razones, porque la formación e incorporación de un voluntario a un equipo es una inversión de tiempo y esfuerzos.

Otro criterio para decidir el voluntariado que se va a hacer es el tipo de trabajo que se quiere realizar: de contacto directo con personas o de actividades de colaboración en las tareas administrativas y de coordinación. Es importante conocerse a sí mismo y elegir en función de nuestras preferencias. Si no estamos cómodos allá donde estemos, difícilmente podremos hacer una aportación positiva. Hay personas que tienen más facilidad para la relación personal y ven la utilidad de pasarse horas con alguien, aparentemente «sin hacer nada». Y en cambio otras verán más utilidad en la redacción de un informe o en ocuparse de la centralita telefónica de la organización. Lo cierto es que es difícil encontrar, por ejemplo, voluntarios que cubran puestos de administrativos porque los perfiles de los voluntariados que más se ofrecen son universitarios y jubilados. Suelen cubrir este ámbito mujeres que dejaron trabajos administrativos para criar a los hijos y a las que se les ofrece un reciclaje de informática.

Por último, también hay que tener en cuenta el tamaño de la organización. En una organización pequeña o en las pequeñas sedes o delegaciones donde tal vez ni siquiera haya personal de plantilla, se permitirá al voluntario mucha más iniciativa propia y su ámbito de actuación será más variado que en una gran organización y todo está más estructurado, donde la labor será más concreta y dirigida y seguramente más jerarquizada. Una vez definida la preferencia vocacional, es aconsejable elegir la organización que mejor se adapte a la personalidad de cada uno. Cuanto más grande la organización, más larga y compleja es la formación y más rigurosa la selección. Hay gente que se extraña de que se haga selección («encima que te ofreces»), pero lo que hay que tener siempre en cuenta es que lo primero son los beneficiarios de la organización, no los voluntarios. Muchos problemas se evitan con una adecuada selección. Otros se solucionan durante el proceso de formación e incorporación. Los tres procesos —selección, formación, incorporación— no sólo son legítimos, sino también necesarios para el buen funcionamiento del voluntario.

Compaginar expectativas

Cada organización concretará a su manera los compromisos propios con respecto al voluntario y las expectativas que tiene de él. En términos generales, podríamos decir que la persona voluntaria que se incorpora a una organización:

— Asume los valores que determinan la misión y la filosofía de la organización.

— Acepta la responsabilidad de llevar a cabo una actividad determinada con la dedicación y estabilidad que la misma requiera.

— Se integra en la organización, tanto en lo referente al equipo humano como en la cultura propia (estilo y forma de actuar).

— Participa en las acciones formativas precisas para el desarrollo de la actividad y las relacionadas con los objetivos de la organización.

— Actúa fuera de la organización como agente de sensibilización y al mismo tiempo con la discreción y la confidencialidad propias de la profesionalidad con que realiza su actividad. Es decir, habla de lo que ve y de lo que hace, no para darse importancia, sino para dar a conocer situaciones de injusticia y convencer a otras personas de que se unan a su resolución.

Por su parte, la organización:

— Le proporciona formación adecuada sobre la organización en sí, la realidad a la que se dedica y la formación técnica necesaria para su actividad en el seno de la misma.
— Le informa del programa de la organización, de las actuaciones realizadas y de sus resultados.
— Le integra progresivamente en el equipo humano, encomendándole una actividad determinada, haciéndole partícipe de la gestión de su propio trabajo y de la dinámica de la organización.
— Le facilita los recursos necesarios para llevar a cabo su labor y le asegura frente a los daños que pudiera sufrir en el desempeño de su actividad.

Cuenta la coordinadora de voluntariado de una organización humanitaria que a la vuelta de verano, cuando las voluntarias iban reincorporándose poco a poco a sus puestos, no apareció una de ellas en el día previsto. La llamó por teléfono para saber si había pasado algo y le dejó un recado en el contestador. Cuando habló con ella posteriormente, la voluntaria comentó cuánto la habían ayudado aquellas palabras. Sin proponérselo, la coordinadora le había tansmitido un mensaje muy simple: «Te necesitamos y contamos contigo.» La labor del voluntario y la de la entidad tienen que alimentarse mutuamente. Sin un voluntariado bien estructurado y responsable, muchas organizaciones no podrían subsistir. Y si la organización no se ocupa debidamente del voluntariado, éste puede desaparecer.

¿A quién quiero dedicar mis esfuerzos, mi tiempo, mi persona?

Dada la inmensa variedad de organizaciones que incorporan voluntariado a sus actividades, daremos los perfiles básicos del voluntario o voluntaria tomando como criterio a los destinatarios de la actividad, a los que denominaremos «usuarios»:

- enfermos
- infancia
- ancianos
- Tercer Mundo
- reclusos
- drogodependientes
- «sin hogar»
- afectados por el Sida-VIH
- disminuidos
- inmigrantes

Evidentemente, la lista no es exhaustiva y las actividades contempladas no son más que una pincelada de lo mucho que se puede hacer y se está haciendo en cada campo, para que el lector tome conocimiento de una serie de realidades y se tome a sí mismo el pulso en relación a ellas.

Enfermos

Pepita es una mujer de mediana edad, con dos hijos ya casados, que se gana la vida cosiendo. Hace tres años que se presentó como voluntaria para visitar enfermos en un gran hospital público de su ciudad. Al preguntarle cuál es su motivación, contesta simplemente y sin pestañear: «Lo hago por amor.» Y añade: «No hay que tener una formación profesional especial, sólo saber ponerte en su lugar. Yo he tenido problemas de salud y sé lo que es. Por eso los trasplantados de riñón, de hígado o de corazón son los que mejor entienden al enfermo. Vienen de voluntarios porque ya han pasado por una experiencia que les hace salir de sí mismos. Vengo a ofrecer mi apoyo al enfermo o enferma y a su familia. Lo que más hago: escuchar, escuchar su angustia, su miedo a la enfermedad, su miedo a la muerte. Les cuesta adaptarse a la nueva situación de enfermedad, a la vida de hospital. A veces te toca gestionar algún papel, si no está la familia o la persona enferma no la tiene.» Ahora visita a una enferma de 48 años. Es argentina y está sola desde hace cinco meses. Es diabética y tuvieron que amputarle un pie. «Nos dicen que nuestro acompañamiento es estrictamente humano, de soporte emocional. Pero un día fue a visitarle un cura que conozco y le dio la comunión y yo también comulgué. Desde entonces también rezamos juntas y eso da una fuerza especial.

»Tienes que tener mucha psicología, porque al principio nunca sabes cómo va a recibirte el enfermo. Y tienes que saber retirarte a tiempo, darte cuenta de si aquel día lo que la persona necesita es estar sola. No hacen falta muchas palabras: dar la mano, no hacer preguntas. El calor humano es lo más importante y estar muy a la escucha, no de sus palabras, sino también de su estado de ánimo, y mucha prudencia, estar a lo que el enfermo o enferma quiera.»

Cuando solicitó ser voluntaria en el hospital tuvo que asistir una vez por semana a un curso de un mes y al final le dieron el distintivo y la bata de voluntaria. Los profesores eran asistentes sociales, psicólogas y médicos.

En un día normal, llegan a las 10 de la mañana y hacen una pequeña reunión en la sala de los voluntarios (ocho, en el turno de la mañana). Se ponen la bata con el distintivo y consultan las listas de enfermos para ver los nuevos ingresos sin familiares y se los asignan. A veces, la supervisora de planta avisa a la coordinadora de voluntarios si hay alguna persona que necesita una atención especial aquel día (tal vez un anciano que viene de una residencia), y entonces el voluntario se pasa toda la mañana con ella y los demás se hacen cargo de los suyos. Cuando acaban la ronda dejan las listas para los de la tarde. A Pepita le gustaría que el personal sanitario fuera más acogedor con el voluntario, que hubiese más comunicación.

Si el voluntario es destinado a consultas externas, su labor consiste en informar a los pacientes de dónde está el especialista y, si su estado lo requiere, lo acompaña hasta allí o a pedir la ambulancia. Un día entró una persona con tal expresión de desamparo que Pepita se acercó a ella sin pensárselo dos veces. Resultó que hacía sólo dos días que se había muerto su marido y se encontraba muy mal. Pepita la acompañó hasta la consulta y la mujer la abrazó: «Qué ángel me ha puesto hoy Dios en el camino.» «La gratitud de una sola persona te compensa. Tú vienes aquí a dar, pero recibes.»

El voluntariado de enfermos debe conocer, más si cabe que otros tipos de voluntariado, los límites de su actuación, sobre todo cuando la visita es en el marco de un centro sanitario que tiene sus propias reglas, a las que deberá atenerse rigurosamente. En ningún caso corresponde a la persona voluntaria dar medicamentos a los enfermos, hablar de la enfermedad con el paciente, cambiarle de ropa, responsabilizarse de su aseo personal, cambiarle la dieta pautada o los tratamientos asistenciales, preguntar diagnósticos a los profesionales, contradecir el curso médico del enfermo o sacarlo a pasear si no cuenta con el permiso de los profesionales.

La labor básica de la persona voluntaria es de acompañamiento sin más y con ello debería sentir cumplida su misión, sin necesidad de hacer tareas «más eficaces». Entre las cosas que sí puede hacer, siempre que no se lo prohíban las reglas del centro o el profesional que se ocupa del paciente en cuestión, están: acompañarlo a dar un paseo por dentro o fuera del hospital si está autorizado, acompañarlo a la consulta externa, a programarse visitas, al taxi, a la ambulancia, a retirar el alta hospitalaria, a llamar por teléfono, a hacerse una prueba médica. Su labor sí contempla: hablar con el enfermo y sus familiares, sustituir a los familiares del paciente, comprarle productos de aseo personal, llevarle libros y diarios, animar y escuchar al paciente y familiares, ayudar a entender la información a pacientes ancianos, desvalidos o incapacitados, acompañar a los familiares y darles apoyo en los trámites después de la muerte del paciente o, en casos de trámites por accidente de circulación, acompañar a los familiares hasta el tanatorio, así como remitir a la asistente social del hospital y de la zona los problemas sociales que descubra en el desempeño de su tarea.

Infancia

A Laly la maravillan las personas en general, pero lo que más le interesan son los niños, cuanto más pequeños, mejor. Desde siempre ha tenido un don: para tranquilizarlos, para convencerlos, para disuadirlos, para hacerles olvidar aquello que les había provocado el llanto, para hacer que se sientan felices. Ella lo sabe y ha decidido volcarse en aquellos niños que más la necesitan. Dos mañanas a la semana se va a un centro de menores dependiente de la Dirección General de Atención a la Infancia. Allá vive un grupo de niños de 0-12 años que o bien no tienen padres, o bien a éstos se les ha retirado la custodia porque no se hacían cargo del niño debidamente.

Cuando ella llega a la residencia, ya los niños se han ido a la escuela y sólo quedan los pequeños y los que están enfermos. Es la hora del baño, del desayuno para algunos y luego de pasar a la sala de juegos (el jardín, cuando llega el buen tiempo, o el bosque que rodea la casa) o de acostar a los bebés. ¿Qué es lo más importante? «Jugar, jugar, jugar. O simplemente estar, mientras ellos juegan. Se han pasado horas y horas solos, sin nadie a quien acudir, a quien preguntar, a quien arrimarse para un mimo. Hay que jugar durante horas y horas. No hace falta hacer nada más. El niño, para crecer, necesita jugar, aprende jugando, se relaciona jugando.» Como también le en-

cantan las flores, Laly les ha enseñado a plantarlas y cuidarlas. Ahora ya han salido fresas en el jardín.

Al mediodía llegan los que estaban en la escuela. Tienen que colgar el abrigo cada uno en su percha y lavarse las manos. No se les ayuda a hacer nada que puedan hacer por sí solos a fin de fomentar al máximo su independencia. A los tres años los niños comen solos, el adulto está a su lado sólo para controlar. «¿Qué es lo que más te gusta de este trabajo?» «Estar con ellos», contesta sin necesidad de añadir más. Y en sus ojos se ve que los quiere en silencio y uno puede imaginar el cariño que los niños deben de experimentar. Le preguntamos cómo son estos niños. «Por un lado son más espabilados, les ha tocado defenderse desde muy pequeños, pero al mismo tiempo llegan todos con retraso de crecimiento (dentición, andar, aprendizaje escolar), no hay uno solo que vaya bien en la escuela. Son agresivos y hablan muy poco, eso es lo que más me impresiona. Lo poco que hablan. Suelen ser hijos de alcohólicos, de drogadictos, algunos son seropositivos, suelen tener problemas de salud.» Sishi, por ejemplo, caminaba muy mal y le detectaron un problema de columna. Cuando lo operaron, Laly hizo muchas guardias en el hospital. El niño ya la conocía y le inspiraba seguridad. Es chino, tiene cinco años y fueron los vecinos los que denunciaron el abandono en que vivía. Sus padres son muy jóvenes y ya han tenido otra niña que probablemente seguirá su misma suerte. Vienen con ella a visitarlo, pero él no quiere ni verlos.

Afortunadamente, no todos los padres son así. La otra cara de la moneda la ve en el Hospital Infantil donde va los jueves de 9 a 2. Está destinada en las Consultas de neurocirugía. «Hay padres fantásticos, llevan años intentando mejorar la salud del hijo y no se desaniman, no pierden nunca la esperanza. Me dicen: "Pues yo lo encuentro guapo, fíjese." Y son niños muy deteriorados por la dolencia neurológica. Me impresionan más los padres que los propios niños, que son los enfermos. Son padres desorientados, algunos rotos por dentro, con un sufrimiento indecible. Han tenido una niña preciosa, pero que no habla, o que no tiene musculatura, no se sostiene, no saben por qué. No entienden nada, tienen miedo de tener un segundo hijo, se sienten impotentes. En realidad, en la consulta externa tenemos que jugar con los niños, distraerlos hasta que les toca la visita, poner orden. Pero cuando lo has conocido, has conseguido que se siente y empiezas a pintar lo llaman a la consulta. Siempre están viniendo niños nuevos. Cuando vuelven, me recuerdan más los padres que los hijos. Duele esta falta de continuidad, pero forma parte de la gratuidad de la entrega. En realidad, aunque somos voluntarias de infancia, también acompañamos la angustia de los padres.» Le gusta más cuando le toca ayudar con el desayuno a niños que están ingresados en el hospital y solos. En esas ocasiones, cuando llega al hospital y se registra de buena mañana le dan el número de la habitación adonde tiene que ir. «Tienes que tener mucho cuidado y preguntar siempre. Preguntar hasta para dar un vaso de agua. Porque puede ser que aquel niño no pueda beber en aquel momento.» Le preguntamos qué siente cuando está allá: «Que nos quejamos de puro vicio.» Y añade: «Ah, las voluntarias payaso son una maravilla. Saben el historial del niño, su tratamiento, lo que le pasa. No sé cómo lo hacen, pero consiguen siempre iluminar la cara de los chavales.»

El aspecto de continuidad, si bien necesario en todo voluntariado, es del todo imprescindible para hacer voluntariado con niños. Un niño o niña con el que estableces un vínculo afectivo no puede entender que de repente desaparezcas y un voluntario que actúe así puede provocar más daño que el que pretendía aliviar. La persona voluntaria que trabaja con niños tiene que ser muy consciente de su fragilidad. A ello hay que añadir una buena dosis de paciencia y olvidarse de la racionalidad. Muchas veces no vas a entender al niño, porque te faltan muchos elementos de su vida de los que ni siquiera él o ella son conscientes, pero que condicionan su conducta. Aceptándolo tal como es, le ayudas a aceptarse y, sobre todo, a quererse.

La infancia abandonada suele tener problemas psicológicos. La formación es básica para saber cómo tratarlos. Tengo que saber qué puedo esperar de niños y niñas con síndromes o traumas especiales y añadir a eso toneladas de buena voluntad y cariño.

Ancianos

Josep

Tiene 61 años, es soltero y hace unos años le dieron la invalidez total porque una medicación demasiado fuerte afectó a una parte de su capacidad de memoria. Vio un reportaje televisivo sobre la realidad de los ancianos solos y se presentó de voluntario.

Es coordinador de oficina de más de 40 voluntarios que realizan servicios esporádicos, lo que le ocupa unas cinco horas semanales. Además una vez por semana visita a una mujer con una enfermedad degenerativa desde los 18 años, cuya madre está también enferma y necesita compañía. Durante las colonias de verano de los ancianos es voluntario los diez días. «Es mucho más gratificante. Convives con ellos todo el día, incluso los ayudas a acostarse, a lavarse... se crea un vínculo afectivo muy importante. Yo animo a más personas a que lo hagan. Vale la pena.» Como si eso no fuera suficiente, los sábados por la tarde va a una asociación de personas con parálisis cerebral de cuatro a nueve de la tarde. Los llevan a pasear y a merendar y así pasan un buen rato. Le preguntamos por qué se decidió por los ancianos: «Te tienen que gustar los abuelos y sentir mucho respeto por ellos. A mí me gustaría que lo hiciesen por mí. Tienes que tener paciencia con las minusvalías: algunos son duros de oído, otros tienen mal carácter y no te perdonan que llegues tarde, hay que saber darle la vuelta a todo y no ponerse nervioso. Recibes mucho; aprendes un montón porque te explican vivencias muy válidas para asimilar la vida, lo que te está pasando, lo que vendrá después. Tienes grandes dosis de humanidad. A poco que los escuches y les dediques tiempo, los abuelos te dan toda la experiencia de su vida. Te apabulla su enorme sentimiento de gratitud, cómo llegan a quererte. Te esperan al minuto. ¿Cómo voy a dejar de ir? Antepones la visita a cualquier otra cosa que tengas que hacer porque ves cuánto la valoran.» Como coordinador de voluntarios se da cuenta de que la vida personal de cada voluntario condiciona mucho su entrega. «A veces no están en condiciones y hay que decirles que se vayan. Pero en general son gente de toda confianza.»

Amics de la Gent Gran es una organización integrada por voluntarios que dedica su atención principalmente a personas mayores con escasos recursos. Éstas tienen una media de edad de 85 años y viven solas en su domicilio, sin familia, o con una familia que por diversos motivos no se hace cargo de ellos. Más del 60 por ciento de los ancianos y ancianas que atiende la fundación tienen un elevado grado de dependencia física o padecen algún tipo de demencia.

Los voluntarios pasan un proceso de selección que consiste en dos entrevistas en profundidad tras las cuales la asignación de un servicio o actividad se realiza en función del perfil del voluntario y de sus capacidades personales. Son mayores de 18 años, sin límite de edad (los hay de 70 y 80 años). Es un voluntariado enormemente heterogéneo.

La actividad básica de los voluntarios es la de acompañamiento a domicilio desde que se entabla relación con el anciano o anciana hasta su muerte. Consiste en la visita semanal de unas dos horas de duración que un voluntario realiza a una persona mayor en su domicilio con el objetivo de entablar una relación de amistad y ofrecerle apoyo afectivo, entendido éste como la ayuda para que la persona refuerce sus recursos personales (autoestima, capacidad de adaptación, capacidad de relación con otros) y para aliviar su soledad. Este servicio funciona durante todo el año con un período de discontinuidad de un mes en verano. La compañía y la conversación son los factores más valorados por los ancianos y ancianas que reciben este servicio. Cuando hay una necesidad de apoyo especial se organizan visitas de grupo en las que varios voluntarios organizan una pequeña merienda en casa de un anciano y lo obsequian de alguna manera especial. Cada distrito tiene un voluntario coordinador a quien los voluntarios visitadores tienen que telefonear una vez por mes para tenerle al corriente. Este coordinador se reúne periódicamente con los profesionales del centro (asistenta social, psicóloga) dándoles a conocer las situaciones que los voluntarios detectan y que pueden merecer una intervención. El voluntario no puede actuar nunca directamente, sino simplemente dar el aviso.

Los voluntarios que no dispongan de tiempo con regularidad realizan acompañamientos esporádicos cuando los ancianos tienen que hacer alguna gestión del tipo que sea fuera de su domicilio y no tienen a nadie que pueda acompañarlos: ir a buscar recetas de medicamentos, hacerse visitas y pruebas médicas, ir a sesiones de rehabilitación, realizar gestiones en bancos y otros trámites. Este servicio funciona todo el año y se realizan más de 700 servicios al año. Estos voluntarios están en permanente contacto telefónico con su coordinador, al que comunican todos los incidentes («no ha venido la ambulancia», «no tenía hora para la prueba...»).

Están también los voluntarios administrativos que se ocupan del teléfono y las gestiones de calle y los colaboradores con coche que se prestan para trasladar a los ancianos cuando se organiza la fiesta de Navidad, la de Primavera, o cuando el traslado no se puede cubrir de otro modo.

En verano organizan una estancia de diez días fuera de la ciudad que permite a los ancianos y ancianas salir de sus domicilios, estar en contacto con el exterior y con otras personas como ellos y con voluntarios que ofrecen una atención de 24 horas al día (asistencia, animación y acompañamiento). En esta actividad hay muchos voluntarios jóvenes que dedican sus vacaciones.

Durante el año la organización ofrece cursos acerca de los problemas legales, psicológicos, médicos, sociales de la tercera edad (recursos asistenciales, demencias y cursos prácticos que enseñan cómo cogerlos, trasladarlos, cursos de animación...).

El lema de la organización es «Las flores antes que el pan», para subrayar que su prioridad es lo emocional y no lo material. Esto último ha de estar cubierto por la administración, la familia o el propio usuario. Un voluntario que se extralimita y se pone a hacer tareas de la casa puede provocar que, si el anciano o anciana tiene asignada una trabajadora social, se la retiren, porque ésta encuentre el trabajo hecho.

La única obligación del voluntario es hacer compañía, no hacer cosas. Hay que olvidarse de la necesidad de sentirse útil o de comprobar la eficacia de nuestras acciones.

Cooperación con el Tercer Mundo

Alfonso

Alfonso lleva 5 años de voluntario en Intermón Oxfam. A los 54 años lo jubilaron anticipadamente tras varias fusiones de la empresa en la que trabajaba de comercial. Un jesuita conocido suyo le sugirió la idea del voluntariado. Le hicieron la entrevista y en seguida se comprometió dos mañanas a la semana porque quería estar ocupado y ser de ayuda. Un mes después ya se había comprometido unas horas más. Ahora trabaja ocho horas diarias y en fechas como Navidad o días de actos especiales, hasta doce. Su puesto está en el almacén de una de las tiendas de comercio justo. Recibe el género que llega del Departamento de Comercio Justo donde está la central de compras a los grupos productores del Sur y el almacén principal en Paterna (Valencia) y lo registra. Hay que desempaquetar, etiquetar, verificar y luego preparar los pedidos que vienen de escuelas, institutos, ayuntamientos, comités locales, clientes. Al principio, hacía a mano todos los registros y cálculos. Ahora está todo informatizado, ha aprendido informática aquí. «No dependes de un sueldo, no te quemas, estás más libre. Se me pasan las horas volando. La organización nos informa y nos recicla continuamente. Las reuniones son vitales, muy necesarias, porque olvidas algunas cosas que te va bien que te las refresquen.» Vino para echar una mano, pero ahora cree en lo que hace y se identifica con la organización. Nos habla de otro voluntario al que admira porque es joven («su tiempo vale más que el mío, tiene más mérito») y trabaja fuera de la ciudad de 7.30 a 15.30. «Viene dos tardes a la semana. Es informático y nos saca de todos los apuros, pero, además, está dispuesto a hacer de todo.»

Desde que los medios de comunicación empezaron a acercarnos las realidades de pobreza más lejanas, son muchas las personas que han sentido que su deseo de un mundo más justo y solidario pasa por un voluntariado en una de las organizaciones que se dedican a luchar contra la pobreza. En el capítulo 5 nos ocupamos de los voluntarios y cooperantes que se desplazan para realizar su labor en los países pobres del Sur, por lo que aquí nos centraremos en los voluntarios que trabajan para la sede de la organización o para las delegaciones de esta sede en un país del Norte. En estas organizaciones, interesa que el máximo de fondos recaudados se destine a los programas de actuación, ya sean los orientados directamente a las personas beneficiarias de los proyectos de desarrollo como a las campañas de influencia social y política contra las causas de la pobreza. Por lo tanto, se intenta contener convenientemente los gastos administrativos y de personal que son inevitables en toda organización. La labor desinteresada del voluntariado en estos casos permite realizar muchas más actuaciones de las que se podrían hacer con los recursos disponibles para el funcionamiento de la organización. En Intermón Oxfam, por ejemplo, el 80 por ciento del equipo operativo son personas voluntarias que se incorporan de dos formas diferentes:

— Como miembros estables del equipo operativo: integrados en la organización, con una responsabilidad definida y con un compromiso de trabajo duradero. Actualmente hay más de 800 personas voluntarias participando en estas tareas, que van desde la organización de los comités locales de las diferentes ciudades y localidades, la organización de campañas de sensibilización y de influencia social y política sobre causas concretas, la gestión y asesoramiento de proyectos de desarrollo por parte de profesionales, la realización de estudios económicos o de viabilidad, la gestión de las finanzas y la administración hasta la venta al público en las tiendas de comercio justo.

— Como colaboradores voluntarios: participan de forma esporádica en actividades específicas que no requieren un compromiso de continuidad, pero que son igualmente importantes para la organización. Ejemplo de este apoyo son los 3 000 voluntarios que se movilizan cada año para organizar la fiesta anual de Intermón Oxfam, Un día para la Esperanza.

Voluntarios en el espacio cibernético

El sitio web de desarrollo de Netaid.org ofrece un servicio para organizaciones de cooperación al desarrollo e individuos interesados en colaborar. Se accede al mismo a través de la dirección http://www.netaid.org/OV.

Gracias a ella, las organizaciones de países en vías de desarrollo de todo el mundo reciben ayuda de los voluntarios a través de Internet. Voluntarios Online trabajan desde sus casas, desde el trabajo, desde bibliotecas o cibercafés. La comunicación y los resultados de las tareas se llevan a cabo por medio del correo electrónico.

El elemento central de Voluntarios Online es el listado de necesidades formuladas por organizaciones de desarrollo de todas partes del mundo a disposición de Voluntarios On line. Por ejemplo traducciones, investigaciones, diseños de páginas web, análisis de datos, redacción de artículos..., en fin, cualquier cosa que pueda ser transmitida a través de la red.

Prisiones

María

María tiene 28 años, es soltera y ha estudiado Bellas Artes. Tres días a la semana trabaja de administrativa en una empresa y un día da clases de pintura al óleo en una academia. Pertenece a un colectivo de artistas y además de pintar organiza exposiciones. El miércoles lo tiene reservado: es voluntaria en una prisión de mujeres. Cuando le preguntamos por su motivación, explica que se dio cuenta de que estaba dedicando su tiempo y esfuerzos a cosas superficiales y que necesitaba dar al arte un enfoque más eficaz, en favor de la mujer y concretamente al aspecto social. Sintió la necesidad de ir más allá y la concretó así: presentó un proyecto de artes plásticas que contempla la fabricación de títeres y la posterior representación con ellos para los hijos de las internas. «Es un proyecto muy humilde, pero constituye un espacio de expresión para ellas. Se dan cuenta de que realmente pueden hacer algo y eso les devuelve la confianza en sí mismas. Un títere es algo muy cercano y no tienes que tener un talento especial, pero cuando lo ven terminado sienten que han podido hacer algo que no habían imaginado, descubren una parte de sí mismas. Son muy vivas, muy creativas, muy espontáneas. Ellas mismas hicieron el guión para la representación.» Al taller se apuntan voluntariamente y en él deciden todo lo que hacen guiadas por la monitora y por María. «El resto de su vida está muy pautado y tener un espacio en el que pueden decidir es muy importante.» El trato con ellas es muy normal, y hay un proceso de adaptación como ocurriría en cualquier trabajo, pero la prisión es un mundo en el que la información es muy confidencial, se respeta mucho la intimidad y no se hacen preguntas. «He aprendido mucho de ellas y de los profesionales penitenciarios que son los que se implican de verdad, porque están codo a codo con ellas a diario. Su labor es admirable, tiene un componente vocacional muy fuerte: hacen un trabajo en el que además creen y están muy motivados. Saben manejar las situaciones: si una de las internas anda muy nerviosa porque está a la espera de juicio y te boicotea el taller, por ejemplo, no es cuestión de pegar la bronca sino de reconducir la situación, con respeto y haciendo que todas se sientan cómodas. De ellas, me admira que tengan ganas de ponerse guapas, de ir al gimnasio, sabiendo que les quedan, tal vez, dos años de condena. Y que estén de buen humor. Es increíble.» Tienen fundamentalmente dos necesidades muy claras: afectivas y de formación e información. Para ellas, lo más importante es la llamada del marido, o de la pareja, la relación con los hijos, con los novios. Todo lo demás es nada: comer, cenar, pasar el rato... el contacto con los suyos es lo único que les importa. Muchas de las reclusas son extranjeras y no tienen a nadie que las visite. El voluntario es una cara nueva y además ofrece un apoyo (aunque mínimo) al profesional. Y la presencia de una persona nueva cambia la rutina diaria.

Los que estamos acostumbrados a vivir en libertad, es decir, en nuestro entorno y rodeados de las personas que queremos, a duras penas podemos imaginar lo que sentiríamos si nos viésemos obligados a vivir entre cuatro paredes extrañas y con seres que poco o nada tienen que ver con nuestra vida. Por las más diversas circunstancias, hay personas que van a parar un día a la cárcel. Si bien es cierto que tanto las instalaciones como los funcionarios penitenciarios son mejores que hace años, hay un exceso de población reclusa y la pérdida de libertad hace que sufran una serie de carencias personales difíciles de abordar. El voluntario en este campo es testigo de nostalgias, soledades, rebeliones mudas o escandalosas, lágrimas (cuando se permiten derramarlas), pero también conoce alegrías, ve cómo despiertan las conciencias, contempla con gozo la recuperación de las personas y finalmente y si hay suerte, la reinserción de éstas en la sociedad. En todos estos procesos, el voluntario o voluntaria sólo acompaña sin intentar cambiar a nadie. Y llega a descubrir que la peor cárcel es la del alma, aquella en la que te encierras de pura soledad emocional, y la cárcel de la mente, la ignorancia, que te mantiene aislado, al margen de la vida que sigue discurriendo ajena a ti. El gran aprendizaje es que la verdadera libertad —al igual que la condena— la llevamos dentro.

La presencia del voluntario en un centro penitenciario es una ventana al exterior. Trae información, trae vida de fuera y trae calor humano. Esto se canaliza a través de las actividades, que dependerán de cada centro, y de los profesionales que trabajan en ellos, que son los que llevan la batuta. El voluntario no tiene que confundirse con ninguna de las partes y debe respetar las reglas de juego. Las actividades pueden ser tertulias con los internos sobre temas de interés para ellos, que les tengan al día sobre la sociedad en la que eventualmente volverán a vivir. Conferencias, teatro, arte, deporte, formación... Asimismo hay trabajo de acompañamiento en las cárceles y en pisos habilitados para los que terminan de cumplir la condena en régimen abierto, y existe la posibilidad también de trabajar con los hijos y las familias de los internos y de colaborar en la asesoría jurídica de todos ellos.

Teresa

Teresa trabajaba como monitora en el curso de formación profesional ocupacional Moda y Patronaje del Centro Penitenciario de Mujeres Wad-Ras. No tuvo que pasar mucho tiempo para que constatase una realidad lacerante: cuando las internas acaban de cumplir su condena, su acceso al mercado laboral se ve muy dificultado por su escasa capacitación profesional y por el entorno del cual proceden y, ante la necesidad de sacar adelante a sus hijos, vuelven a delinquir. Teresa, con cuatro de sus alumnas, se atrevió a soñar que podía romper este círculo vicioso y conseguir que las mujeres encontrasen un empleo que les facilitase unos recursos mínimos para subsistir ellas y sus familias y conseguir una inserción social y unas perspectivas de desarrollo personal. Presentaron el proyecto al director del centro penitenciario, quien lo consideró viable y ofreció un local fuera del dominio carcelario para que las cuatro mujeres dispusieran de un espacio para iniciarse en las técnicas de confección industrial. Cuando el proyecto empezó a adquirir envergadura, Teresa abandonó su trabajo para poder dedicar al proyecto el tiempo y los esfuerzos cada vez mayores que éste exigía. De aquella cooperativa iniciada por cinco mujeres, y después de innumerables vicisitudes superadas siempre por la voluntad férrea y la fe de sus impulsoras, se ha llegado a consolidar una organización de reinserción de mujeres, ARED, que en 2001 ha atendido a 105 beneficiarias, que reciben formación, atención psicológica, atención y educación sanitaria, trabajo y apoyo en la búsqueda de vivienda.

Drogodependientes

Otra forma de perder la libertad es someterse, la mayoría de veces de manera inconsciente, a la tiranía de la droga o de otras sustancias, como el alcohol. Una vez esclavizada por esta dependencia, la persona suele entrar en una espiral de deterioro personal y económico que acaba situándola al margen de la sociedad. Entre las muchas iniciativas con una importante presencia de voluntariado que han surgido para responder a las necesidades de estas personas nació en 1980 ABS, que posteriormente se denominó ABD (Asociación Bienestar y Desarrollo). Hace nueve años que gestiona dos centros del Plan de Acción de Drogodependencias de Barcelona que dan cobertura a cinco distritos de la ciudad. En éstos, 60 voluntarios colaboran con los psicólogos, médicos, trabajadores sociales, educadores, enfermeros, técnicos auxiliares, administrativos y personal de seguridad. Junto a ellos, la organización dispone de cuatro recursos que persiguen la inserción laboral de personas que siguen tratamientos por drogodependencia. El equipo que lleva a cabo la inserción está integrado por 1 trabajador social, 4 educadores y 70 voluntarios.

El *taller ocupacional*, dirigido a alcohólicos y drogodependientes marginales, se basa en el aprendizaje de la técnica de la marquetería, además de intentar mejorar los hábitos y las habilidades sociales de los que participan.

El *taller de actividades* está dirigido a drogodependientes en tratamiento con escasos recursos personales. No es tan importante lo que hacen como el estimular y fomentar valores que propicien en los usuarios un proceso de cambio personal. Cuando el usuario ve que hay gente que se entrega por nada, descubre, en algunos casos por primera vez, que hay otros valores que los del consumo. Es a través de lo que hagas como llegas a ellos, pero lo que haces no es lo importante. Lo importante es conectar para poder ofrecer ayuda. Para esta actividad, la organización está abierta a las habilidades de cada voluntario: idiomas, yoga, corte y confección, cualquier cosa que pueda interesar a los usuarios, y si el voluntario no tiene una habilidad especial ayuda al responsable principal de la actividad. La directora de la asociación nos dijo: «Cuando un voluntario me dice "No sé hacer nada en especial", le pregunto: "¿Sabes escuchar?" Porque eso es lo más importante.» Las actividades se dividen en tres áreas: cultura, cuidado personal y trabajos manuales. En el ámbito del cuidado personal, la organización agradece el voluntariado de muchos profesionales de medicinas alternativas: reiki, flores de Bach, reflexología podal, acupuntura china, porque disminuyen mucho el nivel de ansiedad de los usuarios.

El *taller de jardinería* está destinado a drogodependientes y alcohólicos en situación de marginalidad para facilitarles el aprendizaje de las habilidades sociales básicas para encontrar y conservar un trabajo.

El *club de trabajo* es un recurso de búsqueda activa de trabajo dirigido a personas que realizan un tratamiento por drogodependencia. Toman conciencia de que no pueden presentarse de cualquier manera, que su aspecto personal es decisivo y que tienen que presentar un currículum. Se les facilita un espacio en donde se les ayuda a seleccionar las ofertas laborales de la prensa, realizar llamadas telefónicas a empresas, etcétera. Se les informa sobre otros recursos de inserción laboral, de asesoramiento y de información. Motivados por el deseo acceder al mercado laboral, trabajan también el camino hacia la abstinencia.

La denominación Programa de Reducción de Daños *no permite hacerse una idea de las situaciones de miseria humana que contempla, y sin embargo, es una expresión del todo acertada. El programa, pretende que los usuarios de drogas en situación de marginalidad extrema (concretamente ubicados en Can Tunis, Barcelona) no empeoren todavía más su ya precaria salud. Cada mañana —todos los días del año, domingos y festivos, y también el día de Navidad— dos autobuses adaptados aparcan en el descampado y ofrecen sus servicios. El equipo está compuesto por 1 coordinadora, 1 médico, 3 diplomados en enfermería, 1 auxiliar de clínica, 3 trabajadoras sociales, 1 educador, 3 agentes de salud, 2 conductores y 10 voluntarios formados en drogodependencias. Nada más llegar calientan leche (o sirven yogures, o zumos... lo que les hayan dado en el Banco de Alimentos o en la Cruz Roja o empresas donantes) y la reparten con galletas (o lo que se tercie) a los que se acercan. Muchos viven debajo del puente. No queda ni una miga. Luego instalan un bidón de agua y una mesa con jabón y papel para secarse para que los usuarios puedan lavarse. A mediodía reparten bocadillos que también desaparecen en un santiamén. Durante toda la mañana atienden las necesidades sociosanitarias más básicas (cura de pies, de heridas, consultas de todo tipo, vacunas, asistencia de urgencia en caso de sobredosis) y derivan al ambulatorio las de mayor envergadura. Proporcionan instrumentos y formación para que los usuarios realicen el consumo de drogas con el menor riesgo posible, es decir, les facilitan jeringuillas nuevas pidiendo que les devuelvan las usadas para desecharlas, alcohol y todo lo necesario para disminuir la transmisión de enfermedades infecciosas como la hepatitis y el VIH. El flujo de personas no cesa en toda la mañana. También reparten ropa, y alguna usuaria sale despotricando porque aquel día no hay nada para ella. Siempre les faltan calcetines. El personal de los autobuses conoce a los usuarios por su nombre. Por eso pueden hacer un diagnóstico social de la persona, un plan de trabajo individualizado y acompañarla a recursos sanitarios, sociales y de higiene personal (dos veces a la semana trasladan al que lo quiere a las duchas que les cede una organización para personas «sin hogar»). Con todo ello, les muestran el camino para salir de la exclusión social y les facilitan el acceso a la red de atención a los drogodependientes, a la red sanitaria y a la red social.*

Energy Control, o voluntarios para la prevención del riesgo de consumo de droga en los lugares de ocio, es un grupo de personas, consumidoras o no, preocupadas por el consumo de drogas en los espacios de fiesta de los jóvenes, por lo cual ofrecen información objetiva a fin de disminuir los riesgos del consumo, con la peculiaridad de que lo hacen en el propio lugar de diversión.

Surgió en 1997 cuando se detectó el consumo de pastillas por parte de adolescentes. Era un problema nuevo y distinto del consumo de alcohol, de cocaína o de heroína, por lo que se hizo un estudio y un grupo de usuarios, junto con un asistente social, pensaron cómo hacer llegar mensajes a estos nuevos consumidores. Editaron unos folletos en los que trabajaron diseñadores, gente de la noche, estudiantes... Ahora existen 5 grupos de trabajo constituidos íntegramente por voluntarios (90): psicólogos, químicos, farmacéuticos, diseñadores gráficos, disc-jockeys, estudiantes, camareros, mecánicos, profesionales de todo tipo y gente relacionada con la organización de las fiestas a las que se dirigen. Actualmente Energy Control funciona en Barcelona, Madrid, Valencia y Baleares. Todos los voluntarios comparten dos características: conocen la noche y les preocupa el consumo de drogas y están de acuerdo en que hay que trabajar donde hay consumo para disminuir los riesgos e informar. Y allá van. Como trabajan con personas a las que lo que les interesa es la diversión, utilizan ellos también todos los aspectos propios de los espacios de ocio, como la música y la imagen. Así, como no se limitan a actividades de prevención, consiguen una mayor complicidad con su público natural y una mayor eficacia en sus actuaciones. Aparte de editar material gráfico y audiovisual sobre drogas con el lenguaje y la iconografía propios del colectivo al que se dirigen y de su propia web (www.absong.org/energycontrol), Energy Control realiza diversas actividades sobre el terreno:

— Montan tenderetes de información y de asesoramiento: se trasladan a los puntos de ocio más adecuados, ofrecen información verbal y material gráfico. El grupo de voluntarios conecta con el establecimiento donde se realizará la actividad lúdica y diseña el tipo de trabajo junto con los responsables del local.

— Realizan in situ análisis de sustancias para advertir de los posibles riesgos de adulteración y de consumo abusivo: los asistentes a las fiestas *(raves)* en donde ellos están presentes pueden pedir un análisis y saber si el producto que van a consumir está o no adulterado y pedir información sobre sus efectos y riesgos.

— Montan zonas de descanso *(chillout)*: delante de la discoteca o de la *rave*, instalan un lugar para salir del ritmo acelerado de la fiesta, para poder hablar y escuchar música de otro tipo en un ambiente pensado para la comodidad y el descanso. En este espacio, reparten material impreso y se proyecta información gráfica en pantalla, amén de ofrecer agua para que los usuarios puedan hidratarse.

Además, ofrecen formación externa a profesionales o colectivos interesados en estrategias de trabajo preventivo para la reducción de riesgos en espacios de ocio juvenil.

La credibilidad de este grupo de voluntarios es tal que son los propios organizadores de las fiestas los que requieren la presencia de Energy Control.

Decíamos al principio de este epígrafe que ABD surgió en el ámbito de la droga, pero una cosa los llevó a otra. Muchos drogodependientes son enfermos de Sida. Y ¿qué pasa con los hijos de los drogodependientes? En el mejor de los casos, acaban en manos de los abuelos o de los servicios sociales. Por eso, ABD tiene también programas de atención a usuarios afectados por el Sida, el programa Preinfant y el programa LARIS de violencia doméstica. En el Preinfant todo el voluntariado está integrado por mujeres. En él, detectan embarazadas de alto riesgo y les ofrecen acompañamiento en el embarazo, el parto y hasta los dos años del bebé. El equipo de voluntarias está especializado en temas de infancia y realiza acompañamiento, cuidado de los bebés o hijos anteriores mientras la madre no puede, tareas de la casa: alimentación e higiene general. Todas estas voluntarias reciben formación previa, formación específica y formación continuada para poder realizar su tarea de manera competente.

Ayuda Mutua - Infoayuda

Los padres y las madres de los drogodependientes pusieron en marcha en 1999 un teléfono de información y ayuda mutua para familiares de personas con problemas de drogas. Infoayuda ofrece información y orientación. El teléfono está atendido por 14 voluntarios, familiares de drogodependientes que han recibido formación previa. Suelen llamar mujeres, en su mayoría madres, con problemas psicosomáticos y deprimidas, que necesitan ayuda, escucha y orientación o que desean que un familiar acuda a algún centro de tratamiento. La persona que atiende el teléfono sabe perfectamente de qué le están hablando porque ha pasado por situaciones parecidas. Es mucho más fácil solidarizarse cuando uno mismo ya ha pasado por una experiencia de dolor.

Personas sin hogar

Isabel

Me paro un momento en la acera para hablar con Juan, una persona que vive en la calle desde hace muchos años, e intercambiamos algunas bromas. Después de hablar unos minutos, me tiende su mano y nos la estrechamos amigablemente. Al girarme, noto unos ojos que me miran con curiosidad. No hace falta preguntar al dueño de esta mirada lo que piensa: «¿Qué hace esta chica hablando —¡y riendo!— con este hombre?» No me inmuto. Ya estoy acostumbrada. Le aguanto la mirada unos segundos y prosigo mi camino.

Sin embargo, esos ojos se quedan clavados en mi mente y me hacen pensar, pues la curiosidad que expresan me muestra que lo que acabo de hacer «no es normal». ¿Hasta dónde hemos llegado? Es incomprensible, y me resulta doloroso, que una situación como ésta sea inusual cuando lo raro, lo que debería sorprendernos, es que cientos de personas pasen con indiferencia a un metro de distancia de una persona que, por no tener, no se tiene ni a sí misma. ¿No tenemos la jerarquía de valores un poco alterada?

Es a raíz de este hecho, al analizar mi casi diaria relación con Juan, cuando realmente me doy cuenta del cambio que los usuarios de Arrels han obrado en mí. Porque ya no veo «pobres» ni «borrachos» y ya no puedo pasar a su lado sin pararme. Veo personas, personas fuertes o débiles, con sus defectos y virtudes, personas con un pasado duro, un presente desdichado y quién sabe qué futuro en esta sociedad de la competitividad y la intolerancia.

Y es en este punto donde Arrels se me presenta —al igual que ellos— como un oasis donde existe la oportunidad de vivir, de ser persona, de olvidar el pasado, mejorar el presente y poder pensar en un futuro. Un oasis semanal donde yo aprendo más que ellos. Porque para mí, no son «los sin techo». Son personas con un punto en común, pero muy distintas entre ellas. Personas con toda la complejidad y profundidad que implica este término. Personas que me enseñan el valor de la lucha, del sacrificio y muestran su generosidad y su bondad cuando, finalmente, pueden hacer un alto en el camino.

Hay muchas personas que viven en la calle, lo sabemos todos, nos las encontramos a diario. No tienen dinero, casa, familia, amigos, trabajo... todo aquello que para nuestras vidas es fundamental. ¿Cómo viven sin todo eso? Viven desesperanzados porque acaban convenciéndose de que las cosas no pueden cambiar y porque dejan de ser protagonistas de su propia vida y se sienten a merced de las circunstancias. Son personas que se han ido abandonando, perdiendo la confianza en sí mismos y en los demás.

Isabel es una voluntaria de Arrels, una fundación que trabaja para que las personas sin techo vuelvan a creer en sí mismas, recuperen la autonomía y vuelvan a insertarse en la sociedad. Para ello trabajan 9 personas contratadas y 140 voluntarios activos. La prioridad es la relación humana, para lo cual son indispensables los voluntarios, y sin la cual las ayudas de tipo económico no dan resultado. El voluntario garantiza a los usuarios un espacio y un tiempo en el que reciben un trato normal y eso es —valga la redundancia— lo más «normalizador» que hay si lo que se pretende es integrarlos en la sociedad. No es fácil entablar una conversación con estas personas. Se precisa mucho respeto y tiempo, pero vencer la desconfianza es el primer paso. Los voluntarios trabajan en el Equipo de Calle, en el Centro Abierto, en el Equipo de Hospitales, en el Programa Ocupacional, en la Minirresidencia y en los Pisos tutelados.

Equipo de Calle:

Durante todo el año parejas de voluntarios se acercan a personas «sin hogar» y les preguntan cómo se encuentran, qué necesitan, les informan de los servicios sociales, del Centro Abierto que tiene la fundación. Puede costar entre 2 y 3 años que un «sin hogar» se acerque al Centro, sobre todo si son personas en fase consolidada de exclusión, es decir, que lleven más de 5 años viviendo en la calle. Los voluntarios están preparados para recibir cualquier tipo de reacción y saben que su labor requiere mucha paciencia y que ellos han de tener fe por los dos: por ellos mismos y por la persona a la que se dirigen. La labor más importante del voluntario es hablar y escuchar. No importa que pase un mes sin que te devuelvan el saludo. La perseverancia da resultado. Poco a poco se va averiguando qué hay detrás de cada persona y se le ayuda a reconocer que tiene unas necesidades: de calor, de tranquilidad, de higiene, de salud.

Centro Abierto:

En el Centro Abierto de Arrels, los usuarios pueden ducharse, afeitarse, cambiarse de ropa (se les facilita ropa limpia y hay también lavandería) y disponen de una consigna para no tener que ir siempre cargados con sus cosas, tienen además una dirección en donde recibir correspondencia y llamadas telefónicas. En la sala de estar tienen también diarios, juegos de mesa, libros. Allí pueden relacionarse con otras personas como ellos y con los voluntarios. Todo el trabajo se encamina a que se sientan valorados como personas y a que recuperen poco a poco la confianza. Si no están afectados neurológicamente (cosa frecuente), una vez visitan el Centro Abierto el proceso de mejora se acelera y en semanas recuperan los hábitos higiénicos, de alimentación y sueño.

Empieza entonces el trabajo individual: se diagnostica y afronta cada una de las carencias de la persona y se potencian sus valores. Se le proporciona alojamiento en una pensión (a la que, si es necesario, la acompaña el voluntario), se le tramita una pensión, se le pagan las comidas en algún restaurante sencillo de la zona, se procura que reciba atención sanitaria y se le ayuda a conseguir papeles y a encontrar trabajo, velando en todo momento porque mejore su situación social y afectiva. En esta fase un voluntario que acompañaba a un «sin hogar» a hacerse el DNI, se encontró con que la policía lo retenía porque estaba en orden de busca y captura por no haber pagado una multa de quince mil pesetas. Arrels actúa como lo haría cualquier familiar: paga la multa para devolverle la libertad a la persona y ésta descubre —si todavía no lo había hecho— que realmente le importa a alguien. La voluntaria también le acompañará a hacerse las fotos, a las visitas médicas, a empadronarse (hay 90 personas empadronadas en el Centro Abierto de Arrels) y a cualquier gestión que no se sienta capaz de hacer solo.

Si el médico prescribe una medicación ya sea por enfermedades crónicas, mentales, por problemas circulatorios o respiratorios, o tratamiento de desintoxicación, en el Centro Abierto se la controlan y ésa es otra ocasión de contacto.

Por el Centro Abierto pasan entre 80 y 100 personas diarias, de las cuales 102 reciben seguimiento individual. Todas las tardes de 16 a 19.30 h hay talleres de manualidades, pintura, de autoayuda (por ejemplo, qué recuerdos les trae una determinada música y a partir de ahí trabajar la afectividad de la persona).

Cuando un usuario ingresa en un centro médico, el Equipo de Hospital va a visitarlo, está en contacto con el facultativo, potencia los vínculos con la familia si es posible, y a la salida se le busca un lugar donde pasar la convalecencia. En Arrels hay muchos voluntarios que son personas mayores, algunos hombres que a pesar de haber tenido cargos de gestión de cierto nivel, tienen una fuerte vocación de servicio. Un «sin hogar» que va a un hospital en el coche de un voluntario de estas características que le va explicando lo que le van a hacer se siente amparado y seguro, se siente importante y es más fácil que luego se haga cargo de su situación y se tome en serio su salud. Y, por otro lado, a los médicos les da tranquilidad saber que hay una entidad que se va a hacer cargo del paciente cuando le den el alta. ¿Qué hace en la calle, por ejemplo, una persona a la que acaban de amputar una pierna? Si la operación ha ido muy bien, al poco tiempo sale del hospital, pero ¿qué pasa con la convalecencia?

Vale la pena mencionar un dato: en Arrels, la mayor parte del voluntariado está integrado por mujeres mayores de 60 años. En momentos de crisis son ellas las que han salvado a la entidad, con un sentido común apabullante y por tener clarísima su misión allí. El director me confiesa que son los voluntarios el elemento de cohesión de la organización. Son muchos y muy antiguos, saben por qué se creó la organización, la preocupación que existía en un principio, y lo transmiten a los nuevos, son ellos los que dan continuidad histórica al proyecto. Cuando llegan voluntarios a Arrels ya saben dónde se meten, pues funciona el boca a boca o los envían entidades que ya conocen la organización.

Todos reciben formación y cada día hay un tiempo de reflexión sobre la labor realizada. Al final de la tarde, todos los voluntarios del Centro Abierto comparten durante media hora lo que han hecho y cómo se han sentido. Los del Equipo de Calle y de Hospital se reúnen una vez al mes. Y dos veces al año tienen jornadas formativas o de reflexión continuada. También asisten a algunos cursos organizados por Cristianismo y Justicia.

Los voluntarios llegan a Arrels movidos por un sentimiento de solidaridad, pero las diversas situaciones que van viviendo modifican sus planteamientos y se les despierta la conciencia de injusticia cuando ven qué diferente es el trato que se dispensa a los «sin hogar» si van solos o si van acompañados por ellos y cuántas situaciones tienen en contra sin haber hecho nada para merecerlas, y caen en la cuenta de que al «sin hogar» se le culpa en exceso. Muchos voluntarios empiezan pensando que van a ayudar a personas que han cometido errores y descubren a personas que han topado con muchas barreras o circunstancias que han hecho que acaben así.

Suelen acabar concluyendo que no van a dar sino a «ser», a «estar al lado de», que además de mejorar las condiciones de vida de los «sin hogar» hay que llevar a cabo un trabajo de sensibilización de la sociedad: la realidad de los «sin hogar» no puede ser desconocida porque repercuten en ellos una serie de circunstancias que tienen que ver con nuestro modus vivendi. El reto a que se enfrentan ahora los que trabajan este campo es compaginar sus valores fundamentales —el desinterés económico y el anonimato—, con el trabajo de denuncia.

Afectados por el Sida-VIH

Ana

Son las ocho de la mañana. Me levanto para ir a verlo. Sé que es importante para él. También lo es para mí.

Él necesita que lo escuche, yo aprender a escuchar. Él, sin saberlo, es mi maestro, me enseña, día a día, comparto sus penas y sus alegrías.

Para él son tan importantes cosas a las que no yo no les había prestado atención hasta ahora... y me ayuda a valorar, a apreciar lo que tengo, a ser yo misma.

¡Quién me iba a decir que un bocadillo para desayunar pudiera ser causa de una gran alegría! Y yo estoy allí, puedo vivirlo con él, y es emocionante.

Me siento útil, veo que tiene grandes esperanzas, quizá nada cambie, tal vez todo siga igual, incluso puede empeorar, pero no nos rendiremos, estaremos allí, seguiremos siendo voluntarios porque un día decidimos serlo.

Nunca se insistirá lo suficiente en la necesidad de formación y de preparación adecuada para que la labor del voluntariado sea eficaz, pero cuando se trata de atender a personas afectadas por el Sida-VIH, esta preparación es imprescindible y en ningún caso se suple con buena voluntad. Hay que conocer tanto las causas de la enfermedad como sus síntomas, su período de latencia, los riesgos de los seropositivos para sí mismos y en sus relaciones con los demás. Y distinguir entre el portador que tiene que aprender a convivir con su VIH (de la misma manera que otros enfermos conviven con su diabetes, con su hipertensión o con su cáncer) y el enfermo en el cual ya se ha declarado la enfermedad. Es imprescindible aprender cómo tratar a los enfermos, cuál es la psicología propia de los afectados, qué se debe o no se debe hacer. Es cierto que la labor de acompañamiento ahora o hace unos años ha variado radicalmente porque la medicación actual evita la muerte de muchísimos pacientes que hace unos años estaban condenados a morir. Pero siguen estando presentes el miedo, las fantasías, la soledad, la angustia, sentimientos de culpa o reproches del entorno familiar o social frente a los cuales el voluntario tiene que tener una actitud clara de amistad y de apoyo incondicional al enfermo.

Por regla general, el enfermo de Sida no está lo suficientemente bien como para poder desempeñar un trabajo que le permita vivir dignamente, pero no está lo suficientemente mal como para recibir una pensión digna. Aparte de sus limitaciones físicas, como pérdida de movilidad, desorientación y otros trastornos, sufre limitaciones sociales: pérdida de trabajo o imposibilidad de encontrarlo, aislamiento social, rechazo del entorno cercano, insuficiencia de recursos.

Rosa es coordinadora del voluntariado de una asociación que se denomina Actúa en Compañía, que consiste en un servicio de acompañamiento para personas que viven con el VIH. Impulsó la asociación un médico afectado y un puñado de gente sin miedo que decidió plantarle cara a la enfermedad en un momento en que constituía una lacra social. Cuando Rosa recibe a un voluntario o voluntaria le pregunta qué es lo que la impulsa a hacerlo y le entrega un cuestionario tras el cual se decide si pasa al Módulo de Formación. No todas las personas sirven. En la formación se dan recursos y habilidades para que los voluntarios funcionen mejor y se muevan con fluidez en este campo, es decir, puedan ofrecer una atención de calidad al usuario. La habilidad básica imprescindible es la escucha activa. El módulo dura 40 horas repartidas en 12 sesiones cuyo objetivo es:

— clarificar el papel y las funciones del voluntario
— adquirir los conceptos básicos
— fomentar las habilidades de conversación y escucha
— favorecer el conocimiento y el manejo de las emociones
— ofrecer estrategias para afrontar situaciones críticas
— prevenir el desgaste
— dar una parte técnica elemental de etiología y epidemiología
— trabajar el autocontrol

— conocer los recursos sociales y sanitarios
— aprender a afrontar el duelo y la pérdida

Durante la formación, una de las cosas más importantes es que queden claros los límites de actuación del voluntario. Su labor es de acompañamiento emocional. Cuesta decir que no cuando estás entablando una relación de amistad con alguien y te pide algo que no entra dentro de tus competencias, pero es importante para que la relación no se vicie. El voluntario ni juzga, ni censura, ni da consejos; escucha y respeta por, encima de todo, la confidencialidad.

Una vez finalizada la formación, se evalúa y los voluntarios firman una Hoja de Compromiso por la cual se comprometen a dedicar 4 horas a la semana durante un período mínimo de tiempo que oscila entre los nueve meses y un año. Los voluntarios nuevos empiezan a trabajar con un voluntario experimentado. Los ámbitos de actuación son:

— Domicilios: los acompañan a pasear, a comprar, al médico, a hacer gestiones burocráticas.

— Hospitales (ahora mucho menos que antes): los voluntarios los acompañan hasta allí o los visitan o ambas cosas.

— Residencias: los voluntarios van a visitarlos periódicamente. En la residencia, los usuarios ven siempre a las mismas personas y una cara nueva que además sea una puerta para salir al exterior es importante desde el punto de vista emocional.

— Pisos de acogida: el voluntario o voluntaria va a buscarlos para acompañarlos a pasear y comparte con ellos sus inquietudes.

Cada 15 días, los voluntarios se reúnen para comentar los casos nuevos, las incidencias y para acoplar el perfil del usuario al del voluntario.

Al cabo de un año, los voluntarios contestan a otro cuestionario en el que valoran si se han cumplido sus expectativas, cuál es su nivel de satisfacción personal y por qué continúan. Por su parte, los usuarios, el personal de los pisos y el personal sanitario también evalúan al voluntario.

También ofrecen su trabajo voluntario profesionales de shiatsu, flores de Bach y otras terapias de medicina alternativa y los coordinadores de los grupos de autoayuda.

Discapacitados

Susana

Susana tiene 17 años, acaba de terminar 2.º de bachillerato y piensa estudiar medicina. Cuando hace dos años conoció a Esther en la Escuela de Verano del Voluntariado no tenía ni idea de que existiera un colectivo integrado por paralíticos cerebrales. Esther le habló de su hermano y de la Fundación que habían creado para hacer frente a esos casos. Susana no se lo pensó dos veces y empezó a trabajar de voluntaria acompañando a los usuarios los sábados por la tarde. «En seguida me sentí a gusto con ellos, no tuve ningún problema, entablas una relación de tú a tú, que es distinta de la que entablan con un profesional o con la asistente social. Me resultó muy fácil porque, cuando los conocí, primero vi personas y luego vi sus limitaciones. Pero nunca me han inspirado pena. Al contrario, siento más pena de mí misma por mis limitaciones, no por las suyas. Ellos me despiertan admiración y ganas de estar con ellos, pero no porque sean afectados. Cada uno pone lo que tiene: ellos ponen la silla de ruedas, yo pongo las piernas y hacemos cosas normales: ir al cine, de tiendas, a tomar café, lo que se hace con los amigos. Lo que ocurre es que hay realidades que no las vives con otros amigos: cuando un paralítico cerebral quiere ir al lavabo necesita ayuda y un desconocido se mete en su intimidad. Y en ese momento te das cuenta de que la persona es mucho más que su cuerpo, que hemos hecho un tabú de cosas que son secundarias.

»A raíz de mi experiencia con ellos, valoro las cosas de otra ma-

nera: yo por las mañanas me levanto, me ducho, me visto y me voy de casa a la hora que quiero. Ellos tienen que esperar a que haya alguien que los ayude a hacer todo eso. Ahora valoro la autonomía porque he visto que ellos no la tienen y me he dado cuenta de lo que vale.

»Animaría a la gente a que no tenga miedo de acercarse a ellos. Hay barreras sociales muy fuertes, un respeto mal entendido, una distancia que los aísla. Hay que acercarse a ellos mirando más su potencial, que es elevadísimo, que sus limitaciones. Y dejarlos decidir, no tratarlos como niños, no dejarnos engañar por su aspecto exterior, porque son adultos, consultarlos sobre su vida, no decidir por ellos, dejar que se sientan protagonistas de su propia existencia.»

En la Fundación Catalana para la Parálisis Cerebral todos son voluntarios menos la coordinadora. Los afectados por la parálisis cerebral suelen tener la movilidad afectada, lo que significa que dependen de otras personas para trasladarse, ya sea en silla de ruedas, ya por su propio pie, pero con dificultades que hacen necesario a alguien a su lado. Incluso si tienen familia, muchos viven en residencias porque éstas no pueden asegurarles la dedicación y el tratamiento que ellos exigen. Muchos se pasan el sábado y el domingo esperando que llegue alguien de la familia, algún amigo o un voluntario que los saque a dar una vuelta y los libere de las cuatro paredes, que acaban convirtiéndose en una prisión.

La FCPC ha organizado un programa, «¿Me acompañas?», por el cual cita los sábados por la tarde a usuarios y voluntarios en un lugar céntrico de la ciudad y cada usuario decide qué es lo que prefiere hacer. Es una alternativa a las actividades dirigidas en la que el disminuido siempre ha de adaptarse a lo que se decida desde la organización. En «¿Me acompañas?» uno va al cine, otro a merendar, otro de tiendas, otro a un museo... Dejarles decidir potencia su autonomía, máxime cuando, por lo general, todo se lo dan hecho u organizado. Si llueve, se quedan en una sala cedida por el ayuntamiento en la que hay vídeo y sillas, y entonces organizan un bingo u otras actividades de interior.

Los usuarios llegan allí por sus propios medios. Los voluntarios se comprometen a acudir todos los sábados y a estar con el usuario que les asignen de cuatro a nueve de la tarde. Si a alguno le surge un contratiempo, avisa a la coordinadora para que no cuente con él. Desafortunadamente, la lista de usuarios siempre es mayor que la de voluntarios.

También organizan salidas más prolongadas: han ido al Museo Guggenheim de Bilbao y al Museo de la Ciencia y de la Técnica de Valencia para fomentar la convivencia y para ampliar su cultura. Con todas las horas que se pasan en fisioterapia, logopedia y tratamientos, queda poco tiempo para la cultura. ¿De qué van a hablar si no tienen experiencias que explicar o temas que comentar? Las barreras culturales son tan condicionantes como las físicas.

A una de las usuarias que acude a la cita, la calificaron de «subnormal» a los 14 años, pero ella no se rindió y estudió. A sus 42 años es licenciada en Historia del Arte y está haciendo el doctorado.

El curso de formación ayuda a los voluntarios a tratar a los usuarios, pero luego el tratamiento es «de artesanía», es decir, no hay dos iguales. Hay que descubrir cuál es el punto exacto de esfuerzo físico y neurológico que cabe pedirles. Si les exiges más de lo que pueden, se frustran. Si les exiges menos, se aburren. El contacto continuado, la observación y la escucha le darán al voluntario el punto de equilibrio.

El Proyecto de Ayuda a Estudiantes Discapacitados que la organización Solidarios inició en la Universidad Complutense de Madrid surgió al constatar la insuficiencia de las ayudas que la universidad prestaba a jóvenes discapacitados para el adecuado desarrollo de sus actividades estudiantiles. Y no sólo por la falta de medios económicos y materiales, sino por la falta de personas que realizaran ciertas tareas. No se trata sólo de ir a recoger a un paralítico a su casa y llevarlo a clase. Se requiere conocer más datos de los posibles usuarios del proyecto: discapacidad, grado de autonomía y de cooperación, lugar y horario de estudios, domicilio y necesidades académicas y sociales.

Es preciso compaginar los estudios, horarios, domicilios y capacidades de voluntarios y discapacitados. En la práctica, el voluntario recoge a su compañero en su casa, lo acompaña a la universidad, normalmente en su propio coche. También lo acompaña cuando tiene que ir a la biblioteca, fotocopiar material de estudio, o incluso lo ayuda a transcribir clases grabadas, lectura a invidentes, etcétera. Hay que acompañarlo a los servicios, a la cafetería. Al final de la jornada, lo acompaña a casa. Se han organizado redes similares en Sevilla, Granada y Zaragoza y están en marcha otras tantas en diferentes universidades españolas y latinoamericanas.

Algunos voluntarios que no disponen de coche visitan semanalmente a estudiantes discapacitados que no pueden acudir a clase con regularidad. Les llevan apuntes, los acompañan en su estudio o les facilitan el contacto con profesores, con lo que van trabando una amistad. El joven discapacitado sabe que cuenta con alguien como él que lo va a visitar cada semana y a quien puede telefonear en un momento de necesidad.

Inmigrantes

El año 2000 estuvo marcado por una importante llegada de inmigrantes a nuestro país. Dejan atrás país y familias principalmente por dificultades económicas y seducidos por la imagen de la Europa próspera. La aprobación de la Ley Orgánica 4/2000 y sus modificaciones posteriores condenaron a muchas de estas personas a una situación de marginación grave, puesto que recortaron sus derechos y aumentaron las causas de expulsión. Si bien en este capítulo tratamos los temas en relación a la actividad del voluntariado, no podemos olvidar que la integración de los inmigrantes es un proceso prolongado en el que además del recién llegado, participamos todos aquellos que ya estamos instalados, voluntarios o no. Nuestra actitud de acogida o de rechazo puede determinar su vida más de lo que pensamos. Se impone una reflexión sobre las causas socioeconómicas que están causando estos desplazamientos masivos y sobre lo que significa ser solidarios con este colectivo. No podemos entender lo que es un inmigrante hasta que no conozcamos, como mínimo, uno con su nombre y apellido y su situación personal y veamos qué podemos hacer nosotros desde la nuestra.

Por lo general, el inmigrante no es un marginado en su país ni viene por gusto. Es una persona con un sentido de la responsabilidad que se plantea cómo ofrecer un futuro mejor a sus hijos pero que cuando llega a destino se topa con una realidad que no esperaba. Si no encuentra trabajo y vivienda, entonces sí puede pasar a engrosar las filas de los marginados.

En España, para propiciar una actitud más abierta y acogedora con los inmigrantes bastaría hacer un ejercicio de memoria. Hace cincuenta años no se hablaba en nuestro país de inmigración sino de emigración, es decir, de los que se marchaban. Personas que abandonaban su tierra natal por razones políticas o económicas porque no gozaban aquí de la seguridad física o material necesaria para llevar adelante a sus hijos. Los españoles se fueron a Argentina, a México, a Francia, a Alemania y a muchos otros países. Iban en busca de una vida mejor. Los inmigrantes, ya sean latinoamericanos, magrebíes, subsaharianos o asiáticos vienen hoy a España buscando lo mismo. Lo mismo que buscaba mucha gente del campo que en los años sesenta se desplazó a Madrid, Barcelona y otras grandes ciudades y su periferia en su lucha por sobrevivir.

Los principales problemas con que se encuentran los inmigrantes son la falta de documentación, el idioma, la falta de trabajo y, como consecuencia, la falta de vivienda y de alimentos. En la medida en que los ayudemos a solucionarlos, contribuiremos a alejarlos de la alternativa de delinquir para subsistir. Cualquiera de nuestras acciones encaminada a sacarlos de una situación de irregularidad los fortalece. Por el contrario, si se ven obligados a vivir en la clandestinidad, serán víctimas de las mafias, engordarán la «ilegalidad» y se convertirán en carne de cañón de personas sin escrúpulos que los humillarán, los estafarán y los manipularán sin contemplaciones.

Cáritas es una de las organizaciones que ayudan al inmigrante a abordar los diversos frentes arriba mencionados. Lo primero es acogerlos y escucharlos. A continuación, el servicio de abogados y asesores laborales informa a los inmigrantes sobre su situación y sus posibilidades y gestionan sus papeles. Otros voluntarios ayudan a los inmigrantes a buscar trabajo: leen la prensa con ellos, los ayudan a interpretarla, a llamar por teléfono, a detectar ofertas encubiertas de prostitución o trabajos de explotación... Y realizan el mismo asesoramiento a la hora de buscar vivienda. También existen talleres de idioma y cursos para mujeres que quieren trabajar en el servicio doméstico, con ancianos o en hostelería, en los que las voluntarias ofrecen unas nociones básicas de limpieza, de cocina del país, asesoradas por los profesionales de la casa.

En los cursos de alfabetización se incluyen ejercicios para trabajar la autoestima y se les ayuda a interpretar, por ejemplo, los mensajes que vienen de las escuelas para mejorar la comunicación con los profesores de sus hijos.

También hay un servicio de refuerzo escolar en muchos locales parroquiales, que es, además, un modo de acompañamiento y que incluye, en ocasiones, la merienda con los alumnos.

Isabel

Isabel tiene 47 años, está casada y con cuatro hijos. Desde hace unos diez años trabaja como voluntaria en diferentes campos. Hace un año y medio dedica buena parte de su tiempo a la orientación jurídica a inmigrantes en un proyecto de Cáritas. No es sólo la mañana de la semana que dedica al contacto directo con ellos (recibirlos y escuchar sus problemas y orientarlos), sino también las reuniones mensuales con el equipo de la parroquia, con el departamento de voluntariado y el de inmigración de Cáritas, y los cursos de formación (ahora está haciendo uno de cuatro horas semanales sobre la Ley de Extranjería en el Colegio de Abogados) además del tiempo que dedica a estudiar. El proyecto en el que trabaja fue puesto en marcha por varias parroquias que estaban comprobando que el número de personas del barrio que tenían dificultades para encontrar empleo iba en aumento. Se crearon las llamadas Bolsas de Trabajo aunque es más propio llamarlas puntos de acogida. Actualmente, casi todas las personas que se acercan a este servicio son inmigrantes latinoamericanos en el barrio en que trabaja Isabel, personas de Europa del Este o magrebíes en otros barrios. El objetivo es ayudarles a buscar trabajo, actuar como intermediarios en las ofertas, acogerlos y detectar situaciones que requieran ayuda asistencial, sensibilizar a las personas del barrio mediante la parroquia, dar orientación jurídica a los inmigrantes (ésta es la razón de que, en cada equipo, uno de los voluntarios sea abogado). Este último, después de escuchar y comprobar la situación, asesora al inmigrante en temas de documentación, permisos, hace un seguimiento de su proceso y le aconseja respecto de las sanciones en que puede incurrir, sobre sus derechos y deberes o en caso de detención.

Muchas veces la sensación es de impotencia ante la realidad y la dureza de las situaciones. Pero el trabajo en equipo con todos los demás voluntarios, compartir criterios y valores con otras personas sensibilizadas por el tema y constatar que se pueden llevar a la práctica las ideas es muy alentador. «Las personas que te encuentras en este camino son, sin duda, lo mejor. Tanto las que trabajan contigo, compartiendo inquietudes y dificultades, como aquellos a los que te entregas: te regalan su gratitud, su diferencia, su coraje, su afecto.» Respecto del tema de los inmigrantes, Isabel nos recomienda un lema:

«Ojos que ven, corazón que siente.» «Creo que la clave es hacer el esfuerzo de ponerme en el lugar del otro. ¿Cómo me gustaría que me tratasen si yo me hallara en su situación? Tenemos que superar el miedo a lo que no conocemos, la reacción visceral de proteger nuestros intereses y tradiciones frente al extraño, al inmigrante al que vemos como una amenaza. Es un miedo irracional. Hay que abrirse, abrir el corazón a una realidad compuesta por seres humanos (una realidad, además, imparable). Ser libres frente a la demagogia de los políticos que atizan el fuego de estos temores interesadamente. Nos falta una buena política de integración.» Isabel también va un par de tardes a la semana como voluntaria al servicio religioso del hospital infantil de su ciudad. Le preguntamos las razones de su voluntariado. «En un principio, fue para devolver a la sociedad, con una parte de mi tiempo, el privilegio de una situación económica cómoda que me permitía ocuparme de mis hijos sin tener que trabajar por un sueldo (a eso también puede llamársele tranquilizar la conciencia, ¿por qué no?). Me propuse hacer tareas orientadas a mejorar a la sociedad y que no supusiesen competencia a puestos de trabajo. Hoy en día lo hago porque dar y recibir lo que somos es el intercambio más provechoso que conozco para crecer como personas y ser felices. El hecho de no haber contraprestación económica en el voluntariado fomenta este aspecto de intercambio personal en la relación. Yo soy cristiana, trato de guiarme por valores como el desinterés y la solidaridad, que son otros nombres del amor (no digo que lo consiga). Vincular mi actividad a estos valores de solidaridad y desinterés en los que creo le da sentido. No es tanto lo que hago, sino la oportunidad de involucrarme en la realidad que va más allá de mi pequeño mundo, dejando mi huella por modesta que sea. La sociedad se construye con estas pequeñas huellas que modifican actitudes, forman ambientes, «abonan una tierra» que ha de recibir las decisiones políticas, la normas... y también, afrontar la realidad del sufrimiento. Lo vivo así. El voluntariado te enriquece, te sensibiliza, te abre... te com-

promete. De hecho, te construye de nuevo poco a poco, derribando ideas, temores, prejuicios. Todo el mundo tendría que probarlo, hacer alguna actividad de voluntariado a lo largo de su vida: involucrarse libremente en la sociedad civil y en sus carencias (sin jefes ni partidos) es un buen camino para mejorarlas.

El voluntariado de los profesionales liberales

Los profesionales liberales pueden prestar de forma gratuita los servicios que normalmente cobran en consideración a la falta de recursos del beneficiario de este servicio. Ya hemos hablado de los especialistas en terapias alternativas y de los abogados en el caso de la inmigración. Entraría aquí también el médico de la especialidad que sea que excepcionalmente no cobra una visita a una persona porque, por conocerla o porque así se lo han dicho, sabe que pagar está fuera de sus posibilidades, pero también y sobre todo aquellos profesionales que dedican regularmente una parte de su tiempo a hacer este tipo de visita, es decir, que se sabe que se puede contar con ellos. Por ejemplo, un dentista que decide que el primer miércoles de cada mes atenderá a visitas que no pueden pagarse el servicio. O un traductor que se ofrece para traducir documentos a inmigrantes o hacer de intérprete en sus gestiones. En la Asociación de Madres y Padres del colegio de nuestros hijos hay un archivo de profesionales que realizan labores de voluntariado, cada uno adaptado a sus circunstancias personales. La responsable de acción social del colegio canaliza hacia ellos las necesidades y peticiones de asistentes sociales y otros, que de otra manera tardarían mucho en ser atendidas o no lo serían nunca. Sería una buena idea que las personas con sensibilidad por lo social en los colegios profesionales organizasen algo parecido, o aún más, que desde la universidad y la etapa formativa de los alumnos se los sensibilizase de tal modo que, una vez iniciaran su actividad profesional, ya tuvieran un espacio y un tiempo reservados a estas actividades.

5. Voluntarios y cooperantes internacionales

En los capítulos precedentes hemos visto muchas y muy variadas maneras de ser solidarios sin movernos de casa o de nuestro entorno habitual. Creemos firmemente que es el conjunto de estas actitudes y acciones, y, en definitiva, esta forma nueva de mirar la realidad, lo que cambiará la situación de pobreza y de injusticia que afectan al 80 por ciento de la humanidad. Sin embargo, existe a veces la necesidad de salir de la propia vida cotidiana y conocer de primera mano las realidades de las que oímos hablar, de verlas para creerlas, y existe también el impulso de incidir directamente en esas situaciones haciendo nuestra aportación personal. Ésta es la posibilidad que ofrecen las figuras del voluntario y del cooperante en los países del Sur.

Conocer la realidad de los países del Sur: los campos de solidaridad

Setem es una ONG fundada en 1968 con la pretensión de divulgar una nueva cultura de la solidaridad internacional fundamentada en las relaciones humanas directas, de tú a tú, entre el Norte y el Sur. Es una federación con sedes en Barcelona, Granada, Logroño, Madrid, Pamplona, Zaragoza, Valencia y Vitoria.

Bajo el nombre de campos de trabajo, campos de solidaridad, voluntariado de verano, campos estivales o brigadas solidarias, Setem organiza estancias de uno o dos meses de duración en países del Sur vinculadas a un proyecto de desarrollo de la zona en cuestión. El objetivo es comprender mejor la problemática Norte-Sur gracias al contacto directo con la pobreza y la injusticia y participar en los proyectos de las organizaciones que luchan por superarlas. No se trata en ningún caso de turismo alternativo, ni de ir a apagar fuegos durante las vacaciones. En uno o dos meses, poca cosa puede hacerse frente a problemas tan estructurales y arraigados en las poblaciones a las que se viaja y en las que, además, la cultura es tan diferente. Basta —y ya es mucho— tomar conciencia de las realidades lejanas y descubrir que, a pesar de todos sus problemas (nosotros tenemos otros), hay mucho que aprender de ellos.

Por lo tanto, para las personas que quieran ir a un campo de trabajo, lo fundamental es tener ganas de aprender, de compartir y de dejarse contagiar. Por eso, la organización denomina a esta modalidad de voluntariado «escuela de solidaridad», en la que los protagonistas son las organizaciones de África, Asia y América Latina que acogen a los voluntarios.

Estas organizaciones que tienen en marcha algún proyecto de desarrollo de su comunidad son el vínculo entre el voluntario y la sociedad del Tercer Mundo en la que va a vivir temporalmente, y la puerta de entrada a la realidad que estas personas desean conocer. Por lo tanto, los campos de solidaridad son una forma de acercarse a los países del Sur y a su problemática de un modo distinto. Los participantes viven en familia o en algún local de la ONG del Sur responsable del proyecto. Tienen que tener un mínimo de 21 años y hacerse cargo de los gastos de inscripción y formación, viaje y manutención.

Los campos de solidaridad tienen tres fases:

- Formación.
- Estancia.
- Actividades de retorno.

Una parte imprescindible del viaje es la formación previa. Si la inscripción a los cursos se abre en la época navideña y dura hasta finales de enero aproximadamente, la formación empieza en primavera (de marzo a junio) con un curso de 40 horas (en sábados y domingos), reuniones de reflexión y debate y un fin de semana de convivencia en el grupo. Cuanto más cohesionado esté el grupo antes del viaje, mejor resultará la experiencia. Durante esta fase, el participante puede aprovechar para relacionarse con personas del país al que va a viajar que están viviendo en el nuestro.

Durante la estancia, los participantes:

— Colaboran con organizaciones locales en el desarrollo de sus actividades.

— Conocen a personas y grupos que hacen un trabajo valioso al servicio de su comunidad, ya sea en el ámbito de los derechos humanos o del desarrollo.

— Conviven con las personas que los acogen, conociendo y compartiendo sus tareas cotidianas.

Las actividades de retorno son las más importantes pues son la expresión de la transformación interna que se pretende suscitar en los participantes, que los hace capaces de contagiar a su alrededor cuanto han tenido el privilegio de vivir de primera mano. Durante el año posterior al viaje, se hace un seguimiento de los grupos con reuniones, actividades para transmitir la experiencia vivida con la finalidad de sensibilizar a otras personas sobre la situación del Tercer Mundo, así como escritos y materiales de difusión.

***Manuel**, dirigente de un centro de campesinos de San Salvador (El Salvador).*

Estas experiencias de solidaridad nos permiten descubrir que le-

jos de aquí también hay gente que está con nosotros y que se compromete a luchar contra las injusticias Norte-Sur... Eso nos da fuerzas en nuestra labor diaria para construir una vida más digna en nuestro país.

***Nieves**, después de un campo de solidaridad en Talca (Chile).*

Participar en un Campo de Solidaridad en Chile me ha permitido descubrir que a menudo somos capaces de hacer muchas más cosas de las que creemos. Así, creo que este tipo de experiencias es necesario si queremos trabajar juntos a favor de la justicia social.

Al igual que Setem, otras organizaciones ofrecen, normalmente durante el verano, campos de trabajo o de solidaridad en países de África, América Latina o Asia. Entre ellos, el Servicio Civil Internacional. Otras veces, son los propios colegios, centros universitarios, parroquias o entidades de otro tipo quienes organizan esta actividad solidaria.

Cristina

«¡Dani, Nuria, Gema, Ramón, Marga, Laia, Bego, M. Ángeles, Eva, Oriol, Cristina... jugar, jugar... pelota!» Así nos gritaban cada día Raúl, Manuel, Paula, Mash y muchos otros patojos *(así es como llaman a los críos en Guatemala) desde la calle cuando estábamos en casa de Esperanza, la mujer que nos cocinó tantas tortillas de maíz, huevos y fríjoles durante el mes que pasamos en San Andrés de Sajcabajá.*

Este verano, un grupo de 22 jóvenes del colegio San Ignacio de Sarriá hemos ido de voluntarios a Guatemala. Después de un viaje larguísimo, los alcaldes de Zacualpa y de San Andrés Sajcabajá, dos poblaciones del Departamento del Quiché, nos recibieron en la ciudad de Guatemala. Nos llevaron a un hostal donde dormimos tres horas y, por la mañana, nos dividimos en dos grupos y fuimos en minibús cada uno al pueblo que le había tocado.

A las tres horas de llegar a San Andrés, el alcalde nos presentó a todo el pueblo, que se había reunido para celebrar la Fiesta del Maestro, día festivo en todo el país. Se puede decir que, desde el primer momento, la gente del pueblo, de etnia maya, nos trató como a una familia más. Nos instalaron en una casa pequeña de hormigón y techo de uralita donde vivimos algún mal momento (goteras, escorpiones, falta de agua), pero muchos buenos ratos; en esta casa fue donde nos conocimos unos a otros y donde tuvimos conversaciones y reflexiones muy interesantes. No teníamos agua corriente y cada día teníamos que levantarnos a las 6 de la mañana para llenar el lavadero de agua con una bomba, y así poder llenar la cisterna del váter, lavar ropa o ducharnos, a base de cubos.

Antes de salir de Barcelona, todos estábamos un poco nerviosos porque este viaje era como una aventura: no sabíamos dónde viviríamos ni lo que tendríamos que hacer allí, aunque íbamos dispuestos a trabajar en lo que hiciese falta, ya fuese construir carreteras, ayudar en los centros de salud o trabajar en el campo. Por suerte, nos dedicamos a un ámbito mucho más gratificante: la educación. Cada mañana, íbamos a la escuela de una aldea diferente (Pajkiej, Calculjá, Xepasac, entre otras) y allá realizábamos diversas actividades con los niños como organizar juegos o ginkamas, hacer figuras de papel, cantar o bailar el bugui-bugui. A través de todo esto, conocimos una realidad del todo diferente a la nuestra.

Las escuelas eran pequeñas, con una o dos aulas y todos los niños, desde primero a sexto, asistían a la misma aula. En estas condiciones es muy difícil enseñar, pues mientras unos aprenden el alfabeto, otros aprenden a sumar y otros a dividir. También hay que tener en cuenta que el material escolar era muy precario. Algunos patojos *sólo hablaban quiché y no entendían el castellano, pero con un poco de paciencia y muchos gestos nos hicimos entender.*

Al principio nos llamaba mucho la atención que siempre faltasen niños; se debía a que era la época de la siembra y los padres necesita-

ban su ayuda. Algunos niños caminaban cada mañana unos cuantos kilómetros para poder recibir una educación y otros sólo iban a la escuela para comerse la galleta que pagaba el gobierno para los alumnos, tal vez su única comida del día. Y nosotros aquí buscamos excusas para no ir a clase. ¡Qué diferencia!

Por las tardes nos quedábamos en casa, íbamos al instituto del pueblo o jugábamos a baloncesto en la plaza contra los lugareños y, por mucho que nos esforzásemos, no había manera de ganarlos. También aprovechábamos para hablar con la gente y comparar las dos culturas.

Esta estancia en Guatemala nos ha permitido observar una cultura del Tercer Mundo muy diferente a la nuestra y gracias a ella hemos tenido vivencias inolvidables y hemos aprendido muchísimas cosas. Esta experiencia nos ha parecido muy positiva a todos.

Blanca

Blanca tiene 24 años y es ingeniera técnica agrícola. Pertenece a una comunidad cristiana que tiene misioneros y misioneras repartidos por todo el mundo. Uno de ellos, enamorado hasta los tuétanos de África, le habló de la situación en que se hallaba su centro en Bioko (Guinea Ecuatorial). Blanca siempre había soñado con hacer algún tipo de aportación directa a los países del Tercer Mundo y su cerebro ingenieril empezó a darle vueltas al asunto y a buscar mentalmente soluciones a todos los problemas que le había planteado el misionero. Se sucedieron un ir y venir de cartas a lo largo de las cuales los intereses de Blanca fueron convergiendo con los del centro y al final llegaron a un acuerdo de colaboración en virtud del cual ella se hacía cargo del viaje y el centro asumía su manutención, mientras Blanca llevaba a cabo el proyecto de mejora en cuestiones de ganadería, transformación de alimentos, cultivo de frutales y energía hidráulica para generar electricidad. Tuvo que luchar contra la oposición de su familia, que no entendía sus razones para marcharse y, por el contrario, veían aquí muchos más motivos para quedarse. Temían el peligro que comportaba la situación política del país, los riesgos para la salud... A pesar de todo, partió para Guinea en abril de 1998 y estuvo hasta el mes de setiembre del mismo año. Le preguntamos si fue muy impactante la llegada. «Qué va, yo iba tan abierta, con tantas ganas, que el choque de culturas fue muy enriquecedor. El nativo es muy cálido y, además, yo entré desde la base. Ten en cuenta que los misioneros allá están muy integrados y eso fue una plataforma. Aun así, eres una extranjera y cuando veía a un europeo me daba una alegría inmensa y tenía una sensación que me decía algo así como "¡Es de los míos!". Entendí por qué ellos se llaman "hermano".» Estuvo tres semanas enferma de malaria, sin fuerzas para hacer nada de lo que tenía previsto, y aquella experiencia de limitación la ayudó mucho. Los dos primeros meses no encontró aquella felicidad que pensaba que encontraría, sino una sensación de tibieza y la pregunta: «Después de todo lo que he arriesgado, ¿sólo esto?» Estaba en pleno proceso de adaptación. «En Guinea tienen un capital humano impresionante, pero los que ostentan el poder bloquean todas las iniciativas; si no eres del grupo de amigos del presidente, no puedes tener un negocio. Descubrí la maldad, sí, la maldad. Los peores enemigos son sus gobernantes. Están en el poder no sólo para beneficiar a los suyos —clan, familia— (esto, aun lo puedo entender), sino también para fastidiar a los que no son de los suyos.» Para una ingeniera como ella no resultó fácil descubrir que la eficiencia no formaba parte de la herencia cultural de aquel pueblo. Ella, con sus criterios de eficacia, pensaba: «Les voy a mejorar la vida.» Pero se dio cuenta de que sólo podía hacerlo en la medida en que ellos quisieran o en la medida en que pudiesen integrarlo en su ritmo, en su tiempo, y sobre todo, en la medida en que ellos lo priorizaran. Aprendió la lección y redujo expectativas: «Ellos son los dueños y protagonistas de su historia. Ser solidario es acompañarlos, no cambiarlos según mis criterios. Ellos poseen algo que los occidentales no tenemos: estar abiertos a la adversidad, a los cambios, con una naturalidad pasmosa. Pase lo que pase, nunca se rompen psicológicamente.» Y otra cosa que descubrió, novedad total en su vida: en la miseria más absoluta (en un barrio de chabolas de Malabo) había vida, alegría, música. Nunca para ella había tenido tanto significado la frase «El pan nuestro de cada día, dánosle hoy», porque las palabras no eran palabras, sino la expresión de un anhelo profundo de cuerpo y alma. Al cabo de cinco meses, su experiencia era de plenitud y de felicidad: «Viviendo la solidaridad desde ellos y no desde mí, me di cuenta de lo que podía aportar sin imponer, en qué aspectos yo no tenía derecho a inmiscuirme y en cuáles ellos me enriquecían con aspectos que yo ni había imaginado. Experimenté lo que significa hermandad y a lo largo de un camino de oración profunda descubrí definitivamente mi identidad: soy una persona que quiere seguir a Jesús y ser hermana de los demás.

»A la vuelta, me costó mucho más volver a acostumbrarme al ritmo y a la manera de relacionarnos que tenemos aquí. Me habían dejado una huella tan fuerte que me costaba reconocerme e identificarme con ciertos aspectos de nuestra sociedad.» Blanca había hecho suyos los valores, la manera de vivir y las categorías de allá, y había tomado conciencia de aspectos irracionales y negativos de nuestra sociedad: vivir esclavos del reloj, la cantidad de seguridades que necesitamos. Y una sensación de rabia porque «te envuelven en la respetable sociedad». Aquello que había descubierto y que más profundamente la constituía, tenía que defenderlo ahora contra corriente. «Los jóvenes de mi país me parecían autómatas, con el coco comido: trabajar, estudiar y luego ocio para desfogarse y volver a trabajar y estudiar.» La rabia dio paso al dolor, porque son la gente de su generación. Finalmente, lo que más pudo fue las ganas de comunicar lo bueno que había allí. «Aquí las estructuras son mejores, pero la vida es más triste. Allá casi no tienen estructuras o son muy deficientes, pero la vida es más alegre.» Una de las mejores cosas que le aportó aquella gente es aprender a vivir la miseria sin dramatismo, con naturalidad. La pobreza dejó de ser un monstruo contra el que luchar,

y desde ahí se pudieron mejorar sus condiciones: se mejoraron las estructuras agrícolas y los corrales, los frutales se plantaron racionalmente para facilitar la recogida, aprendieron a hacer mermeladas para aprovechar la cantidad de fruta que tenían en una sola estación, y además pudo dar clases de español. «Sigo dándole vueltas a esto: el sufrimiento es como un arado que no quisieras, pero una vez que ha hecho el surco permite que el agua penetre más profundamente.»

Hay muchas personas, jóvenes en su mayoría, que impresionadas por la realidad de los países pobres que han conocido sobre el papel o en imágenes quieren viajar allá para solidarizarse con las realidades de pobreza e injusticia. Tienen una actitud básica de servicio y están dispuestos a hacer cualquier cosa con tal de colaborar a solucionar los problemas que les afligen. Suelen conformarse con que se hagan cargo de su manutención, y en algunos casos, algo de dinero de bolsillo. La persona de contacto suele ser alguien de una parroquia o de alguna congregación o de un comité de solidaridad que con muy buena voluntad los envía allí esperando que se compaginen las expectativas de la persona con las necesidades de la comunidad. No siempre eso es así. El caso de Blanca salió bien porque coincidió que ella tenía la formación adecuada para responder a las necesidades de la comunidad que la acogió. No basta con buena voluntad para ser de alguna ayuda. No basta con que una persona vaya abierta a cualquier cosa. Es deseable que antes haya una formación, y que haya una organización que la ampare material y psicológicamente, porque no es fácil trabajar en una cultura completamente diferente, en soledad además y con las limitaciones propias de un país con escasos recursos.

Por eso, es mejor dirigirse a organizaciones que se dedican precisamente a voluntariado de corta o de larga duración en los países del Sur. A continuación ofrecemos dos ejemplos de ellas y en el anexo final una lista de direcciones de interés.

Voluntariado de larga duración

Volpa (Voluntariado Pedro Arrupe) es una organización que ofrece estancias de larga duración, o sea de dos años (que pueden alargarse a tres) en países del Sur trabajando en un proyecto concreto de desarrollo. Se considera que un año no es suficiente y sólo favorece al voluntario, pues, como las culturas son tan diferentes, cuando el voluntario se ha adaptado sólo le quedan tres meses de trabajo efectivo por realizar. El perfil de voluntarios y voluntarias de Volpa responde a personas con los estudios acabados o que ya trabajan. En muchos casos, son también parejas recién casadas. Por ejemplo, a un proyecto de capacitación de campesinos con pequeñas unidades productivas o microempresas fue una pareja en la cual ella es economista y él ingeniero; en otro caso, abogada ella, y maestro de educación especial él, se han incorporado a un Centro de Defensa de Menores. El hecho de ir en pareja atenúa la sensación de soledad que suele surgir indefectiblemente en una experiencia de este género, pero resulta que se encuentran con las primeras dificultades de convivencia en la otra punta del mundo.

En este caso, las personas voluntarias se hacen cargo de los gastos del viaje y se comprometen a seguir los cursos de formación que se imparten de octubre a mayo una vez al mes (tres horas, el sábado por la mañana) y luego dos fines de semana completos. La realización del curso no implica necesariamente que el voluntario vaya a ser seleccionado, pues después se realiza una entrevista de selección en la que se acaba de determinar su idoneidad.

Volpa se hace cargo de la formación, el seguro y el seguimiento. El alojamiento, manutención y dinero de bolsillo va a cargo del presupuesto del proyecto de desarrollo en el que el voluntario va a trabajar.

El continente de destino suele ser América Latina. Las demandas más numerosas son educativas (formación y capacitación), de agrónomos, personal sanitario y de diferentes ingenierías.

Como hemos dicho, uno de los principales problemas es la soledad y la adaptación al entorno. Los proyectos pueden estar en lugares muy aislados, lejos de los centros urbanos a los que estamos acostumbrados. Los códigos sociales son muy diferentes a los del país de origen de la persona voluntaria y la limitación de los recursos puede producirle una sensación de frustración o de inutilidad. En el curso previo, se trabajan la actitud de apertura y diálogo y la disponibilidad y la prudencia en la relación con las personas. También los acercan a la cultura que se van a encontrar e intentan interpretarla para que la persona voluntaria tenga los elementos necesarios para entenderla e integrarse en ella. Pero todavía más difícil es digerir el regreso. Cuesta adaptarse a lo que había sido tu entorno. La vida en el país del Sur está más integrada: vives en armonía entre lo que piensas y lo que vives. A la vuelta no es posible vivir los valores en los que crees con la misma radicalidad con que lo hacías allá porque has de convivir con tu gente. Aquí está todo más compartimentado. Te encuentras con que piensas de modo diferente a tus amigos. Ya era así antes, pero ahora se ha agudizado todavía más. Además están los temas laborales y económicos que presionan. El Inem ofrece una modesta ayuda al retorno si consta que has tenido un contrato (unos 330 euros al mes durante seis meses). La clave está no sólo en cerrar un círculo sino en inaugurar otro. Que la persona que ha realizado el voluntariado internacional descubra que puede continuar activa en su compromiso de transformación, pero en otra dimensión y buscando un efecto multiplicador de lo que ha sido su experiencia en el país del Sur. Cuando se da cuenta y asume que su compromiso con la realidad ha pasado de estar lejos a estar en su propia casa, empieza a encontrarle sentido al regreso. Por ello, actualmente la organización está preparando un curso de voluntariado social como una forma muy concreta de dar continuidad a la experiencia vivida allá.

Inés y Carlos

Son una pareja joven que trabajan como voluntarios de larga duración en un proyecto de capacitación de campesinos con pequeñas unidades productivas o microempresas. Ella es economista y él ingeniero. A continuación transcribimos fragmentos de un correo electrónico que envían explicando su trabajo:

Queridos amigos: Éste es el e-mail de retorno a la civilización urbana después de vivir las dos primeras semanas en el centro de capacitación llevando una vida de campo. Cosas emocionantes que hemos hecho:

— vacunar polluelos (al principio no sabíamos ni por dónde agarrarlos)

— plantar y recoger verduras

— sacar más de 20 murciélagos del tejado de nuestra casa... todavía quedan, los muy puñeteros (el falso techo de nuestra habitación es de porexpán y los murciélagos que viven entre el tejado y el techo chocan contra él de vez en cuando)

— ayudar en la panadería a envolver galletas de soja y poner etiquetas

Cosas que nos cuestan:

— acoger a los bichos nocturnos en nuestra casa

— ¡¡¡levantarnos a las 6 de la mañana aunque a las diez ya estamos durmiendo!!!

— subir la loma de la finca fatigosamente, mientras los panameños nos avanzan a toda velocidad

Bueno, esto eran los titulares, ahora os explicamos la vida que llevamos en el centro. A las 7 empieza la jornada laboral. Muy a menudo damos una vuelta por la finca y a veces ayudamos a los trabajadores del campo. Después dedicamos un tiempo al trabajo de oficina. De momento estamos aprendiendo a hacer páginas web, preparando el curso para las madres maestras, haciendo controles de costos, pendientes de los arreglillos de las instalaciones de la finca (lo que se llegan a reír los trabajadores cada vez que se acuerdan de que soy ingeniero y no soy capaz de arreglar ningún aparato). Inés está iniciando su trabajo de contable oficial y otras cosillas. Después de la suculenta comida, acostumbramos a pasar un buen rato en la panadería, ayudando a envolver galletas, mantecados... y después otro rato en la oficina hasta las cinco. Hasta que oscurece, alrededor de las seis de la tarde, charlamos con los trabajadores que viven en el centro (especialmente con la familia de Fortunata, de la que somos vecinos) u otras actividades como correr (terrible con la humedad y el calor) o ir a Buenavista o lavar la ropa a mano... Hacia las siete cenamos y luego leemos, escribimos cartas, hacemos un poco de reflexión y oración. A las diez de la noche, después de una estupenda ducha de agua fría, ya estamos en la cama, y un minuto después, ¡¡¡roncamos!!!

En cuanto a la relación con los trabajadores del centro, estamos muy contentos. Nos han acogido muy bien, poco a poco nos van tomando confianza. Tienen muchos hijos y se casan muy jóvenes (Pedro es más joven que nosotros y ya tiene 4 hijos). Lo que nos duele es ver que viven en condiciones de vida extremadamente austeras y ya nos han pedido préstamos porque a final de mes no pueden comprar comida. Aunque nos cuesta, hemos decidido no dejar dinero, porque para ellos es peor ir acumulando deudas y no les ayuda a administrarse; no penséis, ¡¡¡piden préstamos de menos de 10 euros!!! A pesar de nuestra decisión, a Pedro le dejamos una bolsa de arroz y hoy (que acaba de cobrar) nos la ha devuelto y nos ha dejado bien tocados. En Volpa ya nos habían explicado que se daban estas situaciones, pero el hecho de vivirlas con gente que conoces es muy duro. A estas alturas de la carta, ya debéis estar diciendo: sí, explican lo que hacen pero no dicen cómo se sienten. Pues no es tan fácil. La verdad es que estamos animados y conscientes de estar viviendo un proceso de adaptación. Es una aclimatación a muchos niveles, de trabajo, hábitos, relaciones... en fin, hay días más altos y más bajos. El hecho de ir conociendo gente nos ayuda a sentirnos mejor. Ya hemos conocido a los hermanos de La Salle Colón, que nos recibieron muy bien y vienen a vernos al centro, y algunas personas nos han ayudado a acondicionar la casa. Para acabar os enviamos algunas fotos del centro. Muchos recuerdos, besos y abrazos tropicales. I. y C.

Voluntarios de Naciones Unidas

El programa de Voluntarios de Naciones Unidas, fue creado en 1970 por la Asamblea General de la ONU y es administrado por el Programa de Naciones Unidas para el Desarrollo (PNUD) a través de cuyas oficinas realiza su labor. Los voluntarios de Naciones Unidas llevan a cabo actividades de desarrollo en el ámbito local y de gobierno, con el sector privado y con organismos de Naciones Unidas. Trabajan también con ONG. Son expertos pertenecientes a más de 100 profesiones que ayudan al mantenimiento de la paz, a la organización de elecciones, proporcionan ayuda de emergencia o colaboran en proyectos de desarrollo. Desde principios de los años noventa, miles de ellos han sido destinados en misiones de apoyo a procesos electorales y de mantenimiento de la paz con misiones cuya duración puede ser de semanas o de años.

La media de edad de los VNU es de 39 años, con edades que oscilan entre los 27 y más de 70. Son personas procedentes de más de 140 países y aproximadamente dos tercios de los voluntarios provienen del mundo en desarrollo.

Del Informe Anual 2000 de Voluntarios de Naciones Unidas:

«Los voluntarios de Naciones Unidas sirvieron en seis operaciones de paz en el año 2000: Timor Oriental, Guatemala, Haití, Kosovo, Sierra Leona y Tayikistán.»

«El año 2000 vio a miles de habitantes de Timor Oriental cruzar la frontera para volver a casa, después de que la violencia que siguió al referéndum los obligara a huir como refugiados. Los voluntarios de Naciones Unidas también regresaron lo antes posible. Desde la pesca a la silvicultura desde el comercio a la hacienda, están desempeñando un papel fundamental dentro de la Administración Provisional de Naciones Unidas en Timor Oriental (UNTAET).»

«Unos 750 voluntarios de Naciones Unidas llevaron a cabo misiones en Kosovo. La mayoría prestaron servicio en la Misión de Administración Provisional de Naciones Unidas en Kosovo (UNMIK) en todas las regiones y municipios. Más de 400 de ellos se encargaron de registrar a un millón de personas para preparar el camino hacia las elecciones de octubre. Otros voluntarios ofrecieron asistencia legal y asesoramiento en situaciones de tensión, protegieron el medio ambiente, promovieron lazos de unión entre los grupos locales y aportaron apoyo administrativo en tribunales y prisiones.»

Cooperantes internacionales

Las organizaciones no gubernamentales cuya finalidad es el desarrollo de los países más pobres suelen trabajar en estrecha colaboración con las llamadas «contrapartes», es decir, con organizaciones locales que son las que suelen formular sus necesidades a través de la redacción de un proyecto que presentan a la ONG del Norte con el fin de recabar ayuda técnica y económica para su realización. Lo ideal es que en la ejecución del proyecto trabaje personal local de la organización y, si hay una necesidad profesional específica, encontrar personal nativo que pueda cubrir esa plaza. Cuando esto no es posible, se envía una persona desde la ONG del

Norte que hará las veces de cooperante. Por mucho que un cooperante conozca la realidad cultural, social, política y económica del país, nunca estará en las condiciones de una persona nativa, por lo que ésta será preferible si tiene la cualificación profesional necesaria para desempeñar el puesto de que se trate. De esta forma, se potencian las capacidades locales para abordar sus propios procesos de desarrollo. Aun así, son bastantes los casos en que se requieren cooperantes. Principalmente para actividades novedosas para las que no hay suficiente experiencia local o para cubrir los requerimientos de personal técnico especializado en zonas donde éste es insuficiente respecto de las necesidades del programa de desarrollo a ejecutar.

Las situaciones de emergencia exigen un rápido y amplio despliegue de medios humanos y materiales. Las ONG enviarán personal técnico preparado para abordar dicha situación, que normalmente colaborará con personal sobre el terreno que ya trabaja para la organización. En estos casos es cuando se envía un mayor número de cooperantes, especialmente cuando los efectos de la catástrofe natural o del conflicto armado que provocan la emergencia sobrepasan las capacidades locales para ayudar a los damnificados.

Podemos distinguir tres tipos de cooperantes:

— Cooperante en misión técnica, que es enviado en función de su especialidad profesional (médico, ingeniero, técnico de diversas modalidades, a saber, de laboratorio, de comunicaciones, de agua y saneamiento, enfermería, especialistas en nutrición, arquitectos...), con la finalidad de solucionar un problema concreto de un proyecto con eficacia y rapidez. La duración de su contrato suele ir de tres semanas a seis meses.

— Cooperante técnico, que contribuye desde su experiencia profesional a la realización de un proyecto de desarrollo o de ayuda humanitaria. La duración de su contrato suele ir de los seis meses a los cuatro años de duración.

— Cooperante que actúa como representante de la ONG del Norte que hace las veces de puente entre ésta y las contrapartes del Sur. Para la ONG del Norte es una ventaja tener allá a alguien que «traduzca» sin problemas de idioma —idioma tomado en el sentido más amplio— lo que esta pasando a tantos kilómetros de distancia y transmita de primera mano la realidad de aquel país y la marcha del proyecto. Este cooperante-enlace realiza tareas de gestión, representación, ayuda a las organizaciones locales a organizarse, a planificar, a evaluar, y encuentra nuevas contrapartes y evalúa la posibilidad de colaborar con ellas. En los países de África es imprescindible su ayuda para la estructuración de las organizaciones locales. En América Latina, puesto que hay más profesionales preparados y el nivel organizativo de las contrapartes es más elevado, los cooperantes tienen un perfil más especializado. El tipo de cooperante-enlace ha de ser una persona con mucho sentido común.

La estancia del cooperante, más allá de las misiones técnicas de corta duración, tendrá la duración que exijan sus funciones y que le permita dejar consolidados los objetivos de su misión. La tendencia es que las misiones de cooperación duren dos años que pueden ampliarse a cuatro. En el caso de situaciones de emergencia que exijan un gran esfuerzo, el período de colaboración suele reducirse a un máximo de 6 meses o, a veces, a un año.

Cada organización determina el perfil del cooperante en función de su filosofía y de su misión concreta, pero a continuación facilitamos unas características que, con esta salvedad, podrían servir de orientación general:

En el ámbito profesional:

- Conocimientos técnicos y/o titulación adecuada para el trabajo que ha de desempeñar

- Experiencia en su ámbito profesional de al menos tres años
- Conocimientos específicos de cooperación al desarrollo (cursos, etcétera)
- Capacidad organizativa
- Capacidad y disponibilidad para trabajar en grupo
- Conocimiento de la lengua de trabajo del país de destino y disponibilidad para el aprendizaje de las lenguas autóctonas

En el ámbito humano:

- Aceptar y participar de la filosofía de la organización
- Estar sensibilizado y motivado por la misión a realizar
- Adaptabilidad a nuevas situaciones culturales, idiomáticas y climáticas
- Ser estable emocional y psíquicamente
- Ser respetuoso con otras culturas y religiones
- Gozar de buena salud y manifestarlo por escrito
- Edad preferente entre 25 y 40 años

El cooperante tiene un contrato laboral y recibe un salario a cambio de su trabajo y el pago del viaje de ida y vuelta a su país, así como un seguro. Cada ONG tiene sus disposiciones específicas en cuanto a la vivienda, las prestaciones para los familiares del cooperante y el pago de viajes adicionales al país de origen en el caso de que la cooperación fuese prolongada.

Al regreso del cooperante después de una estancia prolongada, la ONG suele facilitar al máximo su integración en la sociedad de origen. El cooperante es un puente de unión de experiencias entre el Norte y el Sur y tiene información privilegiadísima y de primera mano de gran valor para los programas de educación y de sensibilización de la opinión pública, y en la realización de charlas, tribunas abiertas y campañas en general. También es corriente que los cooperantes opten a procesos de selección para incorporarse a los equipos de personas en plantilla que coordinan las actuaciones de las ONG desde sus sedes centrales en España u otros países.

Fran y Susana

Fran y Susana, médicos de 26 y 27 años y recién casados, viajaron como cooperantes de Intermón Oxfam a Bolivia. Estuvieron 4 años. Se trataba de un programa de salud para la población guaraní y su actuación consistía en visitar a los pacientes fuera del hospital, en los poblados. Antes de ir, ambos habían hecho un curso de medicina tropical y llegaron con ganas de hacer muchas cosas, de aplicar cuanto antes los conocimientos que habían adquirido. Pero la realidad tiene sus limitaciones: «Resulta que si se estropea el coche tal vez tengas que ir a trabajar en autostop o no hay neumático de recambio; si llueve, no puedes ir a hacer las revisiones médicas previstas porque la riada se ha llevado el puente... Cuesta mucho entrar en esta dinámica, llegar a un acuerdo entre lo que has previsto hacer y las posibilidades reales de llevarlo a cabo. Son vitales la capacidad de adaptación y saber espabilarse. Además, por mucho que te integres, que desees hacerte como ellos, las diferencias son muy grandes. Eres un privilegiado aunque intentes acercarte a sus condiciones de vida. Por más austera que sea, la casa de un cooperante sigue siendo blanco de robos. Es muy importante la presentación —quién te introduce en la comunidad donde vas a vivir— para que te acepten, y también es muy importante la actividad que desempeñas porque la valoran mucho. Pero nunca llegas a ser uno de ellos, porque haces las cosas de manera diferente, las piensas y las haces distinto.» Fran y Susana tuvieron dos niños. «Ah, eso sí que no fue ningún problema porque allí los niños están mucho más integrados que aquí en la vida de las personas. A la gente le parecía la cosa más normal del mundo que Susana interrumpiese un momento la consulta para dar de mamar. A la gente no le importaba esperar. Y mientras trabajábamos siempre había alguien que se ocupaba de los niños.» Cuando llegaban a un po-

blado tocaban una campana. La gente iba acabando sus trabajos y a lo mejor empezaban a visitar al cabo de dos horas de haber llegado al lugar. «Siempre es otra cultura —sea la que sea— y cuesta de entender. Lo tuyo no es tan universal como pensabas. Es muy importante contar con alguien que te explique su cultura, sus códigos.» «Las cuestiones materiales quedan complemente al margen. La luz, el agua, los mosquitos, las incomodidades, nos parecían totalmente anecdóticos. Empiezas a funcionar bien cuando colocas el trabajo en su sitio. Como cooperante, ése es el trabajo de tu vida; para ellos, eres una anécdota. Cuando tú te vas, muchas cosas se van contigo y vendrá otro. Hay que situar el trabajo de cooperante en el proceso de la gente de allí, no en el nuestro. Aunque no se necesitaran materialmente cooperantes, tendríamos que ir para conocer aquel mundo y poder explicarlo aquí.» Volvieron cuando su hijo mayor tenía 3 años. Sin duda, lo más duro fue la vuelta. «A la hora de volver hay que optar. Elegimos volver para que nuestros hijos más adelante pudiesen elegir, pero a nosotros nos llena más el estilo de vida de allá.» A la vuelta, Susana se puso a trabajar en el Centro de Salud del pueblo donde viven y Fran en el Departamento de Cooperación Internacional de Intermón Oxfam, donde actualmente coordina la evaluación de los proyectos de desarrollo. Todo esto fue hace trece años y una parte de ellos sigue todavía al otro lado del océano.

Jordi y Montse

Jordi y Montse tenían 25 años y llevaban 9 meses de casados cuando se plantearon dedicar un año de su vida a trabajar en el Tercer Mundo. Hablaron con una persona cercana al mundo de la cooperación y les dijo que en un año no se hacía nada, que no valía la pena. Se quedaron pasmados pues a ellos —y a sus respectivas familias— un año ya les parecía mucho. Pero les sirvió de reflexión. Más adelante encontraron un proyecto que se adecuaba a su perfil (maestro él, enfermera ella) y se decidieron. Él pidió una excedencia en la escuela don-

de trabajaba y ella dejó el puesto de trabajo que tenía en un hospital público. El proyecto era un internado en Bolivia. El internado tenía dos centros: uno de mayores en Cochabamba y otro de chavales más pequeños en Cocaraya. Empezaron por los pequeños. Jordi era el administrador y daba clases y ella se ocupaba de la salud del centro y de la tutoría de las niñas.

Transcurrido un año se trasladaron al centro de mayores. Era un internado con formación profesional y creación de microempresas. Las fuentes de producción cubrían al mismo tiempo la necesidad de autofinanciamiento del centro y la de formación profesional de los jóvenes. Había un horno de pan, una carpintería, vacas, gallinas ponedoras, un taller de carpintería metálica, un taller de hostelería. Era un internado muy duro, pero un privilegio para los niños que podían acceder a él. Durante 15 días iban 200 niños de todo el país de entre 11 y 12 años con las mejores notas. De éstos había que seleccionar 70. Las familias pagaban lo que podían y el centro ofrecía la escolaridad hasta la universidad en régimen de internado. En este centro, Jordi llevaba además la gerencia de las microempresas. El ritmo, tanto del personal docente como de los alumnos, era agotador: por las mañanas, mantenimiento de la escuela y tareas productivas; por las tardes, clases, y por las noches, estudio. Además había que hacer guardias por la noche para que no les robasen. Tuvieron que olvidarse por un tiempo de la intimidad de la pareja porque vivían en una casa con todos los educadores. Durante los primeros meses, la alimentación era más bien austera. Luego, cuando las fuentes de producción empezaron a funcionar, los domingos había carne. Regresaron cuando el hijo mayor tenía dos años y la segunda, dos meses. Jordi se reincorporó a su trabajo de profesor de secundaria. A Montse le costó algún tiempo más reintegrarse al mercado laboral. Ambos sienten nostalgia de aquel período de su vida. «Mato el gusanillo colaborando como formador y gestor en una organización que envía voluntarios al Tercer Mundo», concluye él.

Nacho

Nacho se ha pasado los últimos diez años de su vida trotando por el mundo. En su juventud conoció la realidad de los países pobres en India, México y Nicaragua. Acabó la carrera de Medicina, trabajó en Salud Pública para la administración, pero ya los países del Sur lo habían seducido y optó por una forma de vida que le permitiese el contacto directo con estas poblaciones y la acción directa sobre su vida. Ha llevado a cabo misiones para Médicos Sin Fronteras en Georgia, Bosnia, Guatemala, Nicaragua, Colombia y Uzbekistán, en los cuatro últimos países, con Inés, su mujer, y sus dos hijos. Reconoce que fueron su abuelo y su padre los que le enseñaron que existía una medicina humanista, preocupada no sólo por la enfermedad sino por la persona y, concretamente, por su sufrimiento. De una preocupación inicial por paliar el sufrimiento, ha pasado a estar motivado por luchar contra las injusticias que lo provocan. «Profesionalmente, vas a compartir todo lo aprendido, pero hay otra parte que no es de escuela, que no es tan tangible, que es del alma, porque trabajamos por y para las personas. Vas a acompañar cualquier proceso que necesite acompañamiento, y sobre todo, vas con las manos abiertas para poder dar y recibir al mismo tiempo.

»Cuando llegas al país, el proyecto manda, y debes hacer un gran esfuerzo por compaginar la vida laboral y la familiar. Los dos o tres primeros meses son para encontrar ese equilibrio y que la familia se adapte al nuevo entorno. Durante los primeros seis meses, Inés ni se molesta en buscar trabajo, porque sabe que su apoyo psicológico y emocional es fundamental para la buena marcha de todo. Cuando el nido está hecho, es decir, cuando ya estamos integrados en la nueva sociedad, ella inicia su vida profesional. Es maestra y en varios países de los que hemos estado ha trabajado con niños de la calle. El proyecto de MSF en Guatemala pretendía crear un sistema de salud en el Petén, una zona de selva con mucha presencia de la guerrilla, en la que las comunidades indígenas no tenían servicios sanitarios. Orga-

nizamos un hospital móvil con un promotor de salud y una partera, impartíamos educación para la salud (cómo clorar el agua, nociones básicas de desinfección, nutrición...). Se trataba también de lograr la colaboración del Ministerio de Salud o de las ONG para luego poder retirarnos nosotros. Pero al mismo tiempo, volvían los retornados, que en épocas anteriores habían sido desplazados por la guerrilla. Entonces había que ir para allá: organizar una burbuja de agua hasta que se excavase el pozo, cavar letrinas, dar cursos de promotores de salud, destacar allí un médico, una enfermera... Y a esto se añadían las emergencias. Llega el huracán que arrasa comunidades enteras, paras todo, y acudes allá con todos los recursos. En Colombia pasó igual. Estábamos en el Nudo del Paramillo, en la Costa Atlántica, una zona muy estratégica que comunica el Atlántico con el Pacífico, zona de paso de droga, armas, y de muy difícil acceso. En el programa se preparaba a un promotor de salud que detectase la malaria para poder tratarla y remitir los enfermos a un hospital. Se montaron dos centros de salud a los que acudían las comunidades y que trabajan en coordinación con el hospital. En las incursiones de paramilitares perdieron la vida muchos indígenas, algunos de nuestro equipo. Eso es lo más duro. Por eso nuestras misiones duran un año o a lo sumo dos, porque la presión psicológica es muy fuerte. Bueno, en Palestina ni tres meses. Y cuando estábamos metidos de lleno en ese proyecto y en otro a lo largo del río Atrato, se produjo el terremoto en el Sur. Desplazamos allí el 90 por ciento de los recursos, los demás se quedaron al mínimo. Cuando ha pasado la emergencia, los recursos vuelven a su lugar de origen. En Cartagena de Indias, donde vivíamos, también hacíamos trabajo de sensibilización de la sociedad: una exposición sobre la paz, una obra de teatro sobre desplazados, presentación de proyectos... Es importantísimo el equipo de MSF, con el que formas una gran familia.» Le preguntamos si hay algún truco para aguantar ese ritmo. *«Una disciplina personal que abarque cuerpo y alma: deporte, actividades de ocio, un libro, escribir un diario, cuidar el núcleo familiar y a los amigos no sólo de la organización y mantener el contacto con la familia y con los amigos en el país de origen. Sus cartas, notas y e-mails eran como agua de mayo.»*

De alguna manera, podríamos decir que todo el personal de la ONG del Norte es cooperante en el sentido de que cooperan activamente, cada uno según el puesto que ocupa, para que el proyecto pueda ser una realidad. Unos, analizando su viabilidad, reformulándolo para mejorarla, tramitando su financiación, y superando todos los obstáculos materiales que surgen para su realización, otros sensibilizando a la población para que aporte recursos, otros, en fin, peleándose con las instancias pertinentes para su financiación, por no hablar de los que se ocupan de la venta de todos los productos que llegan del Sur o de las campañas de influencia social y política. Y, en otro sentido, se podría decir también que todos ellos son voluntarios en la medida en que dedican a la tarea de luchar por los derechos de las personas más desfavorecidas del Sur muchas más horas de las que su contrato laboral exigiría y con unos salarios generalmente por debajo de los de mercado.

6. Consumo responsable

¿Sé lo que compro y por qué? ¿Sé a quién estoy pagando?

Todas las mañanas te levantas y, de manera consciente o inconsciente, tu actividad se encamina a cubrir una serie de necesidades. De alimentación, de vestido, de salud, de educación, de trabajo. Buscamos también satisfacer nuestra necesidad de ocio, de tiempo libre, de belleza, de descanso, nuestra inquietud cultural. La satisfacción de muchas de nuestras necesidades conlleva una actividad de consumo. Si nos paramos a pensar un momento, algunas de ellas son reales y otras tantas han sido creadas por la sociedad en que vivimos y su satisfacción no sólo no es imprescindible, sino que además puede ser perjudicial para mí y para otras personas. ¿Somos conscientes de cómo manipulan nuestra opinión y nuestra voluntad? ¿O somos tan ingenuos de creer que elegimos libremente sin que nadie ni nada nos haya empujado a ello? ¿Quién es capaz de reconocer que llega a comprar lo que no necesita incluso con el dinero que no tiene a costa de endeudarse? Llegamos a creer que son imprescindibles cosas o actividades que no lo son en absoluto. Hay una parte del mundo que consume mucho y mal, mientras la otra ni siquiera puede satisfacer sus necesidades básicas de supervivencia.

Mientras nosotros nos hacemos conscientes del poder que nos da el mero hecho de ser consumidores, en los países pobres —productores del 70 por ciento de las materias primas que consumimos— no tienen garantizado el derecho a un mínimo de alimentos ni disponen de unos medios de vida para obtenerlos y dejar atrás la explotación a que se ven sometidos. La interconexión que existe entre ambos extremos es ya tan clara que no podemos posponer por más tiempo la tarea de descubrir acciones cotidianas y sencillas (tan cotidianas y sencillas como la de ir a comprar) que transformando los hábitos de consumo en el Norte incidan positivamente en la calidad de vida de las personas del Sur. Es lo que se ha venido a llamar *consumo responsable.* Optar por el consumo responsable significa plantearse algo más que la simple relación calidad-precio cuando adquirimos un producto. Implica además preguntarnos si verdaderamente lo necesitamos e informarnos acerca de:

— el origen de los productos
— las condiciones de vida de las personas que los producen
— los derechos y las contraprestaciones que reciben estas personas
— el coste medioambiental de su producción

Las dos últimas cuestiones de la lista conllevan un conocimiento de la conducta de las empresas que ofrecen dicho producto y de las reglas de comercio internacional que regulan su llegada a nuestros países. Nuestra elección o no de un producto repercute, además de en los productores, en los beneficios de la empresa, por lo que tenemos la capacidad potencial de modificar su conducta. Es decir, al practicar el consumo responsable añadimos un factor ético a los elementos de decisión del consumidor

Vaya el siguiente ejemplo para quien le resulte difícil ver qué relación tengo yo, cuando voy a comprar un balón a una tienda de deporte, con las condiciones de vida de una región de Pakistán:

Sialkot es un distrito de la provincia del Punjab, en Pakistán, conocida por su industria de balones. Ha saltado con frecuencia a los medios de comunicación debido a la gran cantidad de trabajo infantil que utiliza esta industria. Se estima que unos 7700 niños y niñas de entre 5 (sí, cinco, o sea, en edad preescolar) y 14 años cosen balones a tiempo completo en casa —en el mejor de los casos— o en pequeños talleres, lo que les impide —entre otras cosas— ir a la escuela, hipotecando así su futuro. Si compro un balón, o cualquier otro producto que haya sido producido en condiciones injustas, ayudo a perpetuar esas condiciones.

Para luchar contra este problema surgió Talón, una fábrica enclavada en el mismo distrito, que comenzó su andadura hace 18 años y cuenta con un equipo de entre 1 000 y 1 500 trabajadores adultos distribuidos en 31 centros de cosido. Producen más de un millón de balones al año, además de guantes de portero y ropa deportiva. Si para evitar la lacra de la explotación infantil se hubiesen limitado a despedir a los niños trabajadores, habrían ocasionado graves pérdidas de ingresos a sus familias y habrían expuesto a los menores —como ya ha ocurrido— a buscar trabajo en ocupaciones más peligrosas y denigrantes. El objetivo de Talón es la contratación de adultos pagando salarios justos para que los menores puedan ir a la escuela. Los padres han ocupado el puesto de sus hijos en la fábrica de balones y el salario digno que se les paga permite que sus hijos no tengan que trabajar y puedan ir a la escuela. Esto se lleva a cabo con la colaboración de asociaciones locales y ONG, como Save the Children, con quien coordinan un programa encaminado a la formación y educación básica. Mientras se alcanza el objetivo de erradicar por completo el trabajo infantil, se han puesto en marcha los Centros Educativos de la Esperanza, que proporcionan no sólo educación, sino protección social y rehabilitación a los menores, y contemplan varias categorías en función de la edad y circunstancias del menor. Todo esto hay detrás de un balón producido por Talón, que podemos ad-

quirir en España en las tiendas de Comercio Justo de Intermón Oxfam.

En Europa existen guías de consumo responsable y páginas web que ofrecen información sobre las relaciones de los empresarios con sus trabajadores en el Sur, con el medio ambiente, con los principios éticos. No estamos hablando de ser quisquillosos porque sí, o de buscarle tres pies al gato, sino de saber que al comprar una alfombra para la sala, unas zapatillas de deporte o un balón, o infinidad de otros productos, puedo estar dando mi visto bueno al trabajo de miles de niños y niñas, a la explotación de miles de hombres y mujeres del mundo.

En los países del Norte tenemos organizaciones de consumidores que nos defienden de ofertas engañosas que pueden lesionar nuestra salud, nuestros intereses económicos, nuestros derechos. Proponemos desde aquí ampliar la defensa: no ocuparme sólo de mi salud y de mis derechos, sino de la salud y los derechos de las personas que han trabajado en la elaboración del producto que voy a comprar. No andar sólo con cuidado de que no me tomen el pelo a mí, sino también vigilar que con determinado precio o condiciones laborales no se lo estén tomando a otras personas. Porque no les toman el pelo, les toman la vida.

¿Qué es el comercio justo?

El comercio justo surge a raíz del planteamiento de estas preguntas y de la injusticia que emana de sus respuestas. Si nos tomamos la molestia de preguntarnos por los productos que consumimos, llegamos a la conclusión de que las relaciones comerciales injustas son una de las causas determinantes del desequilibrio existente entre hombres, mujeres y niños del Norte y los del Sur. Los flujos de comercio internacional se han triplicado en los últimos veinte años, pero sus beneficios están muy desigualmente repartidos. En ese mismo período de tiempo, las exportaciones de los 48 países menos desarrollados del mundo —en los que habita el 10 por ciento de la población mundial— se han reducido a una cifra que sólo representa el 0,4 por ciento del comercio mundial. En contraste, EE. UU. y la Unión Europea tienen aproximadamente la misma población, pero se llevan casi el 50 por ciento de las exportaciones mundiales (Banco Mundial, 1998).

Muchos de los países más pobres del mundo siguen siendo altamente dependientes de las materias primas. En más de 50 países en desarrollo, más de la mitad de sus ingresos por exportaciones dependen de tres materias primas o menos. Las economías nacionales de estos países y las economías familiares de millones de personas pobres se han visto devastadas por una prolongada caída de los precios.

El café es uno de los productos que se han visto más afectados. Los precios han caído en un 70 por ciento desde 1997, con unas pérdidas de ingresos en divisas de unos 8 000 millones de dólares para los países en desarrollo exportadores. Para algunos de ellos, estas pérdidas han sido superiores a los beneficios obtenidos mediante la ayuda y el alivio de la deuda. Las familias pobres han sufrido especialmente. Nuestra investigación sobre los productores de café de Tanzania, sur de México y Haití ha encontrado familias que han tenido que reducir su consumo general, sacar a los hijos de la escuela y afrontar dificultades extremas para cubrir los costes sanitarios. Las familias y las comunidades se ven sometidas a una fuerte presión, ya que las mujeres se han visto obligadas a aumentar su trabajo fuera del campo y los hombres a emigrar en busca de trabajo.

Las causas subyacentes a la crisis en los mercados de materias primas varían de unos productos a otros. Sin embargo, el problema general es un exceso de producción estructural. Para una amplia gama de productos, la producción excede a la demanda, lo que conduce a un exceso de stocks y a un desplome periódico de los precios.

Cualquier cambio de los precios en los mercados mundiales genera ganadores y perdedores, y los mercados de materias primas no son una excepción. Entre los perdedores se encuentran millones de familias de las más vulnerables del mundo. Los ganadores, en este caso, son las empresas transnacionales que dominan los mercados mundiales. Estas empresas transnacionales se han atrevido a aprovecharse de los ruinosos precios de producción para conseguir altos márgenes de beneficios.

Fuente: *Cambiar las reglas: Comercio, globalización y lucha contra la pobreza*, Oxfam Internacional, abril de 2002.

La liberalización del comercio impulsada por la Organización Mundial del Comercio (OMC) no está beneficiando a los pequeños productores. Se supone que el comercio sin ningún tipo de restricciones favorece la competencia, pero cuando las empresas multinacionales se benefician de subvenciones y normas protectoras de las que no gozan las pequeñas economías esta competencia es injusta.

Este desequilibrio genera cada vez más injusticia y más conflictos que no se solucionan únicamente con donaciones monetarias ni con acciones de voluntariado. Hay que encontrar además sistemas permanentes para que la solidaridad no sea un hecho extraordinario, sino una práctica habitual integrada en la vida cotidiana: el consumo responsable viene facilitado por las organizaciones de comercio justo. El comercio, como poderosa herramienta de crecimiento económico, ha provocado enormes desigualdades. Pero si cambiamos las reglas del comercio, las formas de hacerlo, en lugar de ser causa de empobrecimiento puede ser la clave de la solución de la pobreza.

¿Cómo actúan las organizaciones de comercio justo para restablecer el equilibrio de las relaciones comerciales?

El comercio justo fue concebido inicialmente como una forma de colocar en el mercado la producción de ciertos grupos de productores de los países pobres en condiciones que les permitiesen llevar una vida digna, al tiempo que se sensibilizaba a los consumidores del Norte. Posteriormente se le han incorporado elementos de denuncia y presión política a determinadas prácticas empresariales y a políticas comerciales discriminatorias. Sus normas básicas son las siguientes:

- Pagan por el producto un precio (no condicionado por la cotización de dicho producto en los mercados internacionales) que cubra las necesidades vitales de los productores, los costes de producción y deje un margen para invertir.
- Anticipan una parte del precio a los productores (entre un 40-50 por ciento) para evitar el endeudamiento a que se ven condenados.
- Mantienen una relación de trabajo duradera y continuada (esto es lo que más valoran los productores, más aún que el precio que se les paga).
- Ofrecen a los productores del Sur información regular sobre las tendencias, las modas y las normas de seguridad e higiene para que éstos puedan adaptar convenientemente sus productos.
- Facilitan a los productores del Sur el acceso directo al mercado europeo (eliminan intermediarios y especuladores).
- Financian proyectos de capacitación de los productores para mejorar sus técnicas de producción e introducir nuevas gamas de productos.
- Promueven el funcionamiento democrático y transparente de las organizaciones productoras.
- Mejoran la distribución.
- Abren nuevas tiendas en el Norte con objeto de expandir la clientela.

El comercio justo pretende, pues, posibilitar unas relaciones comerciales basadas en la ética y la equidad, evitar la explotación, el trabajo infantil, la discriminación de la mujer y el deterioro del medio ambiente.

A todos nos repugna la sola idea de la explotación infantil, pero no podemos quedarnos sólo ahí. Debería repugnarnos todavía más contribuir a ella, aunque no lo sepamos. En la actualidad, 250 millones de niños de entre 5 y 14 años se ven obligados a trabajar. La mitad de ellos sufren formas extremas de explotación laboral, que en algunos casos llega a la esclavitud. En 1995, cuando saltó a los medios de comunicación el asesinato en Pakistán de Iqbal Masih, todos nos llevamos las manos a la cabeza. Tenía doce años y fue asesinado por la mafia de las alfombras porque se había atrevido a pedir mejores condiciones laborales para él y para sus compañeros y su lucha había conseguido que el gobierno cerrase empresas en las que las alfombras se producían en condiciones de esclavitud. Como él, millones de niños trabajan en fábricas de ladrillo, de cuero, de alfombras, de cristalería y relojería y en las minas en las condiciones más infrahumanas. A Iqbal lo habían vendido sus padres a los 4 años de edad por 16 dólares. Sin ánimo de justificar el hecho, la única explicación que a uno se le ocurre es que ésa era la única solución para conseguir que el crío comiese. Si tenía que trabajar, al menos le darían de comer. Por supuesto que la primera causa de esta situación de explotación de menores es la vulneración de los derechos laborales de los trabajadores, pero también lo es la pobreza de sus familias. Si los padres recibieran salarios justos a cambio de su trabajo, los niños podrían tener la oportunidad de ser niños. Y a esto es a lo que aspira el comercio justo.

¿Cómo sabemos que tenemos en la mano un producto de comercio justo? Desde luego, si la tienda es solidaria lo será. Pero cada vez más se intenta ampliar el mercado y ahora podremos encontrarlos también en comercios, supermercados y en las grandes superficies. Es determinante que lleven la etiqueta de garantía social (en España la propia marca de las ONG de Comercio Justo) que acredita que se han cumplido una serie de condiciones de producción respetuosa con los derechos humanos, con los acuerdos internacionales sobre trabajo y con el medio ambiente. La etiqueta remite además a la comunidad que ha producido el objeto. Con ello amplio mi punto de vista y valoro una serie de aspectos y realidades nuevas. Y a través de ella el productor del Sur puede darse a conocer de forma positiva, en su lucha contra la pobreza, por lo que hay que reconocer al comercio justo como un instrumento más de la cooperación para el desarrollo. Cuanto más justo sea el comercio con los productores del Sur, menos ayuda necesitarán. Si las medidas de la Unión Europea de carácter proteccionista discriminan la entrada de productos de los países más pobres y, por lo tanto, influyen negativamente en sus condiciones de vida, seguiremos haciendo caridad en lugar de justicia.

Una manera de saber si el producto es de comercio justo es buscar el distintivo que otorga en nuestro país la Coordinadora de Organizaciones de Comercio Justo a sus miembros. Existe desde 1996 y engloba a todas aquellas tiendas e importadoras que deseen integrarse en ella y cumplan unos requisitos mínimos.

A nivel internacional, existen tres federaciones o coordinadoras de comercio justo:

La EFTA (Federación Europea de Comercio Justo), que trabaja con unos 550 grupos de productores. Una de sus funciones más importantes es la búsqueda de información sobre las normas y los reglamentos para los diferentes tipos de productores y los países de Europa, lo que evita problemas en las importaciones. Agrupa a 13 organizaciones de comercio justo de 11 países de Europa.

NEWS es una coordinadora de tiendas de comercio justo europeas que posibilita la comunicación directa entre los miembros y organiza campañas nacionales e internacionales. Su tarea principal consiste en organizar grupos de tiendas en los quince países que están representados para dar más fuerza al movimiento de comercio justo y ejercer presión política en el ámbito europeo.

IFAT (Federación Internacional de Comercio Alternativo) representa a 40 países del mundo y es un centro de discusión y coordinación entre grupos importadores y productores.

¿Estamos dispuestos a pagar más si el dinero va directamente al campesino, al artesano, a la cooperativa del Sur? En todos los países europeos hay importantes grupos de consumidores dispuestos a pagar entre un 10 y 20 por ciento más por los productos comercializados justamente, es decir, en cuya elaboración se han respetado los códigos de conducta éticos, sostenibles ecológicamente y que contribuyan al desarrollo de los países del Sur.

¿Por qué los productos de Comercio Justo son más caros?

Los productos de Comercio Justo no son siempre y necesariamente más caros, pero, en los casos en los que así ocurre, la causa suele ser que se paga mejor la materia prima, sobre todo en productos de alimentación. En algunos casos, como el café, pagar un precio que permita vivir dignamente a los campesinos representa hasta tres veces más de lo que se paga en el mercado internacional. El coste de la materia prima, o sea, del café en grano verde, supone el 60 por ciento del coste del café. Si la organización de comercio justo paga el triple en un componente que representa un porcentaje tan alto del coste del total, juega en desventaja con respecto al comercio convencional. El otro 40 por ciento (envases, transportes, tostado) corresponde a procesos en los que el comercio justo no puede tener ninguna ventaja comparativa con las grandes multinacionales, sino todo lo contrario: las organizaciones de comercio justo tuestan muchos menos kilos, compran menos envases y transportan menos volumen. Trabajan con un margen de ganancia menor, pero dado lo reducido de los márgenes, no se puede compensar ni mucho menos la grandísima desventaja en el coste del café en un primer momento y la desventaja relativa del resto de los componentes del coste. Para poner un ejemplo concreto, el café en grano que contiene un paquete de café Equita cuesta a la organización de comercio justo, en este caso Intermón Oxfam, 1,08 euros (una empresa multinacional habrá pagado por la misma cantidad de café 0,36 euros). Es imposible compensar estos 0,72 euros de diferencia inicial. En las tiendas, el paquete de Equita cuesta 1,77 euros, mientras que el de un café convencional cuesta 1,29 euros (48 céntimos de euro menos).

En los productos artesanales y objetos de regalo, por ejemplo, concurren otras circunstancias, y los artículos de comercio justo tienen la ventaja de evitar algunos intermediarios no necesarios, lo que permite abaratar algún coste.

El café y el cacao, productos pioneros del comercio justo

Los dos productos pioneros del comercio justo son el cacao y el café. No por casualidad. Millones de familias del mundo dependen de ellos para sobrevivir y, sin embargo, están a merced de los precios que fijan las bolsas internacionales y de las prácticas especulativas de los intermediarios, que no tienen en cuenta cuál es la situación económica y social en la que se encuentran los campesinos. Las organizaciones de comercio justo parten, por el contrario, de la situación de los campesinos y de sus necesidades básicas para determinar el precio que van a pagar por las materias primas. El mercado mundial del café está en manos de propietarios de grandes plantaciones cafetaleras y de multinacionales importadoras y distribuidoras. La retribución a los campesinos por encima de los precios del mercado es la única manera de evitar que éstos se vean obligados a recurrir a préstamos usurarios para sobrevivir, puesto que el precio oficial del café ha ido cayendo los últimos años hasta un 70 por ciento, de tal forma que no les permite ni cubrir sus necesidades más básicas.

Queridos amigos y amigas:

Estoy en Bukoba, que es la capital de la región de Kagera, en Tanzania, de donde proviene una parte de nuestro café Equita. La situación que está viviendo la gente de la cooperativa KCU (Kagera Cooperative Union) es terrible. Debido a la caída de los precios del café en el mercado internacional y a otras razones se encuentran en bancarrota, con las cuentas embargadas y con que uno de cada cinco campesinos no ha cobrado ni un solo chelín de la campaña pasada. La situación es bastante desesperada. A nuestra llegada nos recibió John, al que conocéis muy bien porque estuvo en España en el encuentro de verano de 1999. El presidente de la cooperativa y algunos miembros del comité ejecutivo estaban en Dar Es Salaam hablando con el ministro de Cooperativas para intentar aprobar alguna ayuda que permita al menos liquidar las deudas que tienen con estos campesinos e iniciar una nueva campaña.

Fuimos a visitar a algunas familias. Viven la situación como viven el resto de su vida: con calmada resignación, pero asustados por un futuro que desconocen y sobre el que no tienen ninguna capacidad de influir. Su pregunta era: «¿Vendrá alguien a comprarnos el café el año que viene?» Actualmente, el café se les estaba pagando a 200 chelines el kilo, cuando hace apenas dos años les pagaban 600. Esta mañana nos hemos enterado de que el precio de la nueva campaña será de 80 chelines. Y parece que en realidad el precio del mercado estará más cerca de los 60.

Por otra parte, es estimulante el trabajo que está haciendo John, intentando calmar ánimos, apagar fuegos, avivar ilusiones... Se le nota que es la persona en la cooperativa que vive más de cerca la situación de los campesinos, pero le supone un desgaste personal importante.

Hemos ido la gente de FTO (Holanda), los de Twin Trade (Reino Unido) y nosotros para renovar nuestro apoyo al proyecto. Vamos a intentar buscar una salida entre todos, ¡en eso consiste una relación de partenariado! No somos sólo compradores. Es ahora más que nunca cuando necesitan nuestro apoyo aunque, hoy por hoy, sólo supongamos el 10 por ciento de sus ventas.

Bueno, sólo enviaros un saludo desde el Sur y la semana que viene comentamos más cosas. Un abrazo. Fernando.

Correo electrónico enviado el 22 de junio 2001 por Fernando Contreras, miembro del Departamento de Comercio Justo de Intermón Oxfam, durante una visita a Tanzania.

Según datos del PNUD de 1998, unos 25 millones de familias de los países en vías de desarrollo dependen del café para sobrevivir. Promover el consumo de comercio justo es una de las maneras de protegerlos. La organización de comercio justo compra el café a las organizaciones de campesinos a un precio mínimo fijo, con el pago anticipado del pedido y un compromiso de relaciones comerciales a largo plazo (esto último es valorado por los productores tanto o más que el sobreprecio). Además, muchas cooperativas invierten los beneficios en escuelas, centros de salud, formación profesional, etcétera, que contribuyen al desarrollo de aquella comunidad. Dos testimonios que recogió el informe «A Bitter Coffee» de Oxfam ilustran las graves repercusiones que tienen los precios del café en las familias productoras:

Este año, la cooperativa de Carice en el norte de Haití, que vende el ciento por ciento de su producción a organizaciones que practican el comercio justo, compró la producción de café a unas 300 familias. Una socia de la cooperativa, la señora Fabius Mirtil, comenta: «Ni me atrevo a pensar lo que habría sucedido sin la cooperativa. Mi hijo no habría podido ir a la escuela. Los intermediarios locales te dan una miseria por el café. Llegó un momento en que sólo nos daban 0,36 centavos de dólar por kilo.» El año pasado los cafeticultores aso-

ciados a la cooperativa percibieron el doble de lo que habían recibido los productores fuera de ella. En términos monetarios, el beneficio neto que se consiguió a través del comercio justo llega a 36 dólares por miembro, lo que equivale a un mes de consumo de arroz de toda una familia.

En la región del Kilimanjaro, en Tanzania, habitada por 1 400 000 personas, los pequeños agricultores cultivan principalmente café. Esta región estaba considerada como una de las más ricas del país cuando los precios del café eran elevados. En efecto, el 95 por ciento de la población sabía leer y escribir y la calidad de su alimentación se hallaba por encima de la media en las áreas rurales. Pero la caída continuada de los precios al productor durante dos años ha empobrecido a las familias, lo que se ha traducido, entre otras cosas, en una reducción en la matrícula escolar en las comunidades productoras de grano. Tatu Museyni es viuda, tiene 37 años de edad y seis hijos, y vive del cultivo del café en una parcela de apenas 40 áreas (unos 4 000 m^2), en una choza sin electricidad ni agua corriente. Quiere que sus hijos vayan a la escuela a toda costa, y para ello se parte el lomo. «La escuela es muy importante. Va a servir para que mis hijos tengan una vida mejor. Trabajo mucho para conseguir el dinero que me cuesta la escuela. Este año mi cosecha me ha dado menos de 15 dólares. No podré enviar a Isaiah a la escuela primaria, como había planeado, ahora que tiene nueve años. Tendrá que quedarse en casa porque no he ganado lo suficiente con el café. Y para que los otros continúen yendo tendré que vender mi cerdo.» Y también parte de la cosecha de plátanos, con lo que la alimentación de sus hijos sufrirá las consecuencias. Además intentará conseguir empleo en otras plantaciones (un dólar al día) y recolectará y venderá pasto para forraje de los animales. Como muchas otras mujeres. Tatu no quiere ni pensar en un problema médico. Si alguno de sus hijos enferma de neumonía, malaria o diarrea durante la temporada de lluvias, ya no sabrá qué hacer para poder pagar los costes del tratamiento.

El chocolate es uno de los productos del Sur con mayor índice de consumo en el Norte. Desde las tabletas a los preparados solubles, el chocolate hace las delicias de niños y adultos. El cacao puede servirnos para conocer cómo funciona el mercado mundial, cómo repercuten los precios en los campesinos y qué tenemos que hacer para conseguir un consumo responsable en el Norte.

Sólo en el África Occidental más de dos millones de familias campesinas viven del cultivo del cacao. Su subsistencia depende de la venta de este producto como única fuente de ingresos. En Costa de Marfil, por ejemplo, representa casi el 40 por ciento de las exportaciones. Sin embargo, en los últimos años, la importancia del cacao ha disminuido de forma alarmante no sólo porque otros productos hayan adquirido más importancia, sino por la caída pronunciada de los precios. A ello se añadió una resolución de la Comisión Europea que en 1996 autorizaba el uso del 5 por ciento de grasas vegetales (en sustitución de la manteca de cacao) en la producción de chocolate, previa indicación de dicho contenido en la etiqueta. Esta variación, que nos puede parecer mínima a los que consumimos chocolate, ha tenido repercusiones enormes en los productores de cacao a pesar de que varias ONG hicieron campaña contra esta resolución y consiguieron rebajar el porcentaje. La disminución de los ingresos en los países del Tercer Mundo como consecuencia de esta medida llegará a un 12,5 por ciento, lo que agravará todavía más su empobrecimiento. Si quieres optar por un consumo responsable, exige información y compra únicamente chocolate cuya etiqueta especifique un porcentaje superior al 30 por ciento de cacao y ausencia de grasas vegetales. Es la única manera de dar tu apoyo a una causa justa y de presionar para que las empresas chocolateras mantengan la calidad de siempre.

¿Dónde comprar productos de comercio justo?

En España, el comercio justo nace con más de 20 años de retraso respecto a los países europeos donde se originó. La primera tienda se abrió en Holanda en 1969. En tan sólo dos años se crearon 120 puntos de venta y tiendas a través de iglesias, organizaciones de ayuda al Tercer Mundo, de venta por catálogo. También se fue diversificando el tipo de productos y en 1973 se importó el primer café de comercio justo procedente de Guatemala. A lo largo de los años ochenta, el comercio justo en Europa pasó de ser un segmento alternativo y marginal a representar una tendencia que se tiene en cuenta en los mercados convencionales.

En 1986 se abren las dos primeras tiendas en nuestro país, una en Andalucía y otra en el País Vasco.

A pesar de que el número de tiendas es todavía pequeño, se puede tener acceso a productos de comercio justo desde cualquier punto de nuestra geografía ya que algunas organizaciones venden sus productos por catálogo. También se pueden comprar en puestos y ferias de carácter ambulante y a través de las ventas realizadas por grupos de voluntarios.

Rosa y María se enteraron de lo que era el comercio justo y decidieron hacer algo más que comprar sus productos. Se les ocurrió que podían montar un puesto de venta en el jardín del colegio donde van sus hijos. Hablaron con una ONG que les proporcionó los productos y les dio la información necesaria, y pidieron permiso al colegio para montar un par de mesas en el jardín. La Asociación de Madres y Padres de Alumnos envió a todas las familias una circular informando de lo que era el comercio justo y comunicando que todos los miércoles de 5 a 6 de la tarde podrían realizar la compra de estos productos. Venden café de varios tipos, cacao en polvo, miel, mermeladas, mostazas, crema de chocolate, libros de cuentos educativos para niños... La importancia de su acción no es simplemente la recaudación que entregan a la ONG, sino la labor de sensibilización que hacen entre los padres de los más de mil alumnos del colegio.

En 2001 existían en Europa más de 3 000 tiendas de comercio justo en 18 países, 100 organizaciones dedicadas a este tipo de comercio, 50 000 voluntarios en las tiendas y de ello se benefician más de 800 productores de los países más pobres. En España existen 62 puntos de venta permanente y una facturación de 6 millones de euros. Se dedican a ello 31 asociaciones que disponen de 1 500 voluntarios y 100 profesionales contratados.

El cambio cualitativo que ha experimentado en los últimos años el comercio justo en España, siguiendo la tendencia de Europa, ha sido que los productos de comercio justo han llegado a los comercios tradicionales y especialmente a las grandes superficies.

En muchos países europeos se pueden comprar productos de alimentación como café, chocolate o miel en tiendas convencionales y en supermercados. En los Países Bajos, por ejemplo, el café se puede encontrar en más del 90 por ciento de los supermercados y alcanza una cuota de mercado del 2,6 por ciento. En Suiza esta cuota asciende al 5 por ciento.

¿Qué encontramos en las tiendas de comercio justo?

En sus primeros años de vida, las tiendas de comercio justo vendían casi exclusivamente artesanía. Poco a poco la gama ha ido creciendo hasta abarcar más de 2 500 productos: bisutería, artículos para el hogar, juguetes, artículos decorativos, regalos, ropa. En los últimos años se ha constatado una tendencia creciente en las ventas de los productos de alimentación. Hoy se encuentran productos de consumo diario como café, té, cacao, vinagre, vino, mostaza, chocolate en tabletas, en polvo y en crema, azúcar, miel, vino, mermeladas, zumos de fruta, frutos secos, especias, arroz, cereales y conservas.

¿Qué podemos hacer en favor del comercio justo además de adquirir los productos? Si estamos convencidos de que vale la pena potenciar la práctica del comercio justo cada uno ha de colaborar desde donde se encuentre:

- Si estoy en una organización empresarial, intentar fomentar códigos de conducta en las relaciones con sus proveedores del Sur. Es una incoherencia que las empresas respeten en el Norte una serie de restricciones ecológicas y de reivindicaciones sociales y laborales, pero se instalen a trabajar en los países pobres en condiciones más permisivas conculcando los derechos más básicos conquistados en el Norte.
- Si me muevo en una organización de consumidores, introducir cuestiones éticas y medioambientales a la hora de valorar la calidad del producto. Y hacer las gestiones necesarias para que la información sobre el producto incluya las condiciones de producción y de comercialización.
- Desde las instituciones educativas (centros, editoriales, administraciones) podemos hacer mucho para incluir en los programas la educación para el consumo responsable. En la escuela, el alumno recibe 6 horas de contenidos relacionados con el consumo (en las áreas de Conocimiento del Medio Social y Natural y en Ciencias Sociales y de la Naturaleza), frente a las aproximadamente 91 horas de impactos publicitarios que recibe al cabo del año. Aquí las familias tienen un papel importante en tanto que transmisoras de valores y de hábitos.

Que cada uno encuentre dónde puede aportar su grano de arena. Si el consumo responsable se convierte en hábito y el comercio justo alcanza dimensiones significativas, promoveremos entre todos una transformación positiva del comercio internacional que mejorará las condiciones de vida de una parte muy importante de la población mundial.

La campaña «Ropa Limpia, limpiemos la ropa de injusticias»

Uno de los ámbitos en los que el consumo responsable ejercido por nosotros, los consumidores, puede ser una forma de solidaridad práctica y efectiva es en referencia a la ropa que compramos. La mayor parte está confeccionada por trabajadores y trabajadoras del Tercer Mundo en condiciones lamentables. Los trabajadores de estas industrias (en su mayoría mujeres) trabajan los siete días de la semana sin descansar, con sueldos inferiores al «salario de subsistencia» (el salario mínimo interprofesional, a su lado, es una bicoca), sin asistencia médica, y con la obligación de hacer una media de 20 horas extras por semana (si no puedes, o no quieres, te vas a la calle) y, por supuesto, no pueden defender sus derechos mediante sindicatos. Para atajar la pobreza de todas esas personas, ¿no es mucho más razonable ayudar a mejorar sus condiciones laborales para que se puedan ganar la vida dignamente? Si conseguimos una vida digna para estas familias, es decir, que se les pague un salario justo y en unas condiciones humanas de trabajo, y que las niñas en lugar de abandonar la escuela (las que tienen la suerte de ir) a los 14 años puedan acabar la educación secundaria, seguramente no tendremos que apadrinar tantos niños porque sus propios padres podrán hacerse cargo de ellos.

Éste es el objetivo de la campaña Ropa Limpia: mejorar las condiciones laborales y salariales de los trabajadores de la confección en los países del Sur y defender el respeto a los derechos fundamentales de la persona. En los países del Norte pretende fomentar el consumo responsable entre ciudadanos y ciudadanas informándolos y sensibilizándolos sobre las condiciones en que se han fabricado los productos que compran.

Ropa Limpia está enmarcada en una campaña de ámbito internacional Clean Clothes Campaign, que funciona en 9 países de Europa en colaboración con más de 30 organizaciones locales de América Latina, Asia y África. En España, Ropa Limpia está coordinada por Setem y cuenta con el apoyo de más de 60 organizaciones de desarrollo, sociales, sindicales y de consumidores.

Cada país se ha ido centrando en sus propias empresas. En España, se enviaron cartas a las cinco principales (Adolfo Domínguez, Burberrys, Cortefiel, Mango y Zara-Grupo Inditex) con cuestionarios preguntándoles sobre las condiciones de producción en los países del Tercer Mundo. Sólo Burberrys contestó, y después de mucho insistir. A continuación se pidió a los ciudadanos el envío de postales explicando que a la hora de adquirir una prenda no sólo estaban interesados en la calidad y el precio del producto sino en constatar que no había sido elaborada con explotación de las personas e insistiendo en que las empresas facilitasen esta información. El envío masivo tuvo éxito y varias empresas enviaron respuestas personales y entraron en contacto con la campaña. La cuestión saltó a los medios de comunicación, se hicieron actos en la calle y fue objeto de varios reportajes. En 2001 se hizo una propuesta de firma de compromisos mínimos por parte de algunas empresas y la visita a una fábrica de Marruecos.

En mayo de 2001, algunos miembros de la campaña compraron acciones de Inditex de modo que pueden acceder al Consejo de Administración y plantear desde dentro qué medidas de garantía social había puesto en marcha la empresa. El impacto fue muy fuerte y se produjo una reacción inmediata. En virtud de Global Compact, una iniciativa de responsabilidad social corporativa de Naciones Unidas, las empresas firmaron una serie de compromisos muy básicos. Inditex fue la primera en apuntarse. Voces críticas califican esta reacción de «lavado de imagen» de la empresa o de «vía de agua taponada». Pero lo cierto es que el tema está en marcha y lo que se intenta es que todas las empresas firmen un código de conducta que garantice los derechos humanos de las personas que trabajan para ellos en los países del Sur.

A continuación extraemos algunas ideas de la Guía para el consumo responsable de ropa que ha editado Setem con motivo de la campaña:

Antes de comprar

Preguntarme qué necesito o qué me hace ilusión, pero desterrar el ir de compras como actividad de ocio.

Hacer un repaso del armario: tal vez la ropa que buscamos está olvidada en un rincón.

Si la ropa es para niños o niñas, mirar si podemos aprovechar la de hermanos mayores o la de conocidos de la misma edad.

Intercambiar prendas con familiares y amigos.

Dónde comprar

Podemos encontrar lo que necesitamos en tiendas de ropa de segunda mano; tienen prendas en muy buen estado.

Si queremos ropa de primera mano, preguntémonos a qué tipo de comercio queremos favorecer.

Al comprar

Interesarnos por las consecuencias medioambientales (véase capítulo 7) y sociales de la fabricación de la prenda.

No subestimemos nuestra posibilidad de cambiar las cosas. Recordemos el revuelo que se organizó cuando los consumidores se enteraron, entre otras cosas, de que las personas que fabricaban camisetas o calzado deportivo de una conocida marca internacional cobraban 19 pesetas la hora o que de las 15 000 pesetas que costaban un par de zapatillas deportivas, sólo 57 eran para la persona que las había fabricado en Indonesia. Y recordemos también la campaña que Greenpeace llevó a cabo contra la deforestación de los bosques tropicales, denunciando, entre otras, a la empresa IKEA y logrando que se comprometiese a que la madera de sus muebles proceda de bosques explotados de forma sostenible. O la campaña que llevaron a cabo en España varias organizaciones ecologistas contra las botellas de agua de PVC por los peligros que entrañaban para la salud. Al poco tiempo, la industria empezó a envasar el agua en botellas de plástico PET. No se pretende simplemente boicotear la ropa de estas empresas, pues ello dejaría sin trabajo a las personas que estamos intentando ayudar. Hay que presionar para que las condiciones laborales vayan mejorando progresivamente.

Nuestros ahorros pueden apostar por la solidaridad

Inversiones éticas e inversiones solidarias

Al igual que, en virtud de los planteamientos de comercio justo, nos paramos a pensar a quién va a beneficiar o a perjudicar nuestro dinero cuando adquirimos un producto, podemos plantearnos lo mismo a la hora de invertir ese dinero. Porque puede darse el caso de que participemos en iniciativas y asociaciones que promueven unos valores éticos determinados (justicia, paz, solidaridad, derechos humanos, ecología) y que nuestros ahorros estén contribuyendo a todo lo contrario y estén financiando, sin saberlo nosotros, aquello contra lo que conscientemente luchamos. Para evitarlo, surgieron las inversiones éticas.

Son operaciones de ahorro e inversión como las demás, con la diferencia de que garantizan el uso ético de nuestro dinero, es decir, hacen explícito su contenido social, ambiental o redistributivo. Por lo tanto, el fondo ético de inversión es un fondo convencional, pero que no invierte en determinadas empresas que no cumplen con los criterios éticos establecidos por el fondo y que figuran en su reglamento.

El primer fondo de inversión ético y con responsabilidad social, tal como se entiende hoy en día, surgió en Estados Unidos en 1971. Los propios inversores exigieron excluir de la cartera de inversiones a aquellas empresas norteamericanas relacionadas con la guerra del Vietnam. Para que se impusiese esta preselección de la cartera, dos hechos históricos fueron determinantes: la guerra del Vietnam en los años setenta y la pujanza de la industria tabacalera en los ochenta con la consiguiente demostración de sus consecuencias negativas para la salud.

En Reino Unido, también en la década de los 70, los grupos sociales pidieron la exclusión de la cartera de inversiones de las empresas británicas que mantenían inversiones en Sudáfrica, a pesar del boicot declarado por Naciones Unidas al régimen del *apartheid*. Muchos fondos institucionales, sobre todo los vinculados a las iglesias británicas, fueron desinvertidos. Desde aquellas primeras experiencias, los fondos de inversión éticos han seguido creciendo y hoy los encontramos en Alemania, Australia, Austria, Bélgica, Canadá, España, Francia, Irlanda, Japón, Noruega, Sudáfrica, Suecia y Suiza.

La metodología de selección de la cartera de inversiones tiene en cuenta criterios negativos o excluyentes y criterios positivos o incluyentes, referidos siempre a las actividades o comportamiento de las empresas. En el caso de ser detectados en una empresa concreta, los criterios negativos la eliminan directamente del catálogo de valores invertibles con independencia del resto de comportamientos de la empresa. Estos criterios varían en cada caso y figuran en el documento que establece la política de inversión ética. A continuación, enumeramos algunos ejemplos de ambos criterios:

Criterios excluyentes:

— Producción y venta de alcohol, tabaco, armamento, pornografía, empresas de juego.

— Suministro al ejército.

— Explotación laboral y explotación infantil en cualquier país.

— Experimentación con animales.

— Destrucción del medio ambiente.

— Contaminación del agua o del aire.

— Agricultura intensiva, biotecnología y manipulación genética.

— Producción de energía nuclear.

— Destrucción de la capa de ozono.
— Producción y distribución de pesticidas.
— Tala de bosques tropicales.
— Utilización de madera tropical como materia prima.
— Minería con alta contaminación y residuos.
— Grandes plantaciones con explotación laboral y medioambiental.
— Deslocalización en países del Sur con prácticas de explotación laboral.
— Comportamiento comercial y publicitario manipulador de los consumidores.
— Apoyo a regímenes políticos dictatoriales.
— Especulación financiera.
— Evasión de impuestos y paraísos fiscales.
— Monopolios económicos.
— Comercio de drogas y mafia.

En algunos casos, los criterios negativos se aplican a partir de diferentes variables porcentuales:

— Si la empresa obtiene más del 25, el 50 o el 75 por ciento de los beneficios anuales de la producción o distribución de algunos de estos productos.
— Si la empresa forma parte de las 10 primeras empresas nacionales productoras o distribuidoras de dichos productos.

Los criterios positivos o incluyentes son aquellos que evalúan las actitudes y los comportamientos socialmente responsables de las empresas. Por sí solos no tienen peso para incluir o excluir a una empresa y podrían definirse como las preferencias o prioridades que orientan las decisiones de los gestores de los fondos. Abarcan dos ámbitos:

— En el ámbito medioambiental, se valoran las empresas que han adaptado su gestión a criterios de sostenibilidad: energía alternativa, transporte público, gestión del agua y del suelo, control de la contaminación ambiental, control del gasto energético, uso de energías alternativas, tecnología ecoeficiente, reciclaje y minimización de residuos.

— En el ámbito social se valoran las empresas que han optado por asumir un rol activo en la gestión de las consecuencias sociales de su actuación o bien por políticas relacionadas con la responsabilidad social de las empresas: igualdad de oportunidades para hombres y mujeres, trato igualitario entre trabajadores, relación de la empresa con su entorno social y con los proveedores, apoyo de la empresa a la educación y formación de los trabajadores y sus familias, respeto a los derechos humanos, especialmente en países que vulneran estos derechos. También se valora la estructura organizativa de la institución empresarial o financiera y la transparencia en la gestión mediante la publicación de informes o procesos de validación y auditorías (medioambientales y sociales).

Para poder aplicar esta tipología de fondos son necesarios equipos de investigación ética que pueden estar integrados en las propias gestoras, o bien ser centros independientes especializados en investigación ético-empresarial, que se encargan de analizar el comportamiento de las empresas presentes en el mercado de valores. EIRIS (Ethical Investment Research International Service), el centro de investigación más importante de Reino Unido, investiga a más de 1 000 grupos empresariales británicos, europeos e internacionales, tanto a empresas locales como a multinacionales. Ofrece información sobre el comportamiento de las empresas sin realizar juicios morales, dejando al cliente que decida según sus criterios.

Para poder garantizar ante los inversores que la gestión de los fondos se realiza de forma coherente con los criterios establecidos en cada uno de ellos, se suele crear una institución de control denominada comité o comisión ética o de seguimiento, formada normalmente por expertos en el campo de la ética y la responsabilidad empresarial, miembros de la comunidad académica, dirigentes de asociaciones o de ONG, o bien personas de reconocida credibilidad que no suelen recibir remuneración alguna por pertenecer a esta institución de control.

Llegados a este punto, nos preguntaremos todos si los fondos éticos de inversión son viables. Lo cierto es que han dado resultados financieros similares al resto de los fondos e incluso en algunos casos superiores a la media. Ello se debe principalmente a que invierten con una perspectiva a medio y largo plazo. De ahí que las encuestas más recientes señalen un aumento considerable del público partidario de los fondos éticos y en consecuencia que las empresas estén cada vez más interesadas en las inversiones socialmente responsables.

Los fondos éticos de inversión son diferentes de los fondos solidarios. Un fondo solidario es un fondo de inversión convencional, es decir, que invierte según el criterio de máximo beneficio financiero sin tener en cuenta más consideraciones, pero que destina una parte de la comisión de gestión a una ONG o a una causa solidaria. Es decir, un fondo solidario no tiene necesariamente garantías éticas, puede estar financiando actividades o empresas poco éticas.

Vemos que desde nuestras actividades de ahorro e inversión también podemos contribuir a que las empresas se comporten respetuosamente con el medio ambiente y con los derechos humanos, si bien en España el desarrollo de las inversiones éticas todavía está dando sus primeros pasos.

Intermón Oxfam creó en 1999 el fondo ético FIM, con Morgan Stanley como gestora. Se unieron posteriormente a la iniciativa

Cáritas, Cruz Roja, Médicos Sin Fronteras, Alboan y Entreculturas. Además de contar con una comisión ética, destina una parte de sus comisiones a los proyectos de estas ONG.

Otro fondo ético que apareció en 1999 fue el ecofondo FIM que promovió la Fundación Ecología y Desarrollo con la gestora Renta 4.

Banca ética

Los bancos éticos son entidades de crédito convencionales que intentan compatibilizar rendimiento financiero con rendimiento social. La entidad puede tener la forma de banco, de caja de ahorros o de cooperativa de crédito. Captan ahorros del sector de la economía social y de todas aquellas personas e instituciones que optan por depositar su dinero en una entidad que les garantiza que los créditos que conceden tendrán una finalidad social.

Cada banco ético suele especializarse en un sector específico: iniciativas de autoocupación (Acció Solidaria Contra l'Atur), proyectos ecológicos y medioambientales, sector cooperativista (Coop57), desarrollo en los países pobres (Oikocredit). Así pues, el cliente opta por aquel banco por su afinidad con dicha política de inversiones. En otros casos, el banco ofrece una gama de posibilidades de inversión y es el cliente quien decide dónde colocará sus ahorros e inversiones.

La persona que decide colocar sus ahorros en un banco ético suele tener una buena situación económica —o, como mínimo, estable—, pero conserva una serie de ideales que a la hora de ahorrar hacen que no busque únicamente un rendimiento financiero. Tiene otras motivaciones adicionales como ser consecuente con sus principios o intentar ayudar a otras personas que han tenido menos suerte o se encuentran en situaciones menos ventajosas que la suya. Oikocredit es un banco ético que existe desde 1975 y está presente en varios países y cuenta con un capital de inversión de 130 millones de euros. Explica Gert van Maanen, director general de esta entidad, que los clientes son «profesores, enfermeras, tenderos, campesinos; gente que recuerda tiempos en los que no les iban tan bien las cosas y quieren permitir que otras personas puedan salir adelante. Son gente no tan preocupada por los intereses que reciben como por lo que se está haciendo con sus ahorros, aunque también hay gente de mucho dinero entre los clientes». En todo caso, cuando alguien se dirige a un banco ético, no busca únicamente su propio interés.

La característica del otro tipo de cliente, o sea, el que va a pedir un préstamo, viene definida por el hecho de no poder acceder a los bancos convencionales por no cumplir las condiciones de garantía que éstos exigen. En esta situación de exclusión financiera se hallan muchísimas personas: los más pobres, los parados, los inmigrantes, los excluidos sociales... El segundo requisito es que su proyecto sea viable económicamente y que tenga rentabilidad social.

La primera duda que se nos ocurre es: «cualquiera invierte en los sectores y colectivos con más problemas». Por sorprendente que parezca, «pobre» no equivale a «moroso». Las tasas de devolución de los créditos son a menudo más elevadas que las de las entidades convencionales. Las personas que han recibido el préstamo se sienten agradecidas por la confianza depositada en ellos, lo que refuerza su voluntad de cumplir los plazos.

A este respecto, es ilustrativo el comentario de Gert van Maanen, quien nos recuerda que «acreedor» viene de «creer», tiene que ver con el hecho de creer en la gente, de darle confianza. Y añade que los pobres «tienen derecho a mucho más que nuestras lágrimas». Cuando presentó la idea de los microcréditos para las personas de los países más pobres a partir de un fondo de ahorro de personas de los países ricos, le dijeron que era un disparate, que más le valía hacer donaciones y olvidarse de las devoluciones. El caso es que el 90 por ciento de los asociados de ultramar ha devuelto sus préstamos. La gente sabe que no se regala ni un céntimo, pero también que se les da la oportunidad de devolverlos. Ningún banco local daría un préstamo a 3 años ni siquiera a un persona que cumpliese todas las condiciones para solicitar un crédito. Ellos dicen: «En la medida en que puedas devolverlo y que podamos demostrarlo, no nos importa si es al cabo de 5 o 6 años.» Por otro lado, los plazos de reembolso suelen ser más cortos —a veces semanalmente—, con lo que la cantidad a devolver es siempre asequible.

Uno de los casos más prodigiosos de la banca ética es el caso del Grammeen Bank, en Bangla Desh. Se originó en 1976 cuando el profesor de economía Mohammad Iunus prestó 17 libras esterlinas (27,5 euros) a 41 familias que no podían devolver dicha cantidad a los usureros locales, por lo cual se veían condenadas a la miseria. En la actualidad, el Grammeen Bank cuenta con dos docenas de organizaciones y fundaciones y concede microcréditos a dos millones de clientes que se cuentan entre los más pobres de la Tierra.

Para terminar, un ejemplo que tenemos más cerca. Coop57 Serveis Financers, Ètics i Solidaris es una cooperativa que presta servicios a sus socios y nació a raíz del compromiso de un grupo de trabajadores que, cuando quebró la Editorial Bruguera, decidieron poner el dinero de los despidos al servicio de proyectos cooperativos con un interés fundamentalmente social. De esta manera podían prestar dinero a proyectos que tuviesen dificultades de acceder a la banca convencional por el hecho de estar en sus inicios y tener pocas garantías o porque por lo reducido de su tamaño no resultaban rentables para las entidades convencionales.

En el momento de escribir este libro, varias iniciativas están convergiendo en España para la creación de una banca ética con tamaño y capacidad suficiente para actuar como referente del sector al igual que lo son las iniciativas lanzadas en su día desde otros países (Banca Popolare Etica, Triodos Bank, Oikocredit, South Bank, Grammeen Bank, Sena Bank...).

Por su parte, ya existen diversas entidades que aplican la filosofía de las inversiones éticas:

— Oikocredit Catalunya, que capta recursos para la banca ética internacional Oikocredit (especializada en microcréditos y proyectos de desarrollo en el Tercer Mundo).

— Acció Solidària contra l'Atur, fundación dedicada al microcrédito para la autoocupación.

— Fundació Internacional de la Dona Emprenedora, dedicada a microcréditos para mujeres.

— Coop57, una cooperativa de servicios financieros para el apoyo de cooperativas.

— FETS (Finançament Ètic i Solidari) ha unido estas y otras iniciativas en Cataluña, como organización dedicada a promover productos e instrumentos financieros éticos y solidarios, así como a garantizar su calidad. Asimismo asesora a todas aquellas personas y entidades que quieran invertir y ahorrar su dinero de forma más ética y solidaria.

— Fundación Un Sol Món, con un amplio programa de microcréditos.

— Fundación Ecología y Desarrollo, dedicada a la investigación ética.

— Proyecto Trust, asociado al Triodos Bank.

— Red de Economía Alternativa y Solidaria (REAS), que reúne a un gran número de entidades e iniciativas de economía social.

— Red de Útiles Financieros Alternativos y Solidarios (RUFAS), que agrupa distintas y variadas iniciativas dentro del estado español.

Y ahora, que cada uno piense si tiene sus ahorros donde realmente desea.

7. La Tierra es de todos los seres vivos

No poseemos la tierra como herencia de nuestros padres, sino que la tenemos en préstamo para nuestros hijos.

Proverbio africano

Uno de los aspectos del ciudadano mundial que no abordamos en el capítulo 2 fue el de la ecología, es decir, en qué medida cada habitante del mundo se siente responsable del estado de salud del planeta y cuál es el alcance de esta responsabilidad (mi entorno más cercano, mi comarca, mi región, mi país o el mundo) y cómo podemos actuar para proteger unos recursos que son limitados y, en algunas ocasiones, escasos. A modo de ejemplo, al tomar conciencia de los problemas de agua que se constatan en diferentes partes del mundo, ¿modifico mi consumo aunque donde yo vivo no sean necesarias las restricciones? En otras palabras, ¿varío mis hábitos de consumo y mis actitudes al hacerme consciente de los problemas medioambientales del planeta aunque no sufra de manera directa las consecuencias del problema? ¿Me basta con que un problema afecte a millones de personas para tomar cartas en el asunto? ¿O tiene que afectarme a mí personalmente para que yo reaccione de alguna manera?

En definitiva, ¿qué significa ser solidario desde el punto de vista medioambiental?

¿Civilizados o salvajes?

Siempre que nos compramos un artículo nuevo, el fabricante nos advierte en el certificado de garantía que no se hace responsable de los daños causados al artículo en cuestión cuando éstos se deriven del mal uso del mismo. Con ello, da por sentado que un uso inadecuado del objeto probablemente lo estropeará. «Inadecuado» significa diferente al fin para el cual ha sido fabricado. Por ejemplo, vamos a suponer que necesitamos serrín y metemos en la trituradora de la cocina un montón de palitos de madera. Seguramente, se estropeará. La degradación medioambiental viene a ser una cosa así. Nos hemos pasado de la raya con nuestro planeta. Afortunadamente, unos cuantos se han dado cuenta y han dado la voz de alarma proponiendo, en primer lugar, detener y luego invertir este proceso de deterioro.

Todos los seres vivos tienen unas normas de funcionamiento, un «manual de instrucciones» grabado en su interior. A una semilla no tenemos que explicarle nada para que germine. Ella germina, si le damos la humedad y la luz necesarias, que es lo que la madre naturaleza le ofrece. Pero reguémosla con agua contaminada o pongámosle una lámpara de infrarrojos todo el día: la pobre semilla (podemos hacer la prueba con una lenteja, como hacíamos de niños en la clase de ciencias), por mucho que tenga su manual de instrucciones incorporado a sus genes, no responderá.

La Tierra y los seres vivos saben perfectamente cómo han de funcionar para conservar su mayor don: la vida. ¿Qué pasa entonces, que hay tantos signos de muerte? El estado actual del planeta es consecuencia directa del mal uso que hemos hecho de él, interrumpiendo el ciclo vital que se realimentaba sin necesidad de intervención humana. Ésta es la razón por la cual ahora el hombre tiene que volver a intervenir reforestando, depurando aguas, repoblando, conservando especies... para restituir el equilibrio vital que durante estos últimos años ha destruido. Emborrachados de «civilización» y de autocomplacencia en nuestros conocimientos nos hemos comportado ignorando esas mismas leyes que hemos llegado a conocer y a enunciar. Y los que viven todavía como «salvajes» tratan a la naturaleza con mucha más ternura, con mucho más respeto y con una sabiduría inscrita en sus propios genes. Es como si ellos hubiesen conservado dentro de sí el manual de instrucciones y nosotros lo hubiésemos perdido o, peor aún, desechado conscientemente para conseguir unos fines de «bienestar» extremo que ahora reconocemos incompatibles con el mantenimiento del equilibrio medioambiental. La avidez del hombre está causando la destrucción del planeta y la miseria de muchos seres humanos.

¿Cuáles son, concretamente, los problemas ecológicos que integran esta crisis global del ecosistema planetario? A continuación los resumimos, porque para solidarizarnos con una causa, el primer paso es conocerla y luego descubrir cuál es el papel de cada persona, el granito de arena que le toca aportar.

1. El calentamiento del planeta por el efecto invernadero. Al aumento espectacular de CO_2 y CH_4 producidos por la utilización de combustibles fósiles (el consumo energético global de la humanidad se multiplicó por 16 en el siglo XX y cerca del 80 por ciento de esta energía se obtiene de los combustibles fósiles) se añade a la emisión de gases que contribuyen al efecto invernadero. Primera cuestión a tener en cuenta para modificar nuestros hábitos: la energía y los artículos que consumimos (para cuya producción se necesita mucha energía).

2. La disminución de la capa de ozono, que protege a la Tierra de los rayos ultravioleta, en la que influyen las emisiones de CFC (gas sintético elaborado por el hombre y utilizado en los refrigerantes de frigoríficos y aerosoles).

3. La contaminación del agua. Los océanos están enfermos debido al vertido (directo o a través de los ríos) de grandes cantidades de desechos industriales, de los cuales el mercurio y el cadmio son los más peligrosos para la salud humana. El aumento de fertilizantes en las aguas provoca el desarrollo masivo de algunas especies (medusas, algas...). Las mareas de algas impiden el paso de la luz y la oxigenación de las aguas, lo que afecta a la vida de la fauna marina. Lo mismo ocurre con los vertidos de petróleo. Por otro lado, las reservas de pescado se agotan y se sigue practicando la pesca indiscriminada. ¿Sabías que un kilo de pescado inmaduro llega a convertirse en unos 250-300 kilos de pescado adulto si se le deja crecer?

El agua dulce es escasa y también tiene problemas de contaminación por los vertidos industriales y domésticos y por los fertilizantes agrícolas. Además, hemos incrementado el consumo de manera espectacular en los países de Norte. Y el 20 por ciento de la población mundial no tiene agua.

4. El aire está contaminado en las grandes zonas urbanas e industriales, principalmente debido a la combustión de los derivados del petróleo (emisiones de los vehículos motorizados, de la industria, de las calefacciones domésticas, por este orden), del carbón y de otras emisiones industriales.

5. La degradación del suelo y la desertización. Esta última se ha producido siempre, pero la acción del hombre puede provocarla, sobre todo en zonas cercanas a desiertos cuya explotación abusiva hace que se agoten los acuíferos subterráneos: los terrenos se salinizan haciendo imposible en ellos la vida vegetal. Más cerca de nuestra realidad están los incendios, algunos de ellos provocados por la mano del hombre y que deben hacernos reflexionar sobre nuestro comportamiento en el bosque. ¿Nos hemos acostumbrado tanto a vivir en la ciudad que ya no sabemos comportarnos en la naturaleza?

6. Impacto medioambiental del tratamiento de los residuos (incineradoras, vertederos supuestamente controlados...), o bien reciclaje y reutilización.

7. Pérdida de biodiversidad. Todos los seres vivos, por el hecho de serlo, tienen derecho a vivir en la Tierra y tienen un papel que desempeñar en el ciclo vital. La extinción de cientos de especies pone en cuestión este derecho y amenaza el equilibrio ecológico, por no hablar de la reducción de posibilidades de obtener medicamentos.

La lista no es exhaustiva pero contempla aquellos ámbitos en los que nuestra acción puede cambiar las cosas. Podemos elegir entre sentirnos impotentes o incapaces y delegar toda la responsabilidad en las altas instancias o bien darnos cuenta de que la situación es reversible y hacer algo por entregar un mundo más sano, más limpio y más bello a los que vienen detrás de nosotros. Y más justo, porque el aumento de las diferencias entre ricos y pobres guarda relación con la crisis ecológica: consumimos mucho más (energía, agua, alimentos...) los países ricos que los países pobres y demográficamente somos muchos menos. En el Sur, una de las amenazas medioambientales más graves es la pobreza: las poblaciones se ven obligadas a sobreexplotar los bosques, a hacer un pastoreo intensivo, a huir de las zonas rurales para hacinarse en ciudades superpobladas. Y como la normativa medioambiental en dichos países o no existe o es mucho menos rígida, las multinacionales se trasladan allí y tienen comportamientos que en el Norte consideríamos no sólo inaceptables sino también delictivos.

¿Qué es el desarrollo sostenible?

Así pues, frente a la avidez y la cultura de la abundancia, proponemos la moderación y la cultura de la simplicidad. Esta nueva mentalidad tiene que desechar la idea que se nos ha vendido y se nos sigue vendiendo de que «abundancia» significa que van bien las cosas. (¿A quién? ¿A cuántos?) Tiene que llegar un momento en que cuando veamos a alguien que derrocha no pensemos «¡qué suerte tiene!», sino «está desubicado», es decir, no tiene conciencia del precio que estamos pagando todos —unos más que otros— para mantener este estilo de vida. Nuestra sociedad responde a un modelo que en lugar de estudiar qué necesidades hay y producir de acuerdo con ellas, se pone a producir desaforadamente todo tipo de bienes para obtener muchos beneficios, lo que genera políticas y actitudes derrochadoras.

Si queremos ser ciudadanos solidarios tenemos que dar un paso —cada uno desde su situación personal— hacia la sostenibilidad.

Una actividad (desarrollo, sociedad, uso, economía) se considera sostenible cuando desde todos los puntos de vista prácticos puede continuar indefinidamente. Según la Comisión Mundial de Medio Ambiente y Desarrollo, «desarrollo sostenible es aquel que satisface las necesidades actuales sin comprometer la capacidad de las futuras generaciones de satisfacer sus propias necesidades». Para ello tenemos que cambiar la percepción vigente hasta hace poco de que la Tierra era una fuente inagotable de recursos. Ya se ha demostrado científicamente que un crecimiento económico que garantizase a todas las personas del planeta un bienestar según el estilo occidental derrochador es imposible. Una vez constatadas las limitaciones de nuestro planeta Tierra, hemos de aprender a vivir con arreglo a la capacidad de sustentación de los sistemas que son el fundamento de la vida. Y ésta depende, a su vez, de la capacidad del sistema de renovarse a sí mismo o de absorber los residuos sin peligro.

Los efectos de la actividad de los seres humanos en la Tierra dependen por un lado del número de personas que viven en ella, por otro, de la energía y de los recursos que cada persona consuma (utilizándolos racionalmente o malgastándolos). Sólo se puede hablar de «uso sostenible» en el caso de los recursos renovables (energía solar, eólica, por ejemplo, pero no así el petróleo) y significa que se utilizan en proporciones ajustadas a su capacidad de renovación.

Ahora ya sabemos que el sistema económico bajo el que funcionamos produce problemas medioambientales graves y grandes desigualdades económicas y se han alzado voces cuestionándolo, entre otras cosas, porque no ha tenido en cuenta los costes medioambientales y sociales del crecimiento económico. En el capítulo 8 del libro nos ocupamos más ampliamente de los costes sociales. Los costes medioambientales son principalmente el agotamiento de los recursos no renovables, la sobreexplotación de los renovables y la producción de residuos no biodegradables. Se impone un cambio de óptica: no vivimos en un mundo materialmente ilimitado sino en un territorio con recursos finitos y con una población en aumento que tiene que ser administrado con prudencia y, a ser posible, con cariño. En términos económicos, tenemos que considerar los recursos naturales como un capital que hay que mantener. Si nos olvidamos de contabilizar los costes medioambientales nos estamos comiendo nuestro capital y nos encontraremos con que no sabremos qué hacer cuando se acabe. Uno vive de sus rentas hasta que las agota.

Así pues, a efectos personales e independientemente de las macromedidas que tengan que aplicar los gobiernos para conseguirlas, el concepto de sostenibilidad se traduce en nuestra vida por una mayor austeridad, por mucho que nos cueste aceptarlo, o bien por una orientación hacia la simplicidad o la sencillez. Es decir, vivir de manera más sobria para dejar de depender de los beneficios y del consumo excesivo. Porque tanto la búsqueda ilimitada de beneficios como el consumo desenfrenado llevan a la destrucción física y espiritual, a la destrucción de nuestro entorno y a la de nuestra salud personal, familiar y social. Si llevamos esta alternativa hasta sus últimas consecuencias, podríamos plantearnos la posibilidad de trabajar en la medida de nuestras necesidades y no para acumular reservas y seguridades. ¿Qué pasaría si trabajásemos menos y redujésemos nuestros gastos, es decir, consumiésemos menos? Pasarían muchas cosas positivas, pero además tendríamos más tiempo —de eso somos pobres casi todos— para disfrutar y para realizar actividades que, si las encargamos a otros, nos cuestan dinero. Y redescubriríamos un placer olvidado de tan autosuficientes que nos hemos vuelto: el placer de compartir.

¿Por qué en lugar de producir montones de energía, no producimos sólo la que necesitamos o utilizamos fuentes de energía renovables?

¿Por qué en lugar de consumir para cubrir nuestras necesidades, acumulamos libros, juguetes, muebles, medicinas, electrodomésticos... si luego no sabemos qué hacer con ellos?

Porque pensamos en nosotros
aquí
ahora,
en lugar de pensar en nosotros y ellos
aquí y allá,
ahora y dentro de unos años.

Veamos a continuación cómo pequeños cambios en nuestra conducta pueden ayudar a frenar el proceso de deterioro de nuestro planeta, sin olvidarnos de la importancia de la participación ciudadana de la que nos ocupamos en el capítulo 2, es decir, de ser críticos con la parte que corresponde a poderes públicos y privados.

Principios básicos del consumidor responsable

Para elaborar esta lista de sugerencias hemos tomado como base los documentos que ha ido editando Greenpeace al respecto, a veces en colaboración con algún ayuntamiento.

Residuos

La ley de las tres «R» (reducir-reutilizar-reciclar) que pretende afrontar desde cada persona el problema de la contaminación modificando su conducta frente a los residuos que produce, es el primer paso para empezar a tomar conciencia de la importancia de modificar nuestro comportamiento individual para conseguir resultados globales. Es decir, que lo que yo hago en casa o en la calle repercute en el planeta.

Reducir

No sólo los residuos sino también el consumo. El mejor residuo es el que no se produce, obviamente. Cada uno sabrá de qué productos puede prescindir. Para eso hay que cultivar, en nosotros y en nuestros hijos, una actitud crítica con el bombardeo diario de anuncios publicitarios. En cuanto a la cantidad de basura que producimos, para reducirla existen algunas orientaciones a seguir:

— Elegir productos con la menor cantidad de embalaje posible, por ejemplo, comprar a granel, con lo que se evitan embalajes superfluos.

— Reducir el consumo de productos de un solo uso como las bolsas de plástico, las bandejas de porexpán, los briks. Ir a comprar con bolsas grandes de tela o de mimbre o meter los productos en cajas de cartón del propio establecimiento que luego reciclaremos.

— Reducir el uso del papel de aluminio.

— Adquirir productos que utilicen materiales reutilizables (vidrio, cerámica, tela) o reciclados.

— Adquirir productos con etiqueta ecológica o distintivo medioambiental en el que se certifique que han utilizado procesos de producción limpia, es decir, que no han empleado productos tóxicos en su fabricación a fin de salvaguardar al máximo el agua de nuestros ríos y mares. Por ejemplo, comprar papel blanqueado con oxígeno en lugar de con cloro o utilizar disolventes al agua en pinturas en lugar de disolventes orgánicos.

Reutilizar

Significa volver a usar de nuevo un producto. Por ejemplo los envases de vidrio retornables. Mientras la publicidad y las modas nos empujan a desembarazarnos de los bienes, la responsabilidad ecológica nos sugiere darles otra oportunidad de vida a nuestros objetos viejos y efectuar reparaciones para prolongar la vida de nuestros electrodomésticos y otros aparatos.

Cuando utilicemos papel para escribir, hagámoslo por ambas caras y aprovechemos el papel viejo para embalar.

Cuando tus hijos se cansen de sus juguetes o ya no tengan edad para jugar con ellos, regaladlos a otros niños. Lo mismo con la ropa.

La madera y los trapos pueden ser reutilizados. Busca cerca de tu casa lugares donde los recojan.

Reciclar

Si nos hemos tomado en serio la reducción y la reutilización, llegados a este punto la cantidad de residuos ya habrá disminuido considerablemente. Interviene entonces el reciclaje de residuos, que en virtud de ello, dejan de serlo y se convierten en recursos, porque los productos de nuestros contenedores de reciclaje pueden tener dos, tres, cuatro... hasta diez vidas. Si no puedes reducir el consumo de un producto determinado ni reutilizarlo, observa si el producto o su envase pueden reciclarse. El reciclaje de los materiales es pues el último paso antes del pretratamiento y la eliminación de residuos.

Con el reciclaje, reintroducimos los distintos materiales en los ciclos de producción con lo que ahorramos materias primas y disminuimos los residuos que van a parar a los tratamientos finalistas. ¡Pongamos a dieta a nuestros cubos de basura!

Los materiales que se reciclan más fácilmente en la actualidad son la materia orgánica (para hacer compost o biogás), el vidrio y el papel. En nuestro país existen contenedores de color azul para reciclar el papel y el cartón (papel de escribir, hojas de libreta, folios, sobres, diarios y revistas, papel de envolver regalos, cajas de zapatos, de galletas, de cereales o de detergentes, paquetes de cartón...), de color verde para el vidrio (botellas de vino, de cava, de refrescos, frascos de conservas, de mermeladas, vasos, copas, jarros y cualquier otro objeto de este material) y de color amarillo para envases de plástico, metal y briks (garrafas de agua, botellas de aceite y de leche, envases de yogur y de postres, latas de refrescos y de conservas, bolsas de plástico...).

Centros de recogida selectiva

A veces vamos por el campo y vemos en medio de la naturaleza una butaca despanzurrada, un montón de cascotes y restos de alguna obra, una lavadora o una bicicleta oxidadas... Deberíamos preguntarnos: ¿lo dejaría en medio del jardín de mi casa? Si considerásemos la naturaleza como el jardín de todos, seríamos más cuidadosos con ella. ¿Tirarías el aceite que usas en la cocina o el de tu coche en tu piscina? Pues, si lo tiras por el desagüe, llega a la gran piscina de todos que es el mar. El aceite de cocina usado puede ser un residuo peligroso. Por un lado crea una fina capa superficial sobre los recursos de agua impidiendo su correcta oxigenación y por otro obstaculiza el buen funcionamiento de las depuradoras. Algunos ayuntamientos ofrecen ya la recogida a domicilio. Si se llama por teléfono solicitándolo y dando la dirección, traen una garrafa de plástico de dos litros en la cual hay una etiqueta con un teléfono. Cuando la garrafa está casi llena, se avisa a dicho teléfono y pasan a recogerla dejando otra garrafa vacía. Si en el ayuntamiento no existe una gestión organizada de este residuo, debe solicitarse a la concejalía de medio ambiente. Mientras tanto, mejor que arrojarlo por el desagüe es envasarlo y tirarlo a la basura.

Hay muchos objetos y productos con los que no sabemos qué hacer una vez que ya no los utilizamos. Los centros de recogida selectiva están destinados a prevenir los vertidos incontrolados facilitando a particulares y pequeños industriales el tratamiento de sus residuos. Se denomina residuos especiales a aquellos materiales de rechazo que se producen en los hogares (fluorescentes, pinturas, aceites...) y que contienen componentes peligrosos o tóxicos para el medio ambiente o la salud humana.

Los centros de recogida selectiva se hacen cargo de materiales como neumáticos, aerosoles, radiografías, recipientes de tinta de los ordenadores y de las fotocopiadoras, termómetros, baterías de coche. Por lo general, es el ciudadano el que tiene que acercarse a ellas y depositar el material en cuestión, aunque existen algunas unidades móviles.

No cuesta nada enterarse de si hay alguno cercano a nuestro barrio y, en caso de no existir, ponerse en contacto con el ayuntamiento para impulsar su creación o averiguar adónde podemos dirigirnos.

Algunos datos para motivarnos:

Una tonelada de papel reciclado ahorra la tala de 15 árboles. La fabricación de papel nuevo a partir de papel reciclado supone un ahorro de energía del 63 por ciento mientras que la cantidad de agua necesaria desciende en un 86 por ciento.

De 1 kilo de materia orgánica se obtienen 0,25 kilos de compost. Los suelos de nuestro país contienen una media de 1 por ciento de materia orgánica cuando lo deseable sería un 3 por ciento.

En nuestro país, cada persona produce más de 400 kilos de basura al año.

Sólo 7 países, que suponen alrededor del 20 por ciento de la población mundial, consumen más del 50 por ciento de los recursos naturales y energéticos del planeta.

Si poco a poco vamos adoptando estas pautas evitamos el derroche de materias primas, pasamos de un sistema de producción lineal e insostenible a un proceso circular que reintroduce los materiales en los ciclos de producción y evitamos sistemas de eliminación (vertederos, incineradoras) que suponen un riesgo para el medio ambiente y para la salud de las personas.

Energía: el uso racional

Hay dos elementos esenciales en el tema de la energía: que nuestro consumo sea racional y que utilicemos cada vez más energías renovables. Para saber qué uso hacemos de la energía podemos hacer un seguimiento de nuestro consumo tomando nota regularmente de los kilowatios de electricidad, de los metros cúbicos de gas o de los litros de combustible que consumimos y compararlos con el consumo que realizamos una vez hayamos empezado a aplicar las medidas que proponemos a continuación. Una tabla sencilla sería la siguiente:

Mes /año	Electricidad	Gas natural o propano	Gasolina o gasoil
	Kwh Precio	m^3 Precio	litros Precio

A continuación facilitamos unas orientaciones para un uso racional de la energía:

Antes de poner en marcha o comprar cualquier aparato, pregúntate si realmente lo necesitas o lo puedes compartir (¿verdaderamente son necesarios dos, tres o cuatro televisores para una sola familia?).

Cuando decidas comprar cualquier aparato escoge el que menos energía consuma. Para ello, pide al vendedor información sobre el consumo energético del aparato porque entre unos y otros la diferencia puede ser enorme.

Apaga los aparatos cuando no los utilices (televisión, ordenador, luces...). Si has de dejar trabajando muchas horas el ordenador, puedes apagar la pantalla, que es lo que más consume.

La energía consumida por un electrodoméstico a lo largo de su vida útil puede llegar a costar el doble de su precio de compra. En la etiqueta informativa se halla la clasificación de mejor (A) a peor (G) según su consumo.

Calefacción, agua, aire acondicionado

Lo más importante es un buen aislamiento de la vivienda, pero para hacerlo hay que evitar productos tóxicos. Hay materiales aislantes alternativos (fibra de vidrio, lana mineral, corcho, perlita...). Verifica que puertas y ventanas cierren bien y rellena las grietas para que no se escape el calor.

Si abres las ventanas con la calefacción encendida o estando conectado el aire acondicionado perderás parte del calor o del frío que estás generando. Para ventilar una casa basta abrir durante 10 minutos.

Para tener la casa a una temperatura agradable, no tiene por qué superar los 20 °C, temperatura que puedes comprobar con un termómetro o instalando un termostato. Es mucho más razonable llevar jersey en casa que ir como en pleno verano porque hemos aumentado en exceso la temperatura ambiente. En el calentador del agua es mejor regular la temperatura del agua entre 55-60º. De lo contrario, después de haberla calentado, tendrás que añadir agua fría para no quemarte. Si friegas con agua caliente, abrir y cerrar continuamente el grifo aumenta el consumo.

Si cierras las habitaciones y los radiadores que no utilices, no desperdiciarás la energía que se necesita para calentarlos.

Cuando vayas a instalar un sistema de calefacción o agua caliente, la peor desde el punto de vista energético es la eléctrica, aparte de ser más cara. Los mejores sistemas son, por este orden: solar, biogás o biomasa, gas natural, gas propano, gas butano o ciudad.

Para asegurar un consumo adecuado, es conveniente revisar el estado de la caldera.

Durante el invierno, deja entrar el sol en la casa. En verano, cierra las persianas y ventanas de día y ábrelas por la noche, cuando refresca.

Para refrigerar un espacio, puede ser suficiente un ventilador, que sirve también para reducir el consumo del aparato de aire acondicionado. En el techo, un ventilador reversible ahorra calefacción porque reenvía el aire caliente hacia abajo.

Si tienes que instalar aire acondicionado, es más aconsejable el enfriamiento evaporador (sobre todo si vives en un clima seco) porque aparte de consumir menos, evita los gases que destruyen la capa de ozono. Es muy importante para la salud mantener los filtros limpios.

Cocina, horno

La mejor desde el punto de vista energético es la de gas, y el horno también. Si puedes evitarlo, no abras la puerta del horno mientras está funcionando.

Al cocinar, aprovechamos mejor la energía si tapamos las ollas y las sartenes. La mejor desde el punto de vista de consumo energético es la olla a presión. Céntralas bien sobre el fuego y asegúrate de que la llama no sea más grande que la olla.

Para hervir o cocer, utiliza la cantidad de agua mínima necesaria.

Es un desperdicio utilizar el gratinador del horno para tostar pan. La tostadora es mucho más adecuada.

Nevera

Si metes cosas calientes en la nevera o en el congelador, aumentas la temperatura interior.

Asegúrate de que las puertas de nevera y del congelador cierran bien y ábrelas sólo cuando sea necesario y por breve tiempo.

No es aconsejable colocar la nevera cerca de fuentes de calor ni que le dé el sol.

Si el aparato no descongela automáticamente, hazlo tú de manera regular.

Para el funcionamiento correcto de la nevera, la ventilación de la rejilla posterior tiene que estar libre y limpia de polvo.

Al comprar una nevera nueva solicita que no lleve gases refrigerantes que destruyen la capa de ozono (CFC, HCFC).

Si parece que el motor siempre esté en marcha, es conveniente llamar al servicio de mantenimiento.

Lavadora, lavavajillas

Si es posible, lava con agua fría o a menor temperatura. Da mejor resultado disolver primero el detergente en polvo antes de meterlo en la lavadora.

Espera a que la lavadora esté llena antes de ponerla en marcha. Si habitualmente no tienes suficientes platos sucios para llenar el lavavajillas, tal vez no lo necesites.

Acuérdate de utilizar los programas económicos y si es posible reduce al mínimo el centrifugado. Siempre que puedas, tiende la ropa al exterior. Las secadoras tienen un consumo altísimo.

Iluminación

Si la claridad del día es suficiente, no es necesario encender las luces por costumbre.

Si salgo de una habitación, dejar la luz encendida no tiene ningún sentido.

Sobre todo en los espacios que deben estar iluminados por tiempos prolongados, sustituye las bombillas incandescentes por las fluorescentes para ganar en calidad y en cantidad de luz. Duran entre 8 y 10 veces más y, si bien el precio es superior a las normales, se amortizan rápidamente gracias a su bajo consumo eléctrico.

Los tubos fluorescentes, que tiene un bajo consumo, no son aconsejables sin embargo en las habitaciones en las que se encienda y apague la luz con frecuencia porque consumen más cuando los enciendes.

La pintura blanca y de colores claros y brillantes en los techos, paredes y muebles refleja y distribuye mejor la luz.

Si mantenemos limpias las bombillas y las pantallas de las lámparas, aprovechamos mejor la luz que nos aportan. La suciedad absorbe la luz.

Agua

El gasto medio de los hogares españoles es un 60 por ciento superior al europeo, y eso que el régimen de lluvias es España se encuentra entre los más bajos del continente y, según los expertos, va a disminuir todavía más en los próximos años. Bombear el agua hasta nuestras casas consume muchísima energía. Reducir el consumo de agua es necesario por el problema de escasez de este recurso, pero también como medida de ahorro energético.

Mientras nos lavamos los dientes o nos afeitamos, no es necesario que el grifo esté abierto. Tampoco al fregar los platos. Es mejor sumergirlos en el fregadero lleno.

Consume mucha más agua bañarse que ducharse. Además podemos instalar en la ducha un cabezal de bajo consumo, cerrar el agua durante el enjabonado y no exceder los 5 minutos. Si dejamos que el agua corra hasta que salga caliente, podemos recogerla en un cubo y utilizarla después para otros fines como fregar o regar las plantas.

Para ahorrar agua del inodoro (cada vez que accionamos la cisterna gastamos 10 litros) podemos elegir varios sistemas:

Si la cisterna es de mochila podemos instalar un accesorio que impide el llenado total del depósito, una pequeña cuña entre el pulsador y la base. También podemos introducir un ladrillo o una botella llena de arena para reducir el volumen.

Ahora existen cisternas de bajo consumo que aumentan la presión de la descarga y reducen la cantidad de litros o que permiten dos pulsaciones de diferente intensidad en función de las necesidades.

Colocar un aireador o difusor en el grifo permite un ahorro del 10 por ciento de agua y mejora el rendimiento del chorro.

Vigilemos los grifos o cisternas que goteen y arreglémoslos de inmediato.

Es mejor barrer que usar la manguera a presión para limpiar un suelo y mejor limpiar el coche con cubo y esponja que con manguera. Para regar, en la medida de lo posible, siempre se pierde menos agua con la regadera que con la manguera. Y es aconsejable, desde muchos puntos de vista, regar o a primera hora de la mañana o por la tarde-noche que es cuando hay menos evaporación.

Transportes

El sector del transporte, aparte de consumir recursos no renovables es el más contaminante por la emisión de gases a la atmósfera. En los trayectos cortos ir en bicicleta o caminar son dos maneras muy saludables de trasladarse que compensan la vida excesivamente sedentaria que solemos llevar y además ahorran energía y contaminación. Por otro lado, el transporte público nos ofrece la posibilidad de realizar otras actividades mientras nos desplazamos (leer, trabajar, hablar por teléfono...). Si tenemos que utilizar el coche, mantener el coche en buen estado y acostumbrarse a conducir de una determinada manera ayudará a ahorrar energía. Por ejemplo, cambiar de marcha sin acelerones, apagar el motor en las paradas prolongadas, guardar las distancias evitando frenadas bruscas puede ahorrarnos hasta el 50 por ciento de carburante. Si circulamos a una media de 120 km/h consumimos un 20 por ciento más que si lo hacemos a 110 km/h y sólo ganamos cinco minutos cada 100 kilómetros. También ahorramos un 5 por ciento de energía cuando circulamos con las ventanas cerradas y no llevamos pesos inútiles ni obstáculos (portaesquís, portaequipajes) si no son necesarios.

Salvemos los bosques

Recuerda Joaquín Araújo en un hermoso artículo (*El País*, 26-3-2002, «Busquemos un bosque de bosques»), que *buscar* viene de bosquear, de ir a buscar, porque la primera vez que se pronunció la palabra buscar, todo lo necesario estaba en el bosque. Y nosotros también tenemos que recordarlo, ahora que parece que todas nuestras necesidades se cubren en el centro comercial, en la gasolinera y en las ciudades. Los recursos básicos que permiten la vida siguen estando en los bosques: el aire, la tierra, los ríos necesitan de los árboles para seguir vivos. Son los árboles y las especies vegetales los que elaboran el oxígeno que necesitamos. «El bosque es una gigantesca, eficaz y gratuita medicina que, además de sanar las más graves enfermedades ambientales, lo hace de forma sincrónica, incesante, sin pereza ni descanso. Recordemos que los árboles fijan los principios contaminantes, tanto los que vuelan como los que nadan o tienen vocación terrestre. Casi nada trabaja mejor para limpiar el mundo y su envoltorio que los árboles. Por si eso fuera poco, frenan los desiertos. Con todo, lo más destacado es que las arboledas pueden desempeñar el mejor papel a la hora de enfrentar lo más grave que nos sucede: el incremento de las temperaturas del planeta.»

Tenemos ya acabado y en nuestras manos el mejor «instrumento», perfectamente programado para mejorar la mitad de los problemas medioambientales y, como nos lo han regalado, no lo sentimos nuestro y no lo cuidamos. Obtenemos del bosque lo que nos hace falta y luego lo abandonamos a su suerte. Es una actitud que podríamos revisar. Valorar en primer lugar el tesoro que constituyen los bosques que quedan y empezar a restituirles, como dice Araújo, lo mucho que han hecho por nosotros... de lo cual volveremos a beneficiarnos nosotros mismos (o nuestros descendientes).

Cincuenta y nueve países —desde España a Mozambique y desde El Salvador a Grecia— han perdido sus bosques primarios. Quedan 1 350 millones de hectáreas de bosque primario no alterados por actividades forestales e industriales a gran escala. Parece una cifra espectacular, pero representa sólo el 7 por ciento de la superficie terrestre y una quinta parte de la superficie que ocupaban los bosques originalmente. No es un problema de especies vegetales; también peligran las poblaciones y los animales que viven en ellos.

Greenpeace ha lanzado una campaña con el lema «¿Salvar o Eliminar?» para la defensa de los bosques primarios. Para colaborar con ella puedes entrar en la página web www.greenpeace.es/salvaroeliminar y votar SALVAR, además de enviar mensajes a las autoridades pertinentes para que apoyen las demandas de Greenpeace.

Todos a una: la educación medioambiental

Ya vimos en el capítulo 2 que, aparte de modificar nuestra conducta individual, las grandes soluciones pasan por la presión ejercida por muchas personas, cuantas más mejor, ante los poderes públicos competentes. Por ello, si te interesa este tema, lo mejor es que te unas a las iniciativas de defensa ecológica o medioambiental que existan en tu localidad o te asocies a alguna organización con estos objetivos o trabajes de voluntario para ellas. En Greenpeace, por ejemplo, los voluntarios, aparte de las acciones de calle, realizan actividades de formación, de educación ambiental en las escuelas, participan en ferias donde distribuyen material y divulgan las campañas y ayudan al mantenimiento del material de las acciones directas (en éstas el personal es más técnico: escaladores, soldadores, carpinteros, biólogos, etcétera).

A nadie se le escapa que para salvar la Tierra, el ser humano tiene que dejar de ser un mero depredador y convertirse en aliado. Dejar de situarse frente a la naturaleza, a la que considera un objeto a su servicio y sentirse parte de ella en una aventura común que es la vida. Éste es un cambio importante de mentalidad y conlleva una decisión y un proceso largo y laborioso mantenido con voluntad.

En nuestras manos está poner freno a la crisis ecológica y darle una posibilidad de renacimiento. Además de empezar a cambiar ya nuestra conducta, es fundamental transmitir a nuestros hijos la importancia de este cambio porque, en unos pocos años, la Tierra estará en sus manos.

Para ello es imprescindible la inclusión de la educación medioambiental en los programas escolares, pero toda educación empieza en casa y supone que desde pequeño transmitamos a los niños y niñas —no sólo de palabra— el respeto por la naturaleza y la responsabilidad de todos en cuidarla. No está de más explicarles a nuestros hijos de modo que puedan entenderlo:

— Cómo está el planeta y por qué.
— Cuáles han sido nuestros aciertos y nuestros errores.
— En vista de la situación, qué conductas vale la pena evitar en adelante y cuáles convendría fomentar.

El primer paso para poder modificar nuestra conducta es preguntarnos por nuestra actitud real frente a la naturaleza. Sinceramente, ¿creo que la Tierra es una mina que está ahí para que la explotemos o un inmenso jardín que hay que cuidar y disfrutar? Son dos formas muy distintas de sentirla «nuestra» y de que nos identifiquemos con una o con otra se derivarán conductas completamente diferentes. En el primer caso, sentir que la Tierra es «nuestra» significa que podemos explotarla a nuestro antojo. En el segundo, sentirla «nuestra» significa sentirnos afortunados de contar con ella para nuestra subsistencia y responsables de su mantenimiento, de su conservación y de su belleza.

Tenemos que dar a los niños la oportunidad de ver, maravillarse, conocer los nombres de las plantas, los minerales, los ríos. Llevarlos a la naturaleza y que miren y se dejen seducir. Cuando amamos algo, nadie nos tiene que convencer de que tenemos que defenderlo y cuidarlo. Nos sale de dentro. Y uno de los mejores regalos que podemos hacerles es ayudarles a descubrir el placer de contemplar.

Éste es también el sentido del llamado turismo ecológico, que propone un modo diferente de hacer turismo reduciendo sus efectos perjudiciales y potenciando más el contacto con la naturaleza, huyendo de la masificación y de la hiperactividad. Naciones Unidas ha elegido al año 2002 Año del Ecoturismo. Podríamos aprovechar la ocasión para profundizar en el concepto y en los principios que lo sustentan interesándonos por toda la información que se publique al respecto.

8. Transformar la globalización

¿Quién gana y quién pierde con la globalización?

En mi aldea éramos muy pobres. Vine aquí en busca de una vida mejor. Hoy tengo más dinero. Gracias a mi trabajo aquí puedo dar a mis hijos una educación y no pasamos hambre. Mis hijos tendrán la oportunidad de un futuro mejor. Pero el trabajo en la fábrica es duro. No nos tratan bien. Si caemos enfermos no tenemos protección. ¿Piensa en nuestra situación la gente de vuestro país cuando compra las camisas que fabricamos?

Nawaz Hazari, operaria de máquina de coser,
Ganakbari, zona franca en Dacca, Bangladesh.

El precio del café está destruyendo esta comunidad. Hace unos años, cuando los precios eran mejores, podía enviar a mis hijos a la escuela y alimentarlos bien.

Ahora no puedo comprar suficiente comida. ¿Cómo voy a enviarlos a la escuela si ni siquiera los puedo alimentar bien? La caída del precio del café está acabando con nosotros.

Tatu Huseyni, cultivador de café,
región del Kilimanjaro, Tanzania.

No sé cómo los americanos pueden vender maíz en este país a precios tan bajos. He oído que su gobierno da dinero a los agricultores. Lo único que sé es que nosotros no podemos competir con sus precios. Las importaciones están reventando nuestros mercados y nuestras comunidades.

Héctor Chávez, pequeño campesino, Chiapas, México.

Claro que tengo miedo de perder mi trabajo. Algunas fábricas ya han cerrado. Ahora nos dicen que el mercado informático en América y Europa está fallando. Dicen que eso significa que aquí habrá menos producción. Sin este trabajo, mi vida será muy dura. Mis padres y mis hijos dependen de mí, así que también será duro para ellos.

Josephine Laranja, empleada en una fábrica
de electrónica en el sur de Manila, Filipinas.

Si me pides que compare nuestra vida con la de nuestros padres, te diré que todo ha cambiado. Las cosas están mejor. Tenemos oportunidades que ellos nunca tuvieron. La vida es dura. Somos aún vulnerables. Pero hoy hay menos pobreza.

Lam Van, cultivador de arroz, delta del Mekong, Vietnam.

Nawaz, Tatu, Héctor, Josephine y Lam ven diariamente como su vida y la de sus familias se ven condicionadas por un proceso de globalización que ha ido tomando cada vez más fuerza durante las últimas décadas. Cada una de ellas está conectada a los consumidores o productores de los países industrializados a través de los mercados internacionales. Sus testimonios están recogidos en el estudio de Oxfam Internacional «Cambiar las reglas: Comercio, globalización y lucha contra la pobreza», en el que se aboga por otro tipo de globalización; que sea equitativa, centrada en el ser humano y en el pleno cumplimiento de sus derechos fundamentales.

En estos momentos la globalización, tal como se está llevando a cabo, sólo beneficia a aquellos sectores de población que disponen de bienes y recursos, educación y capacidad para aprovechar las oportunidades que este proceso mundial brinda. Mientras tanto, gran parte de la humanidad continúa atrapada en la pobreza y la injusticia y casi la mitad de los habitantes del planeta —2 800 millones— viven con menos de dos dólares diarios, sin unos medios de vida y unos ingresos que les permitan llevar una vida digna y, con frecuencia, sin acceso a servicios sociales básicos como la sanidad y la educación primaria.

La mayoría de las críticas que se dirigen a la globalización no lo son tanto al concepto en sí —una realidad de nuestro tiempo con aspectos positivos y negativos— como al modo en que se está llevando a cabo y que hoy por hoy genera muchísimos más perdedores que ganadores.

Conseguir que la globalización no suponga más exclusión y más desigualdad requerirá cambios profundos, significativos y sostenidos en sus principios, orientaciones y reglas de juego a escala política, económica y social. Estos cambios sólo llegarán cuando los exijan un elevado número de personas, tanto en los países ricos como en los pobres. La aspiración es ambiciosa y la labor nada fácil, pero si se avanza en la senda de transformar el proceso de globalización podremos contribuir a que den resultados los esfuerzos de cientos de millones de personas para mejorar su vida y la de sus comunidades.

Esta otra globalización beneficiaría a todas las personas y países. No se basa en la concentración de poder. Está abierta a modelos sociales y culturales diferentes al occidental. Es un modelo de globalización que promueve un desarrollo verdaderamente global, incluyente y sostenible.

El catedrático de estructura económica y escritor José Luis Sampedro define la globalización en los siguientes términos: «La palabra globalización es un gran hallazgo de marketing, da idea de globo que sube, de estar todos unidos en el mismo barco... Lástima que no sea verdad: hay un barco de los globalizadores y otro de los globalizados, que son como los fumadores pasivos, que no disfrutan el fumar y además cogen el cáncer. En mi libro *(El mercado y la globalización)* defino la globalización como "una red de centros con fuerte poder económico y fines lucrativos, cuyas decisiones dominan los mercados mundiales, usando las nuevas tecnologías y aprovechando la ausencia o debilidad de las medidas reguladoras y de los controles públicos"». (*La Vanguardia,* abril 2001, «La globalización explicada a un niño»).

El motor de la globalización es la economía y el progreso tecnológico. Su exponente es el acelerado movimiento de productos, recursos, servicios, personas —con las restricciones establecidas para el flujo de emigrantes—, información y tecnología a través de las fronteras. Quienes más se han aprovechado de todo este proceso han sido las empresas transnacionales que han tenido como grandes aliados a los gobiernos de los países industrializados y a los dirigentes de los organismos internacionales como el Fondo Monetario Internacional (FMI) y la Organización Mundial de Comercio (OMC). En los últimos años, se ha reforzado el papel de las empresas frente al de los estados, especialmente los de los países en vías de desarrollo.

La globalización no ha promovido gobiernos fuertes, capaces de actuar en beneficio de sus poblaciones, sino todo lo contrario: las políticas nacionales e internacionales se ven cada vez más sometidas a los intereses económicos de una minoría.

Las consecuencias de la globalización se hacen sentir con igual intensidad en las culturas y los valores, puesto que concede primacía al individualismo, el consumismo y el materialismo, la competencia salvaje, la homogeneización cultural y la degradación medioambiental.

Si el proceso de globalización ya no beneficia a buena parte de la población mundial, especialmente a los más de 800 millones de analfabetos, a las familias campesinas sin tierra, a los refugiados y desplazados, a las poblaciones que viven en los barrios marginales de las grandes ciudades, a las mujeres que sufren la doble injusticia de la pobreza y la discriminación de género y a las comunidades indígenas excluidas social y económicamente, otros factores también contribuyen a que estos amplios sectores de la población mundial que no pueden vivir dignamente continúen aumentando día a día en algunas zonas del planeta. Entre estos factores destaca el hecho de que la ayuda oficial al desarrollo de los países de la OCDE no sólo no ha aumentado en la última década, sino que se ha reducido sustancialmente y la deuda externa sigue ahogando las economías de los países pobres.

Mientras, sigue agravándose la vulnerabilidad medioambiental de estos países, principalmente como consecuencia del calentamiento de la tierra que reduce las lluvias en zonas en que ya casi no llovía y donde la inmensa mayoría de la población se dedica a la agricultura. Al mismo tiempo, no acaban de concretarse las soluciones para los múltiples conflictos bélicos existentes y aumenta el gasto en armamento.

Como consecuencia de todo ello, las diferencias entre los países ricos y los países pobres siguen creciendo. Sólo unas cifras a modo ilustrativo: si en 1960 el 20 por ciento de la población más rica del mundo tenía 30 veces más que el 20 por ciento más pobre, esta relación había aumentado a 60 en 1990 y a casi 90 en el año 2000. La concentración de riqueza se ha ido agudizando (50 millones de personas de alto poder adquisitivo tienen ingresos anuales equivalentes a los de 2 700 millones de personas que viven en la pobreza). No obstante, es aún más grave que el número de personas que viven por debajo del umbral de la pobreza siga aumentando; a lo largo de la década de los noventa lo ha hecho en 250 millones.

Es verdad que ha habido avances en la reducción de la pobreza en el Sudeste Asiático o en China, países en los que el crecimiento económico se ha combinado con un mayor acceso a la educación y a las oportunidades, y ello ha facilitado la redistribución de la riqueza, pero en otras partes del planeta, y especialmente en África, un gran núcleo de población ha visto como su situación empeoraba (según Naciones Unidas, 80 de los 190 países del mundo han visto disminuir su renta per cápita a lo largo de la década de los noventa) o por lo menos no ha mejorado significativamente.

Millones de personas no tienen garantizados los derechos civiles, sociales y económicos que les permitan vivir dignamente. Es decir, carecen de ingresos suficientes para el sustento de sus familias, no tienen acceso a la educación y la salud, protección y asistencia humanitaria en caso de conflicto o desastre natural, y no gozan de participación social y política para poder intervenir en las decisiones que afectan a su futuro. El proceso de globalización, de la forma en que se está aplicando, sumado a las situaciones de pobreza e injusticia previamente existentes, no está sirviendo para catalizar esos derechos fundamentales y en muchos casos las tendencias actuales están empeorando. Una situación que podría modificarse si conseguimos transformar la globalización para que el progreso y las oportunidades que se generen alcancen al conjunto de la población mundial y no a una minoría como hasta ahora sucede.

Movimiento social por otra globalización

A lo largo de los últimos años, especialmente desde la reunión de la OMC en Seattle (Estados Unidos) a finales de 1999, hemos visto diferentes manifestaciones contra la globalización en diversas partes del mundo donde se celebraban reuniones de jefes de Estado o de organismos internacionales.

Es lo que han bautizado los medios de comunicación como movimiento antiglobalización. Una denominación cuyo uso se ha generalizado rápidamente, pero que no se corresponde con la aspiración de la mayoría de integrantes de este movimiento.

Los ciudadanos, grupos, ONG, sindicatos y partidos políticos críticos con el actual proceso de globalización quieren en realidad propiciar una alternativa al mismo. Expresiones como «movimiento global por la justicia social» o «movimiento por otra globalización» son algunas de las denominaciones utilizadas por quienes lo conforman.

Entre la reunión de la OMC en Seattle y la del G-8 en Génova (Italia) un año y medio más tarde, lo que la opinión pública conocía de este movimiento eran las acciones violentas de algunos manifestantes, que a pesar de ser minoría, acaparaban la mayoría de las imágenes de televisión.

De ahí que la imagen que en principio se dio de los distintos colectivos críticos con la globalización fuera apenas una caricatura esbozada con trazos simplistas: un movimiento carente de propuestas, violento y lastrado por su propia diversidad, que hace que vayan de la mano grupos con intereses contrapuestos, incluso contradictorios.

No se puede negar que dentro de este movimiento existe diversidad de planteamientos y propuestas de acción, una diversidad que no es otra que la que caracteriza a la sociedad civil y a sus organizaciones, pero de ello no debe desprenderse necesariamente un juicio negativo. Cualquier evaluación debe iniciarse por el conocimiento y la correcta comprensión de la postura que las distintas organizaciones civiles mantienen ante la globalización. En este sentido se han descrito cinco grandes categorías que pueden servirnos para clasificar a la mayoría de las ONG y de los movimientos sociales actuales.

En los dos extremos del espectro y casi fuera del marco de

nuestro análisis encontraríamos, por un lado, a aquellas organizaciones centradas en la asistencia a las víctimas y excluidos del sistema —poblaciones empobrecidas en el Sur y en el Norte—, pero que no se plantean ninguna acción en torno a las causas estructurales que provocan esa pobreza. En el lado contrario están aquellos que han optado por la violencia, lo que les excluye de un debate impulsado por valores como la justicia y la solidaridad.

Hay que condenar sin ambages la violencia de los grupos minoritarios que han querido apropiarse del movimiento social en torno a la globalización. Pero hay que denunciar con la misma fuerza los excesos que se han cometido en las actuaciones policiales en torno a algunas de las grandes reuniones internacionales de los últimos años. Las medidas adoptadas en este sentido por los gobiernos anfitriones de estas cumbres parecían más dictadas por el nerviosismo de unos políticos aterrorizados que por un adecuado equilibrio entre la incuestionable defensa de la seguridad de las personas y de los patrimonios, y el derecho de todos los ciudadanos a manifestar pública y pacíficamente sus opiniones, aunque éstas no fuesen del agrado del poder.

Afortunadamente, a partir del año 2002, ha ido avanzando y consolidándose la voluntad del movimiento por otra globalización de aislar a los grupos violentos y evitar que sus acciones arrebatasen el protagonismo de la protesta a un amplísimo colectivo pacífico. Tres buenos ejemplos de ello fueron, durante el primer semestre de ese año, el fructífero encuentro del Foro Social de Porto Alegre y las masivas manifestaciones durante las cumbres de jefes de Estado y de gobierno de la Unión Europea en Barcelona y en Sevilla. El movimiento por otra globalización rechaza por pura convicción la violencia y a quien la practica, pero también porque magnificada por los medios de comunicación distorsiona y enmascara los mensajes que dicho movimiento quiere hacer llegar a la sociedad y a sus dirigentes.

Se ha dicho también que el movimiento por otra globalización carece de una estrategia a largo plazo y que se encuentra lastrado por un estilo de movilizaciones directamente ligadas a las «contracumbres», sin líderes o portavoces capaces de dialogar con el poder y hacer propuestas de cambio. Esto es básicamente falso, porque hay organizaciones y grupos que llevan años haciendo propuestas en temas como la deuda externa, los flujos de ayuda al desarrollo, las reglas del comercio internacional, la fiscalidad global o los imprescindibles cambios en las instituciones financieras internacionales, propuestas que no han querido ser escuchadas, pues ya se sabe que no hay peor sordo que el que no quiere oír.

En cualquier caso, es evidente que entre estos grupos críticos hay notables diferencias en las que conviene profundizar. Clasificando lo que en la práctica es un conjunto de posiciones con fronteras difusas, encontraríamos las otras tres categorías. En primer lugar cabría hablar de un grupo de organizaciones integrado por aquellas que se movilizan de manera específica o sectorial contra algunos de los efectos más flagrantes y perniciosos de la globalización, pero sin llegar a cuestionar el proceso en su conjunto.

En segundo lugar encontraríamos a aquel grupo de ONG y movimientos sociales que están proponiendo un cambio de modelo, que exigen que se avance hacia «otra» globalización. Entienden que la globalización ofrece posibilidades y oportunidades de futuro, siempre y cuando esté al servicio de todas las personas y sus derechos fundamentales, y no sólo de los intereses de unos sectores privilegiados de la población. Estas organizaciones proponen cambios sustanciales y profundos en el actual proceso de mundialización mediante la puesta en marcha de una estrategia transformadora que incluya todos los aspectos de la globalización y sus efectos. Estos cambios han de afectar a —y deben contar con la participación de— organismos multilaterales como Naciones Unidas, las instituciones internacionales que marcan el curso de la mundialización de la economía y el comercio (Organización Mundial del Comercio, Banco Mundial, Fondo Monetario Internacional...), los gobiernos de los países ricos y de los menos desarrollados, la sociedad civil y el sector privado.

En tercer y último lugar, están los grupos que plantean una confrontación radical al sistema, y desde posiciones y bagajes ideológicos diversos rechazan el actual modelo económico y la existencia de aquellas instituciones que consideran responsables de los males ligados a la globalización. Creen, por así decirlo, que el edificio está en ruinas y que hay que echarlo abajo y hacerlo nuevo desde sus cimientos, aunque no hay un total desarrollo ni un claro acuerdo sobre cómo debería ser la nueva construcción. En cualquier caso, se trata de organizaciones que defienden el empleo de formas pacíficas de manifestación pública de sus opiniones. Existe, pues, diversidad de posiciones y propuestas, pero las organizaciones y grupos pertenecientes a estas tres categorías comparten una crítica común a la forma en que se está llevando a cabo la globalización.

Otro modo de conocer quién forma este movimiento puede ser la radiografía de los asistentes al Foro Social de Porto Alegre. En su segunda edición en enero de 2002, esta cumbre paralela a la del Foro Económico Mundial de Davos, celebrado ese año en Nueva York, reunió a 50 000 personas de todo el mundo, de la más diversa procedencia: de nuevos movimientos radicales a ONG de desarrollo, medio ambiente o derechos humanos; de organizaciones de consumidores, productores o pequeños empresarios a sindicatos y partidos políticos. También estaban presentes organizaciones religiosas, de mujeres, de indígenas y otros grupos de diferente tamaño y ámbito de actuación. Una clasificación posible de las principales organizaciones que acudieron al Foro de Porto Alegre, sería la siguiente (*El País*, 31-1-2002, «Cumbre de Davos y Porto Alegre»):

ONG humanitarias y de desarrollo

- FIDH (Internacional). Fundada en 1922. La Federación Internacional de los Derechos del Hombre presiona a Estados y empresas para que apliquen los derechos sociales y económicos.
- Amnistía Internacional. En 2001, la organización entró oficialmente en la batalla por los derechos económicos y sociales modificando sus estatutos.
- Oxfam Internacional (Intermón Oxfam en España). Dispone de enormes medios que invierte en programas de lucha contra la pobreza. Presente en más de 100 países del mundo.
- Médicos Sin Fronteras. Presta servicios sanitarios en países pobres y aporta asistencia sanitaria en conflictos bélicos.

Movimiento para la anulación de la deuda de los países del Tercer Mundo

- Jubileo 2000 (Internacional). Agrupación de más de 80 movimientos en 40 países del mundo.
- CADTM (Bélgica). El Comité para la Anulación de la Deuda del Tercer Mundo analiza y denuncia los efectos de las políticas de ajustes estructurales en los países del Sur.
- Eurodad (UE). Red que agrupa a 41 ONG.

Movimientos contra la especulación financiera y los paraísos fiscales

- Attac. Propugna la imposición de la tasa Tobin, que pretende gravar los flujos especulativos de capital. Su acción se ha convertido en una contestación global.
- Iniciativa Halifax a favor de la aplicación de la tasa Tobin (Canadá). La iniciativa fue firmada por cerca de tres millones de canadienses.

Movimientos de defensa del medio ambiente

- Amigos de la Tierra (Internacional). Está presente en 66 países.
- Sierra Club (EE. UU.). El movimiento ecologista más antiguo. Fue creado en 1892 y cuenta actualmente 700 000 miembros.
- Greenpeace (Internacional). Creada hace 30 años. Sus espectaculares métodos de acción le han asegurado el reconocimiento en todo el mundo.
- Lega ambiente (Italia). Jugó un papel importante en la movilización contra el G-8 en Génova.
- Navdanya (India). Su líder, Vandana Shiva, combate los transgénicos y las patentes de plantas que privarían a los agricultores del acceso gratuito a las simientes.

Movimientos en contra del Banco Mundial y el FMI

- Fifty years is enough (EE. UU.). Nació con ocasión del 50.º aniversario del FMI y del Banco Mundial. Se define como una organización por la justicia social.
- Bretton Woods Project (Reino Unido). Esta asociación de investigadores observa con lupa todas las actividades del Banco Mundial y del FMI.

Sindicatos y movimientos sociales

- Marcha Europea contra el Paro (UE). Agrupa a una veintena de movimientos de desempleados en Europa.
- Sindicatos alternativos o de base (Francia, Italia y España). El G-10, COBAS, CGT.
- Sindicatos tradicionales (Brasil y EE. UU.). CUT, AFL-CIO.
- CISL (Internacional). La Confederación Internacional de

Sindicatos Libres combate en favor de la defensa de los servicios públicos.

Movimientos campesinos

- Vía campesina (Internacional). Coalición de movimientos de pequeños agricultores. Defiende la soberanía alimenticia y reclama la reforma agraria en numerosos países.
- Confederación campesina (Francia). Miembro de Vía Campesina. Su líder es José Bové, defensor de la agricultura sana frente a la comida basura.
- MST, Movimiento de los sin tierra (Brasil). Luchan por la reforma agraria. Entre sus métodos figura la ocupación de la tierra.

Movimientos de contestación global

- Reclaim the Streets (Reino Unido). Está en la línea de los movimientos ecologistas radicales y próximos a la cultura libertaria.
- DAN (Direct Action Network, EE. UU.). Coordina los movimientos estudiantiles, organizaciones de extrema izquierda y grupos anarquistas.
- Centros Sociales Italianos (Italia). Junto con el movimiento *okupa* español experimentan la autogestión incluso en la comunicación.
- Movimiento de Resistencia Global (España). Aglutina grupos e individuos que luchan contra la globalización neoliberal.
- Public Citizen (EE. UU.). Creado en 1971 por el abogado Ralph Nader. Es la asociación más grande de defensa de los consumidores y cuenta con 100 000 miembros.
- Third World Network (EE. UU.). Es uno de los más importantes centros de investigaciones alternativas y defiende a menudo la voz del Sur en las grandes conferencias internacionales.

- Focus on the Global South (Tailandia). Es uno de los centros de estudios más activos de Asia, y cuenta con un equipo de unas 15 personas.

Black Bloc

- Colectivos informales que tienen como objetivo luchar radicalmente contra la propiedad mediante la destrucción de símbolos como bancos y coches de lujo.

Medios alternativos

- Samizdat (Francia e Italia). Se autodefine como una estructura de comunicación alternativa y sirve de caja de resonancia a colectivos de lo más variado (desde los antifascistas de No Pasarán al observatorio crítico de los medios Acrimed).
- Indymedia. Internacional de la prensa alternativa. Creada en noviembre de 2000 para cubrir la cumbre de Seattle.

Un conjunto de grupos y organizaciones de diferente tipo, con diversos propósitos y tácticas, pero con un mensaje común: luchar por un mundo más justo y solidario propiciando una gran movilización para que en esta era de la globalización, todas las personas, sin exclusiones, puedan disfrutar de sus derechos fundamentales que les aseguren una vida digna y en paz.

Transformar la globalización

Para alcanzar otro tipo de globalización, unas organizaciones optan por la transformación de las actuales estructuras y otras por la confrontación más radical. Ambos impulsos, perfectamente legítimos si rechazan la violencia, quieren propiciar unos cambios que de una forma u otra han de llegar, porque mantener en la pobreza a la mitad de la humanidad es éticamente inaceptable y humanamente insostenible.

Centrándonos en los que apuestan por una estrategia transformadora, ésta se plantea mediante objetivos a largo plazo que comportan cambios profundos, con una serie de acciones a corto y medio plazo que permitan avanzar hacia un modelo más equitativo de globalización. No se aboga por la impugnación total de algunos elementos del sistema (por ejemplo la economía de mercado, el comercio internacional, los organismos internacionales o los sistemas de regulación), pero sí por su modificación sustancial respecto de cómo se aplican y desarrollan.

En relación con la economía de mercado, la «otra globalización» está a favor de una economía al servicio de la sociedad. El mercado puede ser un buen instrumento para el desarrollo social, si se dan una serie de condiciones: que toda persona tenga la oportunidad de participar en la creación de riqueza y que ésta sea distribuida equitativamente. Se quiere, en definitiva, un mercado regido por reglas transparentes y equitativas en un marco democrático, que no puede eliminar ni esquivar el papel que el Estado y la sociedad civil deben desarrollar. El mercado no debe ocupar espacios que no le corresponden, como la definición de valores, culturas y relaciones familiares y sociales. Al contrario, deben ser estos valores los que incidan sobre el mercado para que éste pueda propiciar el ejercicio por parte de todas las personas de sus derechos fundamentales.

El mercado debe estar regulado en los ámbitos nacional e internacional no bajo la lógica del lucro a toda costa y el control de los más poderosos, sino para garantizar la inclusión de todos y la protección de los derechos básicos y la sostenibilidad medioambiental. Esta regulación debe ser establecida mediante procesos transparentes, participativos y democráticos. Sólo así será posible corregir los efectos negativos que comporta el hecho de que el control del comercio internacional esté concentrado en manos de unos pocos agentes poderosos —compañías transnacionales, especuladores financieros...— que ponen su propio interés por delante de los intereses globales.

Para que la población empobrecida pueda participar de forma equitativa en la generación de riqueza es imprescindible que se amplíe su abanico de oportunidades mediante el acceso al conocimiento y a los recursos de producción —agua, tierra, insumos agrícolas, créditos, tecnología— y que se garantice la cobertura de servicios sociales básicos. Pero para extender a todos los beneficios de la globalización, es igualmente necesario que el proceso sea liderado por una clase política honesta y orientada hacia los intereses de la población y que la sociedad civil pueda participar en el control democrático de esas instancias políticas, tanto en el ámbito nacional como internacional, para garantizar la gobernabilidad de la globalización.

La cooperación para el desarrollo sigue teniendo un papel crucial en el mundo globalizado como uno de los principales mecanismos existentes de redistribución de recursos Norte-Sur y, si está bien orientada, es un instrumento eficaz de lucha contra la pobreza, que permite también capacitar a las poblaciones empobrecidas y generar nuevas oportunidades de desarrollo. Los programas de cooperación deben acompañarse de políticas de condonación de la deuda externa y de reinversión social de los recursos liberados.

Para transformar la globalización y hacerla marchar en beneficio de todos, hay que conseguir que los grandes foros internacionales verdaderamente decisivos incluyan en sus agendas una serie de temas que serán determinantes para la lucha contra la pobreza en los próximos años y tomen decisiones efectivas y vinculantes al respecto. Esta agenda de la «otra globalización para todos» debe incluir:

1. El cambio de las reglas del comercio internacional.
2. El control de la especulación financiera y el establecimiento de sistemas de fiscalidad global.
3. El incremento de la ayuda al desarrollo y la condonación de la deuda externa.
4. La mejora de la gobernabilidad en los ámbitos local e internacional.
5. El refuerzo de la responsabilidad social de las empresas.
6. Una nueva agenda para la paz y seguridad mundial tras el 11 de setiembre.
7. La aplicación del protocolo medioambiental de Kyoto.
8. La promoción de los derechos humanos y una cultura de valores basados en la ética y la justicia.

Cambiar las reglas del comercio internacional

En abril de 2002, Intermón Oxfam y el resto de miembros de Oxfam Internacional lanzaron la campaña mundial «Comercio con Justicia» para cambiar las reglas del comercio internacional. Esta campaña y diversas iniciativas similares lanzadas por otras organizaciones quieren promover una reforma radical del sistema comercial internacional para que el comercio contribuya a la reducción de la pobreza.

Echemos una ojeada a la situación mundial. En la última década, el 5 por ciento de las personas más pobres del mundo perdió casi un 25 por ciento de sus ingresos reales mientras que el 5 por ciento de las más ricas incrementaron sus ganancias en un 12 por ciento. Aunque no de forma exclusiva, el comercio ha sido un factor importante en el incremento de estas diferencias. Por cada 100 dólares producidos por las exportaciones mundiales, 97 van a los países de ingresos altos y medios y sólo 3 dólares van a los países de bajos ingresos, en los que vive el 40 por ciento de la población mundial.

Hay una paradoja de fondo en el comercio internacional. En el mundo globalizado de comienzos del siglo XXI, *el comercio es una de las fuerzas más poderosas que relacionan la vida de todos nosotros. Es también una fuente de generación de riqueza en la que, sin embargo, se deja atrás a cientos de millones de personas, especialmente a las más pobres del mundo. El problema no estriba en que el comercio internacional se oponga inherentemente a las necesidades e intereses de los pobres, sino que las normas que lo rigen están elaboradas a favor de aquellos sectores de población con más recursos.*

El coste humano de un comercio injusto es inmenso. Si África, el este y el sur de Asia y América Latina incrementasen en un 1 por ciento respectivamente su participación en las exportaciones mundiales, el aumento resultante de sus ingresos podría liberar a 128 millones de personas de la pobreza. Esa reducción de la pobreza contribuiría a mejorar otras áreas como la salud infantil y la educación.

En su discurso, los gobiernos de los países ricos insisten constantemente en su compromiso con la reducción de la pobreza. Pese a ello, esos mismos gobiernos utilizan sus políticas comerciales para actuar en sentido contrario. Cuando los países en desarrollo exportan a los mercados de los países ricos, se enfrentan a barreras arancelarias cuatro veces superiores a las que encuentran otros países ricos. Esas barreras cuestan a los países en desarrollo 100 000 millones de dólares anuales, el doble de lo que reciben en concepto de ayuda.

Se pueden encontrar diversas expresiones políticas para describir el comportamiento de los gobiernos de países ricos, pero la cruda realidad es que su política está causando un enorme sufrimiento a los pobres del mundo. Cuando los países ricos dejan a los pobres fuera de sus mercados, les cierran la puerta a una salida para escapar de la pobreza.

La falta de acceso a los mercados no es un ejemplo aislado de norma comercial injusta o de doble rasero en los países ricos. Mientras que éstos mantienen sus mercados cerrados, el Fondo Monetario In-

ternacional y el Banco Mundial han presionado a los países pobres para que abran los suyos de golpe, a menudo con consecuencias devastadoras para las comunidades pobres. La comunidad internacional no ha abordado seriamente el problema de los precios bajos e inestables de las materias primas, que arrastran a millones de personas a la pobreza. Mientras tanto, se ha dejado libertad a las poderosas empresas transnacionales (ETN) para realizar inversiones y utilizar prácticas laborales que fomentan la pobreza y la inseguridad, sin más trabas que unas débiles directrices de cumplimiento voluntario. Otra parte del problema es la Organización Mundial del Comercio (OMC). Muchas de sus normas sobre propiedad intelectual, inversiones y servicios protegen los intereses de los países ricos y de las poderosas ETN, al tiempo que imponen enormes costes a los países en desarrollo. La inclinación de la OMC hacia los intereses de los países ricos y las grandes empresas suscita cuestiones fundamentales sobre su legitimidad.

La reforma del comercio mundial es sólo uno de los requisitos para acabar con las profundas injusticias sociales que acompañan a la globalización. También hacen falta acciones para ampliar las oportunidades —y reducir las desigualdades— en ámbitos como la salud, la educación y la distribución de la riqueza. Sin embargo, las normas que rigen el comercio internacional son una parte fundamental del problema de la pobreza. Es necesario impulsar reformas en profundidad para hacer de ellas parte de la solución.

Fuente: *Cambiar las reglas. Comercio, globalización y lucha contra la pobreza*, editado por Oxfam Internacional en el marco de su campaña «Comercio con Justicia».

En ningún otro ámbito de las relaciones internacionales es tan patente la hipocresía de los países del Norte como en el comercio. Así, los países desarrollados exigen a los países pobres que reduzcan el apoyo a sus campesinos mientras siguen invirtiendo 1 000 millones de dólares al día en subsidios para su agricultura. Ello conlleva una sobreproducción que inunda los mercados mundiales a precios artificialmente bajos contra los que los agricultores pobres no pueden competir.

La Unión Europea va a la cabeza del «ranking» del doble rasero. Por ejemplo, su política de venta a bajos precios de los excedentes de leche en polvo ha arruinado la industria láctea de Jamaica. Los trabajadores locales del sector lácteo tienen que tirar su leche fresca. No pueden vender toda la leche que sus vacas producen. Están perdiendo la batalla contra la leche en polvo subsidiada procedente de la Unión Europea.

Aubrey Taylor, presidente de la cooperativa láctea de St. Elizabeth, en Jamaica, explica: «No hay mercado para la leche fresca. Ninguna procesadora en Jamaica tiene contrato con un productor local del sector lácteo. Es un juego sin oportunidades para nosotros. Sí, la leche en polvo es más barata que nuestra leche local; pero uno debe fijarse en que la leche en polvo importada recibe subsidios para la exportación. Los ganaderos de Jamaica no tenemos subsidio alguno. Nuestra producción se calcula a precios reales.»

Hasta principios de los noventa, los productores lácteos jamaicanos tenían un razonable marco de protección contra las importaciones y la producción del sector crecía sostenidamente. Cuando el gobierno jamaicano liberalizó el mercado lácteo de acuerdo con la política de ajuste exigidas por el Banco Mundial, el país fue progresivamente inundado por leche en polvo subsidiada, proveniente sobre todo de Europa, donde se invierten 4 millones de euros anuales en subvenciones para la exportación de lácteos a Jamaica. Las procesadoras lácteas jamaicanas (de las cuales Nestlé es una de las más importantes) prefirieron optar por la leche en polvo europea, más barata, desplazando a la leche fresca local.

En 1999, representantes del sector lácteo jamaicano visitaron

Europa para denunciar los efectos que provocaban los subsidios a las exportaciones de la UE y solicitaron que éstos fuesen eliminados, pero su demanda no fue atendida. La UE sigue exportando leche a precios muy por debajo de los costes de producción.

Actualmente en Jamaica la producción local de leche sólo representa el 17 por ciento del consumo nacional. De poco han servido los recursos de ayuda al desarrollo invertidos para mejorar la situación de los productores locales y de sus familias. Los esfuerzos de estas personas por alcanzar unos medios de vida que les proporcionen ingresos suficientes han chocado frontalmente con las importaciones de leche europea a bajo precio. La situación de los productores de leche en Jamaica es sólo uno de los muchos casos e historias personales que se exponen en el informe de Oxfam Internacional para demostrar lo injustas que son actualmente las reglas del comercio internacional. Para cambiar esta situación, Oxfam Internacional considera necesario alcanzar los siguientes objetivos:

- Mejorar el acceso de los países pobres a los mercados y acabar con los subsidios a los excedentes agrarios y el *dumping* (venta de productos por debajo del precio de coste) en la exportación por parte de los países ricos.
- Poner fin al uso de condiciones en los programas del Fondo Monetario Internacional y el Banco Mundial para forzar a los países pobres a abrir sus mercados.
- Crear una nueva institución internacional sobre materias primas (café, cacao, algodón...) que asegure unos precios compatibles con unas condiciones de vida razonables para los productores. Cambiar las prácticas empresariales de manera que las compañías paguen precios justos.
- Establecer nuevas normas sobre propiedad intelectual que garanticen que los países pobres puedan acceder a las nuevas tec-

nologías y a medicamentos esenciales; y que los agricultores puedan conservar, intercambiar y vender semillas.

- Prohibir las normas que obligan a los gobiernos a liberalizar o privatizar servicios básicos vitales para la reducción de la pobreza.
- Mejorar la calidad de las inversiones y de las condiciones laborales del sector privado.
- Democratizar la OMC de manera que los países pobres puedan hacer oír su voz.
- Cambiar las política nacional, educativa, sanitaria y de buen gobierno en los países en desarrollo, para que los sectores empobrecidos de población aprovechen las oportunidades del comercio y los mercados.

Cambiar las reglas del comercio internacional para hacerlas justas será una tarea ardua y difícil. Pero es posible. Así lo dice también el profesor indio, Amartya Sen, premio Nobel de economía y presidente de honor de Oxfam Internacional:

Lo que hace falta es crear condiciones que permitan un reparto íntegro y más justo de los enormes beneficios del comercio. ¿Se puede hacer esto sin destruir la economía global de mercado? La respuesta es un rotundo «sí». La aplicación de la economía de mercado es compatible con formas muy diferentes de distribución de los recursos, normas de funcionamiento (como las leyes sobre patentes o las regulaciones antimonopolio) o condiciones que favorezcan la participación en el mercado. Los cambios institucionales y las reformas políticas pueden alterar de forma radical los niveles imperantes de desigualdad y pobreza, sin hundir con ello la economía global. El objetivo esencial es combinar los grandes beneficios del comercio a los que muchos defensores de la globalización se refieren, con la necesidad general de justicia y equidad, que da lugar a la mayor parte de las protestas antiglobalización.

Transformar la globalización pasa por cambiar las reglas del comercio internacional. Muchas organizaciones están haciendo campañas y acciones para conseguir este resultado, pero el verdadero cambio sólo se alcanzará cuando lo exija y apoye un elevado número de personas en todos los países del mundo. Entonces las poblaciones que viven en la pobreza, si también pueden acceder a los recursos productivos y a los servicios sociales básicos, podrán disfrutar de unos medios de vida sostenibles. Entonces también darán pleno rendimiento los proyectos de desarrollo puestos en marcha como fuente de generación de ingresos económicos. El éxito en cambiar las reglas del comercio mundial, aunado con políticas nacionales de distribución de la riqueza, actuaría como un gran catalizador para la reducción de la pobreza. En el caso de África, si consiguiese incrementar en un 1 por ciento su cuota de participación en las exportaciones mundiales —actualmente sólo es del 1,3 por ciento— obtendría unos ingresos anuales adicionales de 70 000 millones de dólares. Esto es equivalente a unas cinco veces la cantidad que recibe la región en concepto de ayuda al desarrollo y de alivio de la deuda externa.

Controlar la especulación financiera y establecer sistemas de fiscalidad global

La especulación financiera es uno de los elementos característicos del actual proceso de globalización. Consiste en movimientos de capital que buscan conseguir altas tasas de rentabilidad económica mediante inversiones no productivas en los mercados de capitales o de divisas en cualquier parte del mundo; aprovechan la libertad de circulación de capitales pero sin producir ningún tipo de provecho para las economías locales.

Con frecuencia, esta especulación financiera se realiza en los paraísos fiscales donde recalan grandes cantidades de dinero que escapan a los impuestos de los Estados. Los flujos especulativos de capital y los paraísos fiscales han acrecentado las repercusiones de las crisis financieras, como la vivida a finales de los noventa en Asia, y que tan malas consecuencias ha tenido para la población en situación más desfavorecida.

En otros casos, la especulación financiera ha hecho cotizar a la baja los precios de las materias primas, como el café, con efectos muy negativos sobre los más de 25 millones de familias pequeño-productoras que hay en el mundo. La sobreproducción de café y la especulación en bolsa han provocado que los precios cayeran un 70 por ciento entre 1997 y 2002.

La competencia que ejercen los paraísos fiscales ha obligado a los países en vías de desarrollo a rebajar sustancialmente, del 35 al 20 por ciento, sus tipos impositivos. De esta forma intentan captar inversiones, ya de por sí escasas en la mayoría de ellos, o evitar su fuga. La pérdida de recursos que comportan estos tipos fiscales reducidos es muy alta. Se ha calculado en un informe de Oxfam Internacional que sería de unos 50 000 millones de dólares, lo equivalente a toda la ayuda al desarrollo mundial.

Otro efecto perverso de los paraísos fiscales es que permite que los dictadores o gobernantes corruptos puedan invertir y guardar con opacidad los recursos robados en sus países o las dádivas recibidas por todo tipo de tráficos ilícitos (diamantes, petróleo, drogas, armas...).

Es necesario reglamentar los mercados financieros sobre todo para penalizar aquellas inversiones que mueven dinero de un lugar a otro, buscando altos beneficios, sin contribuir a la economía productiva. Debe avanzarse en el control de la actividad de los paraísos fiscales y conseguir cortar la sangría económica que supone para los países de origen. A tal fin debería crearse un organismo internacional con competencias y medios adecuados para actuar en este ámbito.

ATTAC (Asociación para la imposición de una tasa que grave las transacciones financieras especulativas), creada en Francia en

1998 y actualmente presente en diferentes países, es la principal promotora de un control democrático sobre el sistema financiero mundial. También, como su nombre indica, promueve la instauración de la tasa Tobin (inspirada en un impuesto ideado por el premio Nobel de economía James Tobin) que gravaría las transacciones especulativas de capital. Si esta tasa se fijara en un 0,1 por ciento, recaudaría 160 000 millones de dólares al año. Según Naciones Unidas, con menos de la mitad se cubrirían los objetivos de reducción de la pobreza establecidos en la Cumbre del Milenio y para los que actualmente hay una alarmante falta de compromisos por parte de los países donantes.

Incrementar la ayuda al desarrollo y condonar la deuda externa

Por ayuda oficial al desarrollo (AOD) se entiende la que realizan los gobiernos de países de la OCDE a países en vías de desarrollo, ya sea directamente o a través de organismos internacionales.

En los últimos años, al tiempo que se producía un progresivo descenso de la ayuda oficial al desarrollo, han ido aumentando las voces críticas —próximas a las posiciones más extremas del neoliberalismo— que cuestionan la utilidad de estas transferencias económicas y de los programas que con ellas se sostienen. Sin embargo, para todas las organizaciones dedicadas a la lucha contra la pobreza es evidente la importancia que tienen esos recursos para llevar a cabo acciones que promuevan el desarrollo, que ofrezcan nuevas oportunidades a los hombres y mujeres que luchan para sacar adelante a sus familias y comunidades en los países más desfavorecidos del planeta.

La ayuda oficial al desarrollo sigue siendo un instrumento clave para garantizar el acceso a servicios sociales básicos (educación, sanidad, agua potable...) y a unos ingresos suficientes y también para favorecer la democratización de los países en vías de desarrollo y la gobernabilidad de nuestro mundo globalizado.

Sin embargo, nos encontramos ante una situación paradójica: mientras los ciudadanos refuerzan día a día su apoyo para cumplir con el objetivo de Naciones Unidas de destinar un 0,7 por ciento del PNB a ayuda al desarrollo y la globalización informativa nos hace cada día más conscientes de la situación de pobreza que sufren millones de personas —y de sus implicaciones para nosotros— los gobiernos de los países industrializados han ido reduciendo su ayuda.

El conjunto de países miembros del CAD (grupo de donantes dentro de la OCDE) destinó el año 2000 a estas partidas un total de 53 100 millones de dólares que representa el 0,22 por ciento de su PNB. Los años noventa han marcado una tendencia a la baja muy preocupante. En 1990, la media ponderada de AOD de este grupo de países era del 0,33 por ciento, un tercio más que diez años después. Si la ayuda actual se mantuviese en los niveles porcentuales de 1990, la cifra total de AOD rondaría los 80 000 millones de dólares. Esto significa que los países pobres hubiesen recibido en el 2000, 26 900 millones de dólares adicionales, casi tres veces el coste anual de la escolarización de los 125 millones de niños y niñas que hoy, en todo el mundo, carecen de educación primaria.

La Conferencia Internacional sobre Finanzas para el Desarrollo, que se celebró en Monterrey (México) durante el mes de marzo de 2002, fue convocada por el secretario general de Naciones Unidas, Kofi Annan, con el objetivo de movilizar los fondos necesarios para alcanzar los ambiciosos Objetivos de Desarrollo del Milenio, acordados en el año 2000. Estos objetivos comprometían a todos los gobiernos a reducir la pobreza mundial a la mitad, conseguir la educación primaria universal y reducir la mortalidad infantil en dos tercios, todo ello antes del 2015. Desde Intermón Oxfam se ha estimado que para alcanzar estos objetivos sería necesario un incremento de la ayuda de 100 000 millones de dólares al año. Este aumento podría conseguirse si los donantes cumplieran su promesa de destinar el 0,7 por ciento de su PNB a la ayuda internacional.

En la Conferencia de Monterrey, la Unión Europea presentó lo acordado en la cumbre de jefes de estado y gobierno de Barcelona: incrementar su ayuda al desarrollo de forma que en el año 2006 represente el 0,39 por ciento del PNB comunitario. Este acuerdo también comporta que todos los países alcancen en el año 2006, al menos, la media comunitaria actual del 0,33 por ciento. Aunque este acuerdo es claramente insuficiente para lograr los Objetivos de Desarrollo del Milenio, es un primer paso que debe ponerse en marcha y que tiene que reforzar el compromiso político de alcanzar el 0,7 por ciento cuanto antes. Para España este compromiso va a suponer un incremento muy sustancial de su ayuda al desarrollo. El gobierno español debe materializarlo con celeridad y con una clara orientación a la erradicación de la pobreza.

Estados Unidos es el país que menos porcentaje de su PNB dedica a ayuda oficial al desarrollo. Antes de la conferencia de Monterrey dedicaba el 0,10 por ciento. Con el compromiso anunciado por el presidente Bush de incrementar su AOD, llegará en el año 2007 al 0,13 por ciento de su PNB. Los aumentos prometidos en Monterrey por la Unión Europea y por Estados Unidos, apenas supondrán 7 500 y 5 000 millones de dólares respectivamente. En total, un 12,5 por ciento de la cifra estimada por Oxfam Internacional para alcanzar los objetivos de reducción de la pobreza marcados para 2015. Llegar, aunque sea a largo plazo, al compromiso del 0,7 por ciento requiere una voluntad política actualmente inexistente. Sólo se conseguirá si la opinión pública hace suya esta reclamación y apoya las campañas y acciones de las ONG que la promueven de forma mayoritaria.

En situación parecida se encuentra la cuestión de la deuda externa para la que ha habido promesas y más promesas sobre su reducción y condonación mientras que la situación continúa siendo totalmente insostenible. Los países pobres han continuado endeudándose por el aumento de los precios de sus importaciones, mientras bajan los de sus exportaciones de materias primas. Esto ha incrementado el volumen de su deuda muy por encima de la generada en los años setenta y ochenta como consecuencia de la mala gestión y corrupción de sus gobiernos, a los que los países industrializados no pusieron objeción para la concesión de cuantiosos créditos. Según datos de Naciones Unidas, desde 1980 los países pobres han reembolsado más de 10 veces lo que debían originalmente, pero su deuda se ha cuadruplicado. Actualmente pagan a los países ricos cinco veces más de lo que reciben como ayuda al desarrollo.

El pago de la deuda supone para algunos de los países pobres una cantidad equivalente al 90 por ciento de su PNB. Esto comporta un altísimo drenaje de recursos que cercena totalmente sus posibilidades de inversión en ámbitos tan vitales para el desarrollo como la salud o la educación. En África, por ejemplo, donde uno de cada dos niños no va a la escuela, el pago de la deuda externa representa anualmente cuatro veces más que el coste que representaría que fuesen a la escuela el 50 por ciento de aquellos que ahora no van.

En 1996 el Banco Mundial y el Fondo Monetario Internacional, impulsados por el G-7, lanzaron la iniciativa HIPC de alivio de la deuda para los países pobres altamente endeudados. Aun con la reforma de esta iniciativa en 1999, y debido a la lentitud de su aplicación y a las duras condiciones establecidas para beneficiarse de la misma, sus resultados han sido escasos. En el año 2001, 16 países de los 22 que se están beneficiando de la misma siguen gastando más en el pago de la deuda que en la salud de sus ciudadanos.

Millones y millones de ciudadanos de todo el mundo han dado su apoyo a la condonación de la deuda externa. Como vimos en el capítulo 2, la campaña «Perdonar la Deuda» impulsada por la coalición internacional Jubileo 2000 que en España ha sido coordinada por Justicia y Paz, Confer, Cáritas y Manos Unidas, y las acciones llevadas a cabo por la RECADE (Red Ciudadana para la abolición de la deuda externa) han conseguido una amplia movilización a favor de este objetivo. Corresponde a los responsables de nuestros gobiernos y de los organismos internacionales cumplir sus promesas para erradicar la lacra de la deuda externa.

Mejorar la gobernabilidad a nivel local e internacional

A medida que ha ido avanzando la globalización y creciendo el protagonismo y la capacidad de actuación de las empresas transnacionales, también han ido perdiendo fuerza los gobiernos y organismos públicos que podrían ejercer una labor de regulación equitativa a escala local e internacional en el proceso de globalización.

Es indudable que en las últimas décadas el poder y el papel de Naciones Unidas se han debilitado, especialmente ante el predominio unilateral de Estados Unidos, o de estamentos como el G-8 (los siete países más industrializados junto con Rusia) y, en menor medida, la Unión Europea. Asimismo organismos como el Fondo Monetario Internacional (FMI), el Banco Mundial (BM) o la Organización Mundial de Comercio (OMC) marcan los dictámenes del proceso de globalización económica de acuerdo con las directrices de sus principales accionistas o valedores: los países más ricos.

Por su parte, los gobiernos de los países en vías de desarrollo, donde habita la mayoría de la población mundial, no tienen la capacidad ni la determinación para influir suficientemente en el proceso de globalización. Tampoco, aún en demasiados casos, son un ejemplo de transparencia, honestidad, buenas prácticas democráticas y gestión eficiente.

Difícilmente la globalización beneficiará a todo el mundo si no contamos con un sistema de gobierno que supere las carencias actuales tanto local como internacionalmente. La actual concentración de poder es utilizada para mantener la situación existente e incluso para aumentar las ventajas y los privilegios de una pequeña parte de la población mundial. Transformar la globalización también pasa por transformar las relaciones de poder entre los países y dentro de éstos. Para ello las instancias públicas deben recobrar protagonismo y trabajar democráticamente por el interés de todos. Del mismo modo, en un mundo globalizado debe recuperarse el principio de subsidiariedad, todas aquellas decisiones y actividades que se pueden tomar y llevar a cabo localmente, deben permanecer en el ámbito local, cerca de la gente, de sus realidades, cultura e intereses. Este principio comporta que el máximo de competencias se estructure a nivel local y sólo se transfieran al nivel superior cuando sea necesario.

Algunas de las propuestas para avanzar hacia una mejor gobernabilidad local e internacional son:

- Luchar contra la corrupción. Con este objeto, todos los Estados de la OCDE deberán ratificar la convención de 1998. Por otro lado, Naciones Unidas tendrá que acabar de formular su convención sobre corrupción para que sea posteriormente ratificada y aplicada por todos los países.
- Invertir más recursos de ayuda al desarrollo para promover la gobernabilidad de los países en vías de desarrollo así como para reforzar las instituciones de su sociedad civil. Ésta es la mejor garantía para que dichos gobiernos sean democráticos, honestos y transparentes. Dedicar recursos específicos para potenciar la seguridad e independencia de los sistemas judiciales y para desarrollar sistemas fiscales que contribuyan a la redistribución de la riqueza.
- Fortalecer y reformar las Naciones Unidas. La ONU ha de tener un mandato por encima de cualquier otro organismo público o privado y no como ahora que, principalmente Estados Unidos y otros países del G-8, le imponen sus propios intereses por encima de los intereses del conjunto de sus miembros. Además de llegar a un

acuerdo en torno a las diferentes alternativas de reforma que se han estado negociando en los últimos años (especialmente respecto a los futuros miembros permanentes del Consejo de Seguridad), lo que se necesita es reforzar el mandato de las Naciones Unidas, potenciar su función como un órgano democrático, dotarla de mayores recursos y reconocer su legitimidad. También vincular e implicar bajo su mandato a las instituciones de Bretton Woods (BM, FMI y la OMC) a fin de recuperar el propósito para el que fueron creadas y conseguir una coherencia entre sus prácticas y la voluntad de Naciones Unidas de que contribuyan al progreso de todos los países.

- Reformar el Banco Mundial y reestructurar el Fondo Monetario Internacional. En el caso del Banco Mundial, modificando su política y prácticas para recuperar su papel originario —servir al desarrollo de los países empobrecidos— y no para actuar según los dictámenes del FMI como ha ocurrido con demasiada frecuencia en las últimas décadas. Para el FMI es absolutamente necesario revisar su mandato y sus prácticas. El Fondo fue creado para fortalecer los sistemas monetarios y crediticios y también para prevenir quebrantos de los mercados de tipos de cambio. No obstante, con el tiempo el FMI pasó a tener un papel preponderante en la concesión de préstamos para el desarrollo condicionados a la aplicación de planes de ajuste estructural por parte del país receptor.

Esta política del FMI se trasladó al Banco Mundial, que también pasó a exigir esta condición para la concesión de sus créditos. Desgraciadamente todo esto ha tenido unos efectos muy negativos en los países receptores y en las poblaciones desfavorecidas.

Algunas de las propuestas de reforma del FMI apuntan a revisar su orientación para luchar efectivamente contra la pobreza y evitar su intervencionismo en la gestión interna de los países en vías de desarrollo. También debe democratizar sus sistemas de decisión e incrementar su transparencia y rendimiento de cuentas.

Otras voces consideran que esto no será suficiente y abogan por desmantelar el FMI y sustituirlo por un nuevo organismo dependiente de Naciones Unidas para regular aspectos relacionados con las finanzas internacionales. También abogan por la creación de fondos monetarios regionales que rindan cuentas a los propios países de cada región.

- Una nueva arquitectura de gobierno en la OMC. La OMC es una de las instituciones internacionales más jóvenes, pero ha envejecido antes de tiempo. Detrás de la fachada de organización dirigida por sus miembros, se trata de un sistema de gobierno en el que los países ricos tienen una influencia desproporcionada. Esto se debe, en parte, al fracaso de una democracia representativa. Cada país de la OMC tiene un voto, pero once de sus miembros pertenecientes a los países más pobres ni siquiera tienen una representación en la sede de la OMC en Ginebra. Las relaciones informales de poder refuerzan las desigualdades respecto a la capacidad de negociación en la OMC. Mientras tanto, las poderosas empresas transnacionales ejercen una influencia excesiva sobre la dirección de la política comercial. Se requieren reformas en el sistema de gobierno del comercio para hacer que éste pase a ser promotor del desarrollo. Estas reformas incluyen:

— Aumentar el apoyo técnico a los países pobres para promover su capacidad de negociación en la OMC.

— Una mayor transparencia en cuanto a las influencias extraoficiales.

— El desarrollo de un mecanismo mundial anti-monopolio. A la vista de la enorme concentración del poder empresarial en la economía mundial, los principios de la legislación contra el monopolio deben extenderse más allá de las fronteras nacionales, alcanzando a la economía internacional.

- Creación de nuevos organismos internacionales que contribuyan a una mejor gobernabilidad global. El primero de ellos es la Corte Penal Internacional, que ya se ha establecido, pero que no será plenamente efectiva si no ratifican su estatuto todos los países.

Organizaciones que promueven alternativas a la globalización como el International Forum on Globalization han propuesto la creación de un tribunal que dirima y pueda solucionar crisis de endeudamiento o la creación de una organización, bajo el mandato de Naciones Unidas, para el control de las empresas que actúan en un ámbito global.

Reforzar la responsabilidad social de las empresas

Las empresas transnacionales (ETN) han alcanzado gran protagonismo en el proceso de globalización. Su poder económico, y también el político y social, se ha incrementado. Hoy en día las ventas de las 100 mayores ETN representan un 25 por ciento del comercio mundial. Si hacemos una lista con las 100 mayores unidades económicas del mundo, 51 son empresas y sólo 49 son Estados.

La inversión directa extranjera de las ETN en los países en vías de desarrollo es tres veces superior al conjunto de la ayuda que ofrecen los países de la OCDE. En buena medida, el crecimiento económico cada vez está más conducido por el sector empresarial. Un crecimiento que puede ser adecuado o no para reducir la pobreza, dependiendo de las condiciones en que se realice. Para que sea positivo, debe situarse en un marco público de regulación e inversión social que asegure la participación del conjunto de la población, sin exclusiones, en el proceso de creación de riqueza.

Cuando este crecimiento económico no es equitativo, incrementa las diferencias entre ricos y pobres y acentúa la exclusión y la marginación, con lo que hace crecer el número de personas que viven por debajo del umbral de la pobreza.

Las empresas transnacionales marcan la pauta sobre las condiciones laborales (salarios, horarios, contratación...) en los países en vías de desarrollo, ya sea como empleadores directos o a través de la tan extendida subcontratación. Con harta frecuencia, los gobiernos de estos países han desmantelado la protección laboral en su afán por captar inversión extranjera. Los casos más graves se suelen dar en las zonas francas que actúan como territorios aislados de la economía nacional y donde la conculcación de los derechos laborales es más habitual. Muchas ETN tienen como proveedores a empresas subcontratadas que, acuciadas por las propias condiciones de mercado que se les imponen para los precios y plazos de entrega, operan con salarios de miseria, largas jornadas obligatorias, condiciones de trabajo peligrosas para la salud y una total carencia de protección social.

La explotación laboral infantil es una de las mayores lacras asociadas a este tipo de actividad. La situación de las mujeres también es muy difícil ya que se cuentan entre los miembros más vulnerables y desprotegidos de los colectivos empleados en las industrias exportadoras. La capacidad productiva en la que se sustenta la creciente exportación de muchos países está basada en la explotación de niñas y mujeres.

En bastantes casos las ETN dedicadas a la extracción de recursos minerales (petróleo, diamantes) provocan graves problemas a las poblaciones locales: provocan su desplazamiento, intensifican los conflictos armados y ocasionan serios daños medioambientales. Otras ETN cuyas actividades productivas tiene un impacto significativo sobre el medio ambiente operan en países en desarrollo sin cumplir las normas ecológicas establecidas para los países occidentales.

Las ETN tienen que operar con responsabilidad social (cumpliendo los estándares éticos, laborales y medioambientales y de forma coherente con los derechos humanos) y deben propiciar el empleo local y los vínculos con las pequeñas y medianas empresas nacionales. También han de facilitar el acceso del país receptor a los recursos financieros, a las tecnologías y a los mercados. Cuando se dan estas condiciones, el crecimiento económico que generan las empresas puede contribuir significativamente a la reducción de la pobreza.

La mayoría de las ETN han adoptado códigos de conducta sobre prácticas laborales y medioambientales. Una de las iniciativas más extendidas es el Pacto Mundial (Global Compact) promovido por las Naciones Unidas. Establece que las empresas deben actuar conforme a nueve principios que se derivan de la aplicación al ámbito empresarial de la declaración universal de los derechos humanos, los reglamentos de la Organización Internacional del Trabajo y los principios sobre el desarrollo y medio ambiente acordados en la Cumbre de Río de Janeiro en 1992. Otro de los referentes internacionales para los códigos de conducta empresariales es la Carta de la Tierra. Ésta establece una serie de directrices para la comunidad: la integridad ecológica, la justicia social y económica, la democracia y la paz.

Aun con esta introducción de los códigos de conducta por parte de las ETN, los resultados han sido insuficientes para hacer frente a la violación de los derechos fundamentales. Son códigos voluntarios y normalmente no van acompañados de un sistema adecuado de control, sobre todo teniendo en cuenta la compleja red productiva de ciertas ETN. Éste es el caso de las principales empresas de artículos deportivos cuyos productos se manufacturan en cientos de fábricas en muchísimos países y casi siempre mediante subcontratación. Sus directrices de responsabilidad social están llenas de buenos motivos, y en teoría son adecuadas, pero tal como reconocen ellas mismas en sus propios informes, sigue habiendo malas prácticas en su cadena de producción, principalmente como consecuencia de un sistema de control que no funciona bien.

Es necesario extender y reforzar la responsabilidad social de las empresas. Algunas de las medidas para avanzar en este sentido son:

- Reforzar los derechos laborales en las zonas francas.
- Dotar a la Organización Internacional de Trabajo de la potestad y capacidad para supervisar la aplicación de las normas laborales básicas.
- Todos los gobiernos deben adoptar legislaciones laborales y medioambientales conformes con la normativa internacional y con las buenas prácticas internacionales en estos ámbitos.
- Los gobiernos del Norte deben poner en marcha sistemas de control para supervisar y responsabilizar a las ETN de sus actuaciones en los países en vías de desarrollo. Esto es especialmente urgente en el caso de las actividades relacionadas con la extracción de recursos minerales en áreas de conflicto.
- Debe incrementarse significativamente el número de empresas que actúan en un marco de responsabilidad social, intensificándose sus mecanismos de control para asegurar el cumplimiento de los códigos de conducta que suscriban. También debe mejorar la transparencia informativa sobre los resultados conseguidos y la interacción con las organizaciones de la sociedad civil (ONG, grupos de consumidores, sindicatos...) que defienden los derechos fundamentales.
- Establecer medidas que impidan a las ETN realizar actividades de presión política o campañas orientadas a obstruir o empeorar la legislación de cualquier país o las normativas de los organismos internacionales sobre derechos laborales, protección medioambiental, regulación fiscal o financiera u otros requisitos para avanzar en los derechos fundamentales.

Una nueva agenda para la paz y la seguridad tras el 11 de setiembre

Hay mucha gente en el mundo para quien el 11 de setiembre no tiene significado particular, porque 2001 no fue diferente de 2000 o 1999. Fue otro año de vida padeciendo el Sida, o en un campo de refugiados, o bajo un régimen represivo, o sufriendo de pobreza absoluta, viendo como las cosechas no fructificaban y los niños quedaban hambrientos.

Kofi Annan, secretario general de Naciones Unidas, diciembre, 2001

Es indudable que los terribles atentados del 11 de setiembre han conmocionado a la opinión pública y a los gobernantes de todo el mundo y que se han planteado diferentes alternativas para promover un mundo en paz y seguridad, pero también es verdad que los esfuerzos más importantes para conseguir la seguridad mundial apuestan, especialmente desde Estados Unidos, por utilizar una estrategia militar en la lucha contra el terrorismo. Un dato ilustrativo: sólo el incremento en gastos de defensa de Estados Unidos para el ejercicio 2002, el primero tras los atentados del 11 de setiembre, ascendió a 50 000 millones de dólares al año, una cantidad similar a toda la ayuda oficial al desarrollo del conjunto de los países de la OCDE.

La guerra en Afganistán, el conflicto entre Israel y Palestina y las amenazas a Iraq dominaron la agenda internacional durante el primer año tras el 11 de setiembre. Mientras tanto los conflictos crónicos y olvidados (Angola, Sudán, República Democrática del Congo, Colombia...) han seguido produciendo mucho sufrimiento. El mundo ha visto poco de las promesas para una nueva agenda por la paz y la seguridad. Todos los esfuerzos se han volcado en la alianza internacional contra el terrorismo y en los conflictos donde los gobiernos de los países occidentales tienen un interés político.

Desgraciadamente, numerosos conflictos armados siguen cercenando la vida de infinidad de personas, seis millones en la década de los noventa. Actualmente, según el Instituto Internacional de Estudios para la Paz, hay 24 conflictos armados activos que, como mínimo, causan mil muertos cada año en el campo de batalla. Muchos de ellos se prolongan durante décadas y han dejado de tener una base ideológica. Se lucha por disputas de poder y por razones económicas (acceso a materias primas, producción y comercio de drogas...), geográficas, étnicas y religiosas. No sólo luchan los ejércitos y las guerrillas, también lo hacen las bandas de paramilitares o los señores de la guerra. Las víctimas son en un 90 por ciento civiles, principalmente como consecuencia de los 500 millones de armas ligeras que hay en el mundo. En países como Angola hay tantas minas antipersona (10 millones) como personas y en otros, donde felizmente ya se ha alcanzado la paz (Mozambique, Camboya...), estas minas no han sido desactivadas y siguen hiriendo y matando a muchas personas. Mientras que la comunidad internacional ha dedicado notables esfuerzos políticos y económicos a los afectados por los conflictos como el de los Balcanes, Afganistán u Oriente Medio, su contribución a los conflictos olvidados de África ha sido realmente baja. En Angola el conflicto ha provocado medio millón de muertos en los últimos diez años. A pesar de ser uno de los principales productores africanos de petróleo y de que sus diamantes son considerados de los más puros del mundo, las consecuencias del conflicto son devastadoras. El ejército y la guerrilla de Unita financian su compra de armas con el comercio ilegal de diamantes y petróleo, mientras casi el 50 por ciento de los niños sufre malnutrición y un 25 por ciento de la población depende de la ayuda humanitaria para sobrevivir.

La nueva agenda de la comunidad internacional debe actuar

sobre las causas profundas de los conflictos, especialmente los existentes en África, con el objetivo de alcanzar una paz y seguridad globales, al mismo tiempo que se lucha contra el terrorismo. Debe enmarcarse en una estrategia internacional para luchar contra la pobreza y la exclusión social. Donde éstas predominan es donde los violentos y los terroristas encuentran uno de sus mejores caldos de cultivo. También allí es donde hay más personas en situación más vulnerable. Personas para las que la lucha contra el terrorismo mediante una estrategia militar poco les supone en su aspiración de combatir las causas de su vulnerabilidad e inseguridad, tan ligadas a las de la propia pobreza. Algunos de los objetivos a incluir en esta nueva agenda para la paz y la seguridad mundial son:

- Naciones Unidas y la comunidad internacional deben renovar los esfuerzos para solucionar los conflictos enquistados. Estos conflictos, principalmente en África, han creado unos 14,5 millones de refugiados y 24 millones de desplazados internos.
- Acabar con las economías que alimentan las guerras. En muchos conflictos hay una relación directa entre éstos y el comercio ilegal de petróleo, diamantes u otros recursos naturales. Naciones Unidas deben desarrollar una legislación internacional para evitarlo. En el caso de los diamantes, todos los países deben apoyar una certificación de los diamantes controlada por un organismo independiente.
- Poner freno al flujo de armas en los países en conflicto. El sistema de embargo de Naciones Unidas debe ser reforzado y la comunidad internacional debe acordar y aplicar una nueva convención para la exportación de armas basada en los derechos humanos.
- Reforzar la legislación humanitaria internacional y el respeto de los derechos humanos.
- Establecer unas nuevas bases de relación entre los países oc-

cidentales y el mundo árabe. El petróleo y los intereses estratégicos han conducido estas relaciones en el pasado. En el futuro deberán basarse en contribuir a la mejora de los derechos civiles y políticos y en combatir la creciente pobreza en la región.

- Incrementar la cooperación internacional para la prevención y solución de conflictos y especialmente para apoyar las iniciativas de paz de la sociedad civil.

Aplicar el protocolo medioambiental de Kyoto

El calentamiento de la Tierra muestra otra de las injusticias de nuestro mundo globalizado. Provocado por las emisiones de CO_2 generadas por los países industrializados, sus consecuencias a corto plazo afectan principalmente a los países pobres que ocupan la zona tropical y subtropical de nuestro planeta. De esta forma, ya sea por la reducción del régimen de lluvias en unos lugares o por la intensificación de las tormentas tropicales en otros, aumenta la vulnerabilidad de la población. El mayor número de situaciones de emergencia perpetúa el sufrimiento y la pobreza.

Contrarrestar el calentamiento de la tierra reduciendo la emisión de CO_2 a la atmósfera es una obligación para la sostenibilidad ecológica de nuestro planeta. Deben evitarse los tremendos efectos que se predicen para el futuro si no se corrigen las tendencias actuales. También es un deber para con todas aquellas personas que ya sufren sus consecuencias hoy en día de manera aguda.

En este sentido las ONG Greenpeace, WWF-Adena, Ecologistas en Acción y SEO-Bird Life han planteado una serie de medidas para cumplir con el Protocolo Medioambiental de Kyoto, entre las que destacan, para el caso español:

- Elaborar y aprobar una estrategia de lucha contra el cambio climático con un plan de reducción de emisiones para cada sector productivo de forma que se cumpla el objetivo para 2010.

- Promover actuaciones encaminadas a conservar la actual capacidad de absorción de CO_2 en masas forestales y vegetales, excluyendo su empleo como sumideros en sustitución de medidas de reducción de emisiones.
- Dar prioridad en la contratación pública a procesos, actividades y productos que supongan reducción de emisiones.
- Promover condiciones de mercado que estimulen los productos y procesos menos contaminantes, mediante una ecotasa que asigne a cada proceso productivo un gravamen sobre generación de gases de efecto invernadero cuya recaudación se destine a la financiación de procesos para la reducción de emisiones.
- Retirar cualquier apoyo público, directo o indirecto, a las inversiones españolas en el extranjero en proyectos que supongan nuevas emisiones de combustibles fósiles.
- Condicionar la aprobación de nuevas infraestructuras energéticas al cumplimiento del objetivo de emisiones de CO_2.
- Mejorar el actual plan de fomento de energías renovables para alcanzar el objetivo del 25 por ciento de la demanda de energía primaria en 2010.

Promover los derechos humanos y una cultura de valores basada en la ética y la justicia

Todos estos cambios estructurales cuajarán si van acompañados y precedidos por la revitalización de una cultura de valores basada en la ética, la justicia y los derechos humanos. Una cultura de valores y actitudes colectivas e individuales que sea vivida y fomentada por las personas, las organizaciones, las empresas y los gobiernos. Ha de ser respetuosa con las diferentes realidades sociales, culturales y religiosas y debe ir acompañada del compromiso de los gobiernos y de la sociedad civil de fomentar y garantizar los derechos civiles, políticos, sociales, económicos y culturales para todas las personas.

Confiemos en que llegue el momento en que millones y millones de personas, como ciudadanos o consumidores, empleados o directivos, en el ámbito local o global, vivan estos valores y actitudes de solidaridad y responsabilidad social. Entonces esta nueva cultura de valores pasará a ser mayoritaria y las estrategias para transformar la globalización, impulsadas de una parte a otra del mundo, darán como resultado este otro tipo de globalización al que deberíamos aspirar y contribuir a promover.

Epílogo: del yo al nosotros

Este libro podría haber continuado infinitamente porque infinitas son las historias de solidaridad en nuestro mundo. Todas y cada una de las personas de estas páginas son reales, y miles de ellas se han quedado en el tintero. Pero quedan todavía otras tantas historias de egoísmo por contrarrestar, otras tantas por aniquilar. Este libro habrá cumplido su cometido si su lectura sirve para tomar conciencia de que todos los seres humanos vamos en el mismo barco y que el valor de la vida de los que viajan en la bodega es exactamente el mismo que el de la de los que viajan en primera clase. Y para reconocer que todos tenemos derecho a llegar y a llegar bien. Es decir, que todas las personas del mundo tienen el mismo derecho que yo no sólo a la vida, sino también a la felicidad. Del mismo modo que enseñamos a los niños a compatibilizar sus deseos cuando entran en colisión con los de sus hermanos y compañeros, tenemos que ser capaces de plantearnos cómo compatibilizamos nuestra ansia de felicidad con la de millones de seres humanos, compañeros de viaje. Y esto no es filosofía: si yo aparco encima de la acera, un minusválido que va en silla de ruedas no podrá pasar, una persona que empuja el cochecito de un bebé tampoco, un ciego podrá desorientarse, otro conductor tendrá menos sitio para pasar, especialmente si es un camión y la calle es estrecha... las consecuencias de mi acto son muchas. Está por un lado mi deseo de comodidad, de rapidez, o de ahorrarme el parking, y por otro el derecho de los peatones a circular por el espacio que tienen oficialmente asignado, que es la acera. Y en este caso hasta la ley avala el derecho de las personas que sufren las consecuencias de mi acción. Pero en otras ocasiones no existe siquiera el miedo a la multa para hacernos actuar teniendo en cuenta a los demás. En tantas otras situaciones, o tomamos conciencia de que hay más personas con nosotros cuya vida se ve afectada por nuestra forma de proceder prepotente o simplemente inconsciente o el planeta Tierra se irá convirtiendo cada vez más en una selva donde impere la ley del más fuerte.

¡Qué fácil nos resulta indignarnos cuando alguien se salta un paso cebra, sobre todo si vamos con un niño o un anciano! Porque vemos claro que eso es la ley de la selva, el más fuerte se sale con la suya. El que dice «yo primero» y cuenta con los medios para pasar por encima de mí es el que sale adelante. Por lo tanto, otra actitud imprescindible para la solidaridad es ponerse en el lugar del otro, más aún, en su piel. Ésta es, y no otra, la auténtica compasión: que me duela el dolor del otro y que me haga actuar. Y eso es difícil en un mundo en el que el otro se ha convertido en espectáculo. Dice Ryszard Kapuscinski que el periodismo ha abandonado la búsqueda de la verdad —que en otro tiempo lo caracterizara— por la búsqueda del espectáculo, que es lo que da dinero. La información es un gran negocio. Si observamos al otro desde la barrera, como si lo que le está sucediendo a ese ser de carne y hueso fuera una película de celuloide, caemos irremisiblemente por la pendiente de la deshumanización en un mayor olvido y en un mayor desprecio de lo que es la familia humana. La realidad se convierte en dibujos animados, en pura ficción, y la ficción no invita a ponernos en su piel, sino que nos ofrece el consuelo de que es sólo eso, ficción. Y con todo, somos familia numerosa, no podemos dejar en el sótano a tantísimos hermanos, pero no sólo por miedo a que el sótano estalle de superpoblación o de infelicidad, sino porque no es admisible que en una casa inmensa sólo viva el 20 por ciento de las personas para las que ha sido pensada y el 80 por ciento restante malviva en los sótanos. Avenirnos a esta disposición de la familia humana es bendecir el egoísmo estructural, es negarnos a compatibilizar nuestros deseos con los suyos más básicos. Es ponernos a la altura del crío que se aferra a sus dos (o tres, o cuatro, o cinco...) peluches mientras otro crío con las manos vacías le reclama el que le corresponde. Qué fácil nos resultaría argumentarle que hay que compartir. Qué bien nos sentiríamos si consiguiéramos hacérselo entender. ¿Por qué no miramos entonces a qué nos aferramos nosotros en detrimento de los derechos básicos de otras personas?

Para ser solidarios hay que tener voluntad de verdad, sobre nosotros mismos y sobre la realidad. Si me contento con aquella parte de mí que pienso que soy o que los demás me hacen creer no me plantearé el desenmascararme. Si me escudo en mis clichés, tampoco querré desenmascarar la realidad. Si no quiero averiguar la verdad de mí mismo, ¿cómo voy a tener interés en averiguar la verdad del mundo? Me quedaré con las primeras mentiras que me presenten. Y esto es importante. Nos creemos la realidad de los periódicos, de los medios de información, como si ésa fuera la única existente. Que haya libertad de expresión —en donde la hay— no significa que haya búsqueda de verdad. Hay muchísimos condicionantes de esta expresión, por no hablar de todas las personas que no gozan de esta libertad.

La mayor parte de las noticias que constituyen los titulares en prensa y televisión son negativas y alimentan el desaliento, el miedo, la inacción por pura impotencia ante tanta negatividad. Durante los meses que hemos dedicado a la elaboración de este libro, hemos conocido incontables historias positivas, de esas que alimentan la esperanza, la valentía, las ganas de actuar para reproducir la experiencia única, pero infinitamente repetible de la entrega humana. Nos quejamos de que estas cosas no salen en los periódicos, pero algunas sí han salido y tal vez ni las hemos visto. No sólo porque ocupen un recuadro diminuto o una columna marginal, sino porque no tenemos la intención de leer este tipo de cosas. Porque buscamos lo otro, el peligro que nos alarma, el horror que nos impacta, la desgracia que nos deprime o que nos sirve de coartada para una depresión que tiene otras raíces. Deberíamos estar más abiertos a reconocer la bondad humana, la gratuidad, al altruismo, que también existen. En un pueblecito de Lleida, durante la época de la cosecha de la aceituna, todos los habitantes dejaron sus campos y recogieron la aceituna de un matrimonio mayor porque el marido había caído enfermo y vieron que iban a perder la cosecha de aquel año. La mujer no se lo pidió a nadie, fueron ellos los que se pusieron de acuerdo y lo hicieron. Cuando terminaron con el campo de María y Pepe, volvieron cada uno al suyo. Solidaridad. Cerca de allí, los habitantes de otro pueblo hicieron turnos durante semanas para una persona que por la enfermedad que padecía necesitaba muchas transfusiones. El que no era compatible con su sangre conducía el coche hasta el hospital donde se encontraba el enfermo. También salió de ellos, nadie se lo pidió. Solidaridad. No lejos de allí, hay un grupo personas que han dedicado su vida a que unos cuantos enfermos mentales, que de otro modo hubiesen vivido marginados, hayan formado una familia en la que viven y trabajan con normalidad sin que sus limitaciones les obliguen a sentirse diferentes. Para ello, estas personas han hecho de padres, de hermanos, de amigos, de formadores. Por pura vocación de hacer realidad el derecho de estos enfermos a ser felices como cualquier persona. Solidaridad. Los vecinos de una gran ciudad se han hecho cargo de los indigentes de su barrio. Primero les llevaban bocadillos, luego decidieron que les podían preparar una cena caliente y cada día una familia del barrio cocinaba para ellos. Más adelante consiguieron un local y ahora alguien cena y se queda a dormir con ellos. Y finalmente han conseguido una asistenta social que llega a las siete de la mañana —cuando los que han estado de guardia tienen que irse a trabajar— y se hace cargo de sus asuntos.

Convenzámonos de una vez por todas de que el amor es más fuerte que el odio. Nos cuesta, porque estamos saturados de imágenes de destrucción. Pero, con toda la fuerza aniquiladora que tiene el odio, es incomparablemente inferior a la fuerza regeneradora del amor. La gratitud tiene mucho más poder que el rencor. De lo contrario, hace mucho tiempo que nuestro planeta habría estallado en pedazos. En Guatemala, doña Bartola, una indígena guatemalteca que vio cómo asesinaban en la plaza de su aldea a su marido y a sus tres hijos, con el resto de los hombres de la aldea, después de aturdir su dolor durante dos años con el alcohol, decidió dejar de lamer sus heridas y luchar por los que quedaban. Y todo porque un día vio a sus dos sobrinos, dos críos, y decidió que ellos tenían derecho a vivir mejor. Desde entonces, doña Bartola ha sido un puntal en el desarrollo de su comunidad. A Jules, ruandés de la etnia tutsi que trabajaba para Oxfam en proyectos de desarrollo rural, también le mataron a su mujer y sus hijos por ser de una etnia diferente. Él se salvó porque aquel día estaba lejos de casa. Durante un tiempo no pudo trabajar. Pero cuando se reincorporó, su organización estaba dando apoyo primero a los refugiados y luego a los reasentamientos de la etnia hutu que regresaban a su país. Aun así, no se dejó vencer por el odio y trabajó para ellos. «Sólo puedo reconstruirme como persona si apuesto por la reconciliación», dice para explicar cómo es capaz de trabajar a favor de la etnia de los que mataron a todos los suyos. «Sin perdón no hay posibilidad de vivir en mi país.» En Estados Unidos una madre rota por la muerte de su hija en el atentado de la Torres Gemelas era capaz de decir: «No hagan la guerra en nombre de mi hija.» Para tener esa lucidez hay que poseer antes una grandeza de corazón que hace que no te ciegues con tu propia desgracia. Y otro padre: «Yo no quiero venganza.» Si alguien ha caído en la trampa de etiquetar a estas personas como «perdedores», no tiene ni idea de dónde esta la grandeza y el triunfo del ser humano. Si alguna vez tenemos la tentación de creérnoslo, abramos bien los ojos y los oídos y concluyamos que no han muerto del todo las raíces de lo humano, del amor, de la decencia, de la sensibilidad ante el sufrimiento ajeno.

En una de sus lúcidas charlas, Jon Sobrino, compañero de los jesuitas asesinados en el Salvador, nos dio una lección práctica apabullante. Nos dijo: «En lugar de preguntarnos qué sentido tiene el sufrimiento, parémonos a pensar: Yo, concretamente ¿qué hago con él? Porque de lo que hago con mi propio sufrimiento, depende el resto de mi vida y la de las personas que me rodean cerca y lejos.» ¿Qué hizo doña Bartola con su sufrimiento, qué hizo Jules, qué ha hecho esta persona concreta que tú conoces? ¿Qué haces tú?

Vamos a dejarnos de hipocresías. Dejemos por un momento de pensar cómo educamos a nuestros hijos para que sean ciudadanos activos de una sociedad más justa y más igualitaria. Empecemos por el principio, es decir, por nosotros mismos. ¿Cómo cultivo yo mi sentido crítico, mi sentido de la responsabilidad, mi sentido del compromiso? Tenemos hiperdesarrollados la responsabilidad y el compromiso en el ámbito profesional, porque en él nos jugamos la subsistencia. Pero ¿qué hay del plano personal en el que me juego mi felicidad?, ¿qué hay del aspecto social de mi vida —el ser humano es un ser que vive en comunidad— en el que entran en juego la vida, la felicidad y la subsistencia de muchos otros?

No trivialicemos la existencia de los seres humanos. Trivializar es un acto de cobardía. Es decir, «ya será menos», es no querer enfrentarse con la magnitud de la realidad. Porque si admitimos que no sólo no «será menos» sino que incluso es más, nuestra inacción nos convierte en cómplices. Cuando hace 40 años Peter Benenson fundó Amnistía Internacional, se dejó tocar por una realidad muy concreta: leyó que dos estudiantes en el Portugal de Salazar habían brindado en un bar por la libertad y los habían condenado a siete años de cárcel. Podía haber pensado «ya será menos», pasar a la página siguiente e irse a dormir sin darle más vueltas. Pero no. Reunió a amistades y conocidos y empezaron a enviar montones de cartas a Portugal. Y de ahí surgió la idea de molestar a todo gobierno que encarcela a alguien sólo por sus opiniones o creencias. Desde 1961 más de 30 000 personas han salido de la cárcel gracias a la presión de Amnistía Internacional y sin embargo cuando le preguntaron en una entrevista a Johathan Power, analista de la historia de AI, cuál era el mayor logro de esta organización, respondió sin dudarlo: «Haber afinado la sensibilidad mundial en la defensa de los derechos humanos.» La aparente falta de color de esta respuesta respecto de la espectacularidad de los casos concretos que este hombre podía haber relatado no es más que una muestra de la esencialidad de su contenido. Es imprescindible que todos tomemos conciencia de algo más que de nuestros derechos para que el mundo dé un giro positivo. Lo hemos visto recientemente con Safiya, la joven nigeriana condenada a morir lapidada por un supuesto delito de adulterio. La presión internacional fue decisiva para salvar la vida de esta mujer. Y luego viene Amina, y otra y otro. No nos cansemos porque siempre hay otro. No subestimemos el poder de las campañas. Si estamos de acuerdo con ellas, no nos limitemos a alegrarnos de que haya gente que se ocupe de estas cosas, prestémosles nuestro apoyo moral y material. De nada sirve lamentarnos por la situación de nuestro barrio, de nuestra ciudad, de nuestro país, de nuestro mundo... dediquémosles un poco de reflexión y pasemos a la acción. Fue también el fundador de AI quien se inspiró en un proverbio para diseñar el logotipo de su organización: «Es mejor encender una vela que maldecir la oscuridad.» Que cada persona encuentre su vela y no deje por nada del mundo que se apague. Y si el de al lado se queda sin fuego por las razones que sean, démosle lumbre. De lo contrario, no tenemos derecho a quejarnos de las tinieblas. El que quiera vivir con los ojos cerrados, está en su derecho. Pero los que desean un mundo mejor necesitan abrirlos bien.

Para ver la realidad sin tapujos ni manipulaciones. Y para descubrir cuál es nuestro papel dentro de la que nos ha tocado vivir. Para reconocer que cada situación en que la que me encuentro no es fruto de la casualidad sino que mi persona, única en el mundo, tiene algo que decir y que hacer respecto de ella. Para convencernos de que lo que no hago yo, no lo hará nadie más porque a cada uno le corresponde sólo una pieza del puzzle. Y así uno se siente a la vez muy humilde porque su pieza es ínfima, pero grande porque sólo él puede colocarla. Y para ilusionarnos todos en el proyecto común de dejar el mundo mejor de lo que lo hemos encontrado.

Esta meta no se consigue ni por obligación, ni por disciplina, ni por creencias, sino porque uno verdaderamente le encuentra el gusto. Es decir, porque ese proyecto se aviene perfectamente con su proyecto de felicidad. Dicho de otro modo, apostamos más espontáneamente por la consecución de este objetivo cuando nuestra felicidad está supeditada a la de los demás, que son como nosotros. Cuando no sólo el sufrimiento propio, sino también el ajeno, me resulta intolerable y actúa en mí como un resorte que me lleva a atacarlo de raíz. Uno empieza a ser solidario cuando el sufrimiento del otro lo lleva a la acción. Que nadie se lleve a engaño. Esto no implica masoquismo ni espíritu de sacrificio. Cuando uno va por estos derroteros es porque ésta es la mejor manera que ha encontrado de ser feliz, de sentirse bien consigo mismo.

Para eso, primero se ha dejado conmover. Y luego ha superado la tentación de no actuar, de decir «eso no es cosa mía». Y luego ha experimentado el gozo de amar. Solidario es pues aquel que siente que le incumbe cualquier cosa que tenga que ver con el ser humano y lo que le rodea, y no cede a la tentación de inhibirse tomando como coartada las más variadas excusas. Aciertan los que dicen que eso es complicarse la vida, porque la hemos «descomplicado» tanto en este sentido que ha perdido parte de su esencia. Complicársela es completarla, es devolverle la esencia que ha ido perdiendo a golpes de individualismo, es restituirle el placer de compartir, de partir con el otro lo que uno es y tiene, de compartir un destino.

La solidaridad, si bien constitutiva de la entraña de todo ser humano, necesita de una elección consciente para concretarse y contagiarse. Afortunadamente, son muchos los que ya han optado por esta actitud, aquellos cuya felicidad está estrechamente ligada a la de los demás. Todas estas personas, desde su choza, su oficina, su ordenador, sus fogones, su pupitres, desde donde sea, están unidas por un entramado invisible que cohesiona a este mundo enfermo de odio, de guerra y de destrucción. Es esta red, a veces muda y a veces estrepitosa, la que mantiene viva la esperanza de muchos y la que la hace realidad día a día. Millones de mujeres, hombres, ancianos y ancianas, niñas y niños unidos por un lazo invisible, más poderoso que nada y que nadie, abrazando al mundo para que no se rompa. Si todavía no estás con ellos, basta que cierres los ojos y optes por dentro, de corazón. Merece la pena. Porque después de la opción interna viene esto: muchas acciones pequeñas realizadas por muchas personas sencillas pueden transformar el mundo.

Webs, coordinadoras de ONG y direcciones de interés

A continuación ofrecemos las direcciones de algunas organizaciones relacionadas con los temas del libro. Evidentemente, no se trata de una lista exhaustiva sino orientativa para las personas que deseen más información sobre algún capítulo en concreto. Por deferencia, figuran también los datos de las organizaciones en las cuales colaboran las personas que han ofrecido su testimonio para la redacción del texto. También incluimos una relación de páginas web sobre solidaridad donde se puede recabar información sobre un gran número de ONG.

- ABD – 932 890 530 – abd@abd-ong.org – www.abd-ong.org
- ACCIÓN CONTRA EL HAMBRE – 913 915 300 – www.accioncontraelhambre.es
- ACSUR LAS SEGOVIAS – 914 291 661 – www.acsur.org
- ACTÚA – 934 188 974 – info@interactua.net – http://interactua.net
- ADER, Asociación de Enfermos de Riñón – 934 408 800
- ADSIS, Equimercado – 948 302 450 – equimercado@fundacionadsis.org
- ALBOAN, Fundación para el Desarrollo – 944 153 592 – alboanbi@alboan.org
- ALDEAS INFANTILES SOS – 913 884 549 – www.aldeasinfantiles.es

- ALTERNATIVA 3 – 937 353 047 – www.alternativa3.com
- AMICS DE LA GENT GRAN – 932 076 773 – aggran@support.org
- AMINISTÍA INTERNACIONAL – 913 101 277 – www.a-i.es
- ARED (Associació per a la reinserció de la dona) – 933 516 792 – ared@tinet.fut.es
- ARRELS – 934 412 990 – www.pangea.org/arrels
- ASOCIACIÓN ESPAÑOLA CONTRA EL CÁNCER – 900 100 036 – www.aecc.es
- ASOCIACIÓN MENSAJEROS DE LA PAZ – 913 643 940 – www.edaddorada.tsai.es
- ASOCIACIÓN DE VOLUNTARIOS DE SAN JUAN DE DIOS – 918 930 001 – www.sanjuandedios-oh.es/voluntariado.html
- ASTEROIDE B-612 – 932 186 864 – www.asteroideb612.org – asteroideb612@mx3.redestb.es
- ATTAC – 915 639 198 – www.attac.org
- ATIME, Asociación de Trabajadores Inmigrantes Marroquíes en España – 917 440 070 – www.atime.es
- AYUDA EN ACCIÓN – 902 402 404 – www.ayudaenaccion. org
- BANCO DE ALIMENTOS – 915 629 371 – www.servicom. es/alimentos
- BANCO DE RECURSOS – 932 17 71 54 – bancdr@jazzfree.com
- CAMINS SOLIDARIS – 933 736 901
- CÁRITAS ESPAÑOLA – 902 339 999 – www.caritas.es
- CEAR, Comité Español de Ayuda al Refugiado – 918 045 560 – www.fundacioncear.org
- CENTRO DE INICIATIVAS DEL VOLUNTARIADO ANDALUZ – www.civa-sevilla.com
- CNSE, Confederación Nacional de Sordos de España – 913 565 832 – www.cnse.es
- COCEDER, Confederación de Centros de Desarrollo Rural – 983 201 864 – www.cdrtcampos.es/coceder

- COCEMFE, Confederación Coordinadora Estatal de Minusválidos Físicos de España – 915 933 550 – www.cocemfe.es
- CODESPA – 917 444 240 – www.codespa.org
- COMITÉ ESPAÑOL DE LA UNICEF – 913 789 555 – www. unicef.es
- COORDINADORA ESPAÑOLA DE ONG DE DESARROLLO – 902 454 600 – www.congde.org
- CONSEJO DE LA JUVENTUD DE EUSKADI – 945 220 601 – www.egk.org
- CRUZ ROJA ESPAÑOLA – 902 222 292 – www.cruzroja.es
- DIRECCIÓN DE COOPERACIÓN AL DESARROLLO Y VOLUNTARIADO DE LA COMUNIDAD DE MADRID – www.comadrid.es/coopvol
- ECOLOGISTAS EN ACCIÓN – 915 312 389 – www.ecologistasenaccion.org
- FAD, Fundación de Ayuda contra la drogadicción – 917 666 305 – www.fad.es
- FEAPS, Confederación Española de Organizaciones a favor de las personas con retraso mental – 915 567 413 / 453 – www.feaps.org
- FEDERACIÓN DE MUJERES PROGRESISTAS – www.fmujeresprogresistas.com
- FUNDACIÓ CATALANA PER A LA PARÀLISI CEREBRAL – 933 133 666 – fcpc@email.com
- FUNDACIÓN ECOLOGÍA Y DESARROLLO – 976 298 282 – www.ecodes.org
- FUNDACIÓN ENTRECULTURAS – FE Y ALEGRÍA ESPAÑA – 915 902 672 – www.entreculturas.org
- FUNDACIÓN ESPLAI – 971 714 479 – www.fundacioesplai.org
- FUNDACIÓN LEALTAD – 917 890 116 – www.fundacionlealtad.org
- FUNDACIÓ PERE TARRÉS – 934 100 100 – www.peretarres.org

- FUNDACIÓN SECRETARIADO GENERAL GITANO – 914 220 960 – www.asgg.org
- GREENPEACE – 914 441 400 – www.greenpeace.es
- IDEAS, Tiendas solidarias – 957 296 974 – ideas-co@comercio-solidario.com
- INCAVOL, Institut Català del Voluntariat – 900 300 500 – www.voluntariat.org
- INJUVE, Instituto de la Juventud de España – 913 637 700 – www.mts.es/injuve
- INTERMÓN OXFAM – 902 330 331 – www.IntermonOxfam.org
- INSTITUT CATALÀ D'ACOLLIMENT I ADOPCIÓ – 932 140 100
- JUSTICIA Y PAZ – 915 411 375 – www.nodo50org/juspax
- MANOS UNIDAS – 913 082 000 – www.manosunidas.org
- MÉDICOS DEL MUNDO – 915 436 033 – www.medicosdelmundo.org
- MÉDICOS SIN FRONTERAS – 902 250 902 – www.msf.es
- MÉDICUS MUNDI – 913 195 849 / 913 196 201 – www.medicusmundi.es
- MPDL, Movimiento por la Paz, el Desarrollo y la Libertad – 914 297 644 – www.mpdl.org
- ONCE, Organización Nacional de Ciegos de España – 915 068 918 / 19 – www.once.es
- ORGANIZACIÓN NACIONAL DE TRASPLANTES – 913 142 406 (24 h) – www.msc.es/ont/esp/ont.htm
- PAZ Y TERCER MUNDO – 944 162 325 – www.ong-ptm.org
- PLATAFORMA DE PROMOCIÓN DEL VOLUNTARIADO DE ESPAÑA – www.voluntariado.net
- RCADE, Red Ciudadana para la Abolición de la Deuda Externa – 932 683 850 – oficina@rcade.org
- SAVE THE CHILDREN – 915 130 500 – www.savethechildren.es

- SERVICIO CIVIL INTERNACIONAL – 915 424 263 – www.ongsci.org
- SETEM – 915 499 128 – www.setem.org
- SOLIDARIDAD INTERNACIONAL – 915 413 737 – www. solidaridad.org
- SOS RACISMO – 933 010 597 – www.sosracisme.org
- SOLIDARIOS PARA EL DESARROLLO – 913 946 425 – www.ucm.es/info/solidarios
- UDP, Unión Democrática de Pensionistas y Jubilados de España – 915 427 735 – www.mayoresudp.org
- UNAD, Unión Española de Asociaciones y Entidades de Atención al Drogodependiente – 902 313 314 – www.unad.org
- UNIDAD DE ACOGIMIENTO FAMILIAR – 915 733 829 / 915 743 875 – www.comadrid.es/servicios_sociales/guia_2000/2_1_3.htm
- UNIÓN ROMANÍ – 934 127 745 – www.unionromani.org
- VOLPA, Voluntariado Padre Arrupe – 915 902 680 – www.entreculturas.org/volpa/
- WWF-Adena – 913 540 578 – www.wwf.es

Otros portales de Internet sobre solidaridad:

- CANAL SOLIDARIO – www.canalsolidario.com
- DAUNAMANO.ORG – www.daunamano.org
- DERECHOS HUMANOS – www.derechos.org
- ECOTOURISM PORTAL – www.ecotourism.c.c.
- ECOVOLUNTEER – www.ecovolunteer.org
- EDUCAWEB – www.educaweb.com
- FORO SOCIAL MUNDIAL – www.worldsocialforum.org
- GLOBAL EXCHANGE – www.globalexchange.org/tours/
- GLOBAL VOLUNTEERS – www.globalvolunteers.org

- GUÍA SOLIDARIA – www.guiasolidaria.com
- INFO-ONG – www.info-ong.org
- HUMAN RIGHTS INTERNET – www.hri.ca
- NACIONES UNIDAS – www.un.org
- NODO50 – www.nodo50.org
- ONE WORLD SPAIN – www.oneworld.net/es
- PORTAL PANGEA – www.pangea.org
- PROFESIONALES SOLIDARIOS – www.solired.org
- PRO-POOR TOURISM – www.propoortourism.org.uk
- PROGRAMA DE NACIONES UNIDAS PARA EL MEDIO AMBIENTE (PNUMA) – www.rolac.unep.mx
- RED EUROSUR – www.eurosur.org
- RED IBEROAMERICANA SOLIDARIA – www.risolidaria.org
- THE ECOLOGIST – www.theecologist.com
- THE INTERNATIONAL ECOTOURISM SOCIETY – www.ecotourism.org
- TOURISM CONCERN – www.tourismconcern.org.uk
- UNIÓN INTERNACIONAL DE CONSERVACIÓN DE LA NATURALEZA (UICN) – www.iucn.org
- VÍA SOCIAL, portal del movimiento asociativo – www.viasocial.com
- WORKING ABROAD & VWIS – www.workingabroad.com
- XARXANETA, portal alternativo – www.xarxaneta.org

Bibliografía

Capítulo 1

Aguirre, Begoña, «Abuelos postizos», *El País*, 29-4-2002, p. 5
Bandera, Magda, «Vivir en la nada», *La Vanguardia*, Revista, pp. 6-7, 17-2-2002.
Esparza, Elvira, «Donantes en vida», *El País Semanal*, pp. 84-86.
García, Leonor, «Los familiares de los fallecidos niegan en un 20 % de los casos los órganos para transplantes», *El País*, 5-1-2002.
Matesanz, R., et al., *Diálisis, trasplante y generación de órganos*, ADER (Asociación de enfermos de riñón), Barcelona, 1995.

Rafael Díaz Salazar, en su libro *Redes de solidaridad internacional*, mencionado más abajo, recomienda los siguientes juegos para cultivar la solidaridad en el tiempo de ocio:

Tercermondopopoli, Asociación pro derechos humanos
Jugando a entender el mundo, WWW/Adena
15 juegos de educación en el desarme, Scout
Aprende a jugar, aprende a vivir, Asociación pro Derechos Humanos
Viaje a los países de los mil aromas, Manos Unidas
La alternativa de los juegos I y II, Asociación pro Derechos Humanos
Guía de simulación y de juegos para la educación ambiental, Libros de la Catarata

Catálogo de materiales de educación para el desarrollo, Coordinadora de ONGD.

Recomendamos además consultar en el catálogo editorial de Intermón Oxfam 2002 (www.IntermonOxfam.org) los materiales *Para pensar y reflexionar, Infantil y Juvenil* y las *Maletas Pedagógicas* y la *Colección de Unidades Didácticas.*

Capítulo 2

Aranguren, Luis A., et al., *El proceso de globalización mundial,* Intermón, Barcelona 2000.

Arias Robles, Marta, *Adultos a la fuerza, la explotación laboral de la infancia,* Intermón, Barcelona, 1998.

Arias Robles, Marta, *Educación ahora, rompamos el círculo de la pobreza,* Intermón, Barcelona, 1999.

Atienza Azcona, Jaime, «La cuestión de la deuda externa. Un balance de la campaña "Deuda externa, ¿deuda eterna?" y de las campañas internacionales Jubileo 2000» (informe).

Batallé, Víctor, «El retorno de la confianza», *La Correspondencia*, 7 (primer semestre de 2001), revista de la Fundación Salvador de Madariaga, pp. 96-102.

Castiñeira, Ángel, y José M.ª Lozano, «La cultura del yo», *La Vanguardia*, 30-5-2002.

Cortina, Adela, *La ética de la sociedad civil,* Anaya, 1994.

Cristianismo y Justicia, *¿No hay nada que hacer?... a la escucha del Espíritu,* Cuadernos de Cristianismo y Justicia, 69.

Díaz-Salazar, Rafael, *Redes de solidaridad internacional,* HOAC, 1996.

Fisas, Vicenç, *Adiós a las armas ligeras,* Icaria, Barcelona, 2000.

—, *El lobby feroz. Las ONG ante el comercio de armas y el desarme,* Icaria, Barcelona, 1998.

Gambier, Beltrán, «El poder de los ciudadanos», *La Corresponden-*

cia, 7 (primer semestre de 2001), revista de la Fundación Salvador de Madariaga, pp. 90-95.

Quintana, Eva, *Las minas antipersona, enemigas de la vida,* Intermón, Barcelona, 2000.

Zambrana, Lourdes, *Nuevas militancias para tiempos nuevos,* Cuadernos de Cristianismo y Justicia, 110, 2002.

Capítulo 3

Centro de Investigaciones Sociológicas, Datos de opinión enero-diciembre 2001 (informe).

Cortina, Adela, «¿Marketing con causa?», *El País*, 5-11-2001.

Christian Aid, *Sudan, the scorched earth* (informe).

La transparencia de la solidaridad, Fundación Lealtad (informe), 2001.

Guardia, Ramón, *El beneficio de compartir los valores*, Ediciones Deusto, Bilbao, 1998.

Henri-Lévy, Bernard, «Sudán, las víctimas invisibles del oro negro», *El Mundo*, 17-6-2001.

Marco estratégico de relación con empresas (informe), Intermón Oxfam.

IESE, *Tercer Foro empresa y desarrollo sostenible. Código de gobierno para la empresa sostenible,* IESE (informe).

Capítulo 4

Coduras, P., *Voluntarios,* Cuadernos de Cristianismo y Justicia, 68.

Cortina, Adela, «La real gana; ética del voluntariado», *El País*, 27-2-2001, p. 12.

Domingo Moratalla, Agustín, *Ética y voluntariado*, PPC, Madrid, 1997.

Falcón, Enrique, *Dimensiones políticas del voluntariado*, Cuadernos de Cristianismo y Justicia, 79, 1997.

García Fajardo, José Carlos, *Manual del Voluntario*, 2.ª ed. corregida y aumentada, Área de servicios sociales del Ayuntamiento de Madrid, 1995.

—, *Manual del Voluntario*, 3.ª ed. revisada y aumentada, Solidarios para el Desarrollo, Universidad Complutense de Madrid, 2001.

Mardones, José María, *Hacia una sociedad más solidaria*, Ediciones Mensajero, Bilbao, 1998.

Mas, Francesc, *Rompiendo fronteras, una visión positiva de la inmigración*, Intermón Oxfam, 2001.

Capítulo 5

Setem, *Guía del viaje solidario*, Salvat, Barcelona, 2000.

—, *Acercarse al Sur. Actitudes y reflexiones en torno a los Campos de Solidaridad*, Documentos, 3, abril de 2000.

Setem Catalunya, *Camps de solidaritat a Àfrica, Àsia, Amèrica Llatina. Informació i normativa per als participants*, 2002.

Capítulo 6

Cantos, Eduard, *El porqué del comercio justo*, Icaria, Barcelona, 1998.

Centro Nuovo Modello di Sviluppo, *Carta a un consumidor del Norte*, Acción Cultural Cristiana, 1995.

—, *Norte-Sur, la fábrica de la pobreza*, Popular, Madrid, 1994.

ESADE, *Observatorio de los fondos de inversión éticos, ecológicos y solidarios en España*, CEPES, 2001.

Intermón Oxfam, *La realidad de la Ayuda 2001-2002*, Colección Informes, 19.

Intermón, *África ante el nuevo milenio*, II Conferencia Sur-Norte, Colección Informes, 16, Madrid, 18-20 noviembre de 1999.

—, *Juntos para la Erradicación de la pobreza, Conferencia Sur-Norte*, Barcelona 30-31 de mayo y 1 de junio de 1996, Ponencias, Conclusiones, Mesas redondas, Declaración, Documentos Intermón, 11.

Intermón, *Seminario Comercio Justo, Consumo responsable*, Madrid 10 y 11 de diciembre de 1996, Ponencias, Mesas redondas, Conclusiones. Documentos Intermón, 12.

Martínez Orozco, Santiago, *Comercio Justo, Consumo responsable*, Intermón, Barcelona, 2000.

Oxfam Québec, Centrale des Syndicats de Québec, Équiterre, Club 2/3, *L'ABC de la consommation responsable, Document de référence de l'opération d'un commerce agréable et équitable*, Québec, 2000.

Setem, *Café amargo, por un comercio Norte-Sur más justo*, Icaria, Barcelona, 1997.

—, *Las inversiones éticas y solidarias*, Documentos, 4, octubre de 2000.

—, *Preguntas y respuestas sobre Comercio Justo*, Documentos, 2, diciembre de 1999.

Capítulo 7

Comín, Pilar, y Bel Font, *Consumo sostenible*, Icaria, 1999.

Cuadros, Jordi, y Joaquín Menacho, «Pautas de producción y consumo sostenibles», Cuadernos de Cristianismo y Justicia, 84 extra (1998), pp. 30-45.

Fresneda, Carlos, *La vida simple*, Planeta, Barcelona, 1998.

Greenpeace, documentos de campañas.

Unión Mundial para la Naturaleza (UICN), Fondo Mundial para la Naturaleza (WWF) y Programa Mundial de Naciones Unidas para el Medio Ambiente (PNUMA), *Cuidemos la tierra: Una estrategia para vivir de manera sostenible*, 1992.

Wagman, Dani, y Alicia Arrizabalaga, *Vivir mejor con menos*, El País Aguilar, Madrid, 1997.

Capítulo 8

Aguirre, Mariano y Cecilia Brunh, *Guerra y olvido*, Intermón Oxfam, 2002.

Arias, Marta, La deuda externa y el Gobierno español (informe).

Aznárez, Malén, «Ignasi Carreras: la otra globalización», *El País Semanal*, 29-7-2001.

Bayo, Carlos Enrique, «Una deuda externa se vuelve eterna», *El Periódico*, 23-3-2002.

Carreras, Ignasi, «El derecho a una vida digna», *El País*, 10-6-2001.

—, «ONG y movimientos críticos con la globalización», *El País*, 26-7-2001.

—, «Hacia otra globalización», *La Vanguardia*, 5-9-2001.

—, «Seguridad mundial, globalización y desarrollo», *El País*, 18-10-2001.

—, «Comercio y reducción de la pobreza», *La Vanguardia*, 16-1-2002.

—, «Europa y la lucha contra la pobreza», *El País*, 20-3-2002.

—, «África y la comunidad internacional», Revista de Política Exterior, 2002.

—, «Atrocidad o humanidad», *El Correo*, 5-6-2002.

Ecologistas en Acción, Greenpeace, SEO/Bird Life, WWF-Adena, *225 medidas para un desarrollo sostenible* (informe).

Estefanía, Joaquín, «FMI: el malestar de la globalización», *El País*, 21-4-2002.

George, Susan, *El Informe Lugano*, Icaria-Intermón Oxfam, Barcelona, 2000.

International Forum on Globalization, Alternatives to economic globalisation (informe).

Klein, Naomi, *No logo*, Paidós, 2001.

Linderberg, Marc and Corallie Bryant, *Going global*, Kumarian Press, Inc., 2001.

Martínez Fornés, Almudena, «Monterrey, mucho ruido y pocas nueces», *ABC*, 23-3-2002.

Nair, Sami, «Después de Porto Alegre», *El País*, 12-2-2002.

Nieto, Jorge, «La gobernabilidad democrática global y las reformas de algunas instituciones internacionales», 2002 (informe).

Oliveras, Arcadi, «Algunas políticas posibles», *La Vanguardia*, 7-2-2002.

«Organizaciones que acuden a la cumbre de Porto Alegre», *El País*, 31-1-2002.

Oxfam Internacional, *Última oportunidad en Monterrey*, marzo de 2002 (informe).

—, *Cambiar las reglas: comercio, globalización y lucha contra la pobreza*, Intermón Oxfam, Barcelona, abril de 2002.

Oxfam International, *Moving from words to deeds. A new international agenda for peace and security* (informe).

PNUD, *Informe sobre desarrollo humano 2001*, Ediciones Mundi Prensa, 2001.

Sanahuja, José Antonio, *Altruismo, mercado y poder. El Banco Mundial y la lucha contra la pobreza*, Intermón Oxfam, 2001.

Stiglitz, Joseph, *El malestar de la globalización*, Taurus, Madrid, junio de 2002.

Vera, José María, *Paraísos fiscales, lavado de dinero y pobreza* (informe).

—, «Porto Alegre y sus propuestas», *El País*, 3-2-2002.

Wurgaft, Ramy, «Las 10 conclusiones de los Foros», *El Mundo*, 6-7-2002.